临床五十年

——一位老专家的妇科经

华 龄 出 版 社

责任编辑：林欣雨　阎祯圆
装帧设计：李未圻
责任印制：李未圻

图书在版编目（CIP）数据

临床五十年：一位老专家的妇科经/陈秉枫著.——
北京：华龄出版社，2013.12
　　ISBN 978-7-5169-0394-0

　　Ⅰ.①临… 　Ⅱ.①陈… 　Ⅲ.①妇科病－防治 　Ⅳ.
①R711

中国版本图书馆 CIP 数据核字（2013）第 294419 号

书　　　名：临床五十年——一位老专家的妇科经
编　　　者：陈秉枫　著
出版发行：华龄出版社
印　　　刷：三河科达彩色印装有限公司
版　　　次：2014 年 1 月第 1 版　　2014 年 1 月第 1 次印刷
开　　　本：720×1000　1/16　　印　　张：15.25
字　　　数：200 千字　　　　　　印　　数：1～3 000册
定　　　价：30.00 元

地　　　址：北京西城区鼓楼西大街 41 号　　邮编：100009
电　　　话：84044445（发行部）　　传真：84039173

前　言

　　我从一九五九年参加工作，一直从事妇产科的临床医疗、教学、科研工作。在工作中经常看着类似的病，被问及相似的问题。由于时间有限，我不可能一一解答每位患者的疑虑和问题、直至其完全明白。有时看到上一个病人似懂非懂地离开，下一个病人焦急地询问自己病情，我深深感到作为医生的无奈。我是多么想让每个患者都明明白白、清清楚楚地了解自己的病情和治疗方案，都能尽快康复啊！但是医学博大精深，怎么可能几句话就说得清楚呢？何况有的疾病症状并非特异地属于某个疾病，有时需要发展到一定程度或经过必要的化验、检查才能明确诊断。

　　我非常理解患者焦急的心态，恨不能说个症状，医生就能说出病名、给出治疗方案，用不了几天就能治好病。其实大家都知道这是不现实的，也是不符合客观规律的。中国有句老话：失之毫厘，谬以千里。有些疾病相差很细微，但治疗起来是有区别的。如果急于下结论，急于开出治疗方子，其实是对患者的不负责任，有时会造成南辕北辙（适得其反）的结果。但是，很遗憾，有的患者不能正确理解这个问题，往往喜欢"快"的医生，觉得他们更有经验、更有水平、更高明。

　　我不会要求患者改变看待医生的方式，毕竟人在焦虑中从心理上希望能尽快得到答案，尽快摆脱疾病困扰，这种心情是完全可以理解的。我认为在一般情况下，不是医护人员的态度问题，也不是患者心态等问题，最主要的问题是隔行如隔山，部分患者缺乏对疾病的基本了解，医护人员所了解的知识和患者了解的知识存在很大的落差。这种信息不对称造成了很多矛盾。医护人员对耳熟能详的信息无力重复、重复再重复，而患者对这种信息不能完全理解和消化。一旦患者希望得到更进一步了解，医护人员容易不耐烦。这可能是因性格或是因为工作忙。因此，我萌发了写此书的想法。如果患者有一本书，能根据医生的判断进一步去了解，那么这种帮助对患者是很大的。

不仅能进一步学习这种疾病的知识，也能对治疗有个全面的掌握。心态上也就不那么焦虑了。

本书看似一本教科书，实际上是以疾病为主线的科普读物。在介绍每个疾病过程中，穿插着患者在这个疾病最常问的一些问题。并且有少量的病例，方便读者有所借鉴。同时也是妇产科临床工作者的参考书，方便查阅。

此书的使用方式是：查到相关疾病，翻到所在页，仔细阅读疾病的基本知识、常问的问题和案例。我认为一般情况下，大多数患者朋友都能充分消化和吸收其中的信息。本书引用和介绍了有关的新资料、新进展、新疗法，在科学性上力争与时俱进；在写法上尽力做到通俗易懂，以适应广大读者的需要。在此感谢北京大学第一医院心理门诊汪士昌教授参与撰写第二、十六、十七章有关的心理、性功能内容。也感谢陈磊参与文字编辑及图像处理。

本书撰写历经一年半，也难免会有欠缺之处，希望读者给予指正。

陈秉枫

2013 年 3 月

目　　录

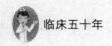

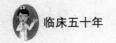

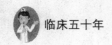

第一章　了解、认识自己的身体

在临床工作的五十多年中，经常遇到很多妇女朋友对基本的生理卫生知识都还不太了解。这种信息、知识上的不对称，造成了很多沟通上的困难。比如患者朋友经常表示听不懂医生在讲什么、到底是哪里有问题、是什么样的问题等等。往往在沟通上出问题后，导致了医患关系的紧张，甚至会导致医患矛盾。

因此要想顺利地看好病，或者说也是为了自己的身体健康，首先要了解、认识、知道自己的生理结构，包括有什么器官、组织、结构，以及他们有什么样的特点、规律和功能作用等等。也就是医生经常说的女性生殖系统的解剖及生理。

第一节　女性生殖系统结构

——问题 *1*：女性生殖系统都包括什么器官、组织？位于人体的什么部位？

女性生殖系统包括内、外生殖器官和它的相关组织。位于髋部，骨盆内下方，骨盆的骨骼保护着它，盆底组织支撑并依托着它。骨盆和盆底组织是女性生产、分娩新生儿产道的主要组成部分。生殖系统周围、邻近器官组织包括有输尿管、膀胱、尿道、阑尾、乙状结肠和直肠，它们与生殖器官在发生正常生理变化或不正常的病理变化时常常会相互影响。

一、会阴部和外生殖器

（一）**会阴部**　在概念中有两种不同的含义和解释。广义的会阴是指盆底，封闭骨盆出口的所有软组织，包括皮肤、皮下组织、肌肉、筋膜、血管、神经等。会阴部由前向后，分别有尿道、阴道和直肠穿过，它们的末端是尿道口、阴道口和肛门。狭义的会阴是指阴道口与肛门之间的软组织。

（二）**外生殖器**　是指生殖器露在外面的部分，即左右二侧为大腿根部、股部内侧，上方为耻骨联合前面的阴阜，下方为肛门之前方会阴之间的组织，外生殖器简称为外阴。所以当医生提及外阴这个词的时候，患者朋友可以简单地理解、明白医生说的是指外生殖器。（见图1-1）

1. 阴阜：指位于耻骨联合前方隆起的皮肤、皮肤下脂肪组织。少女在青春期时阴阜开始生长出阴毛，女性阴毛分布特征是呈尖端向下的倒三角形。它是女

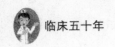

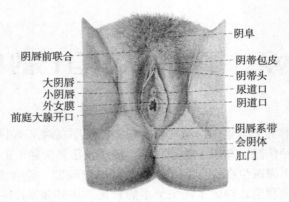

阴阜
阴唇前联合
阴蒂包皮
阴蒂头
大阴唇
尿道口
小阴唇
阴道口
外女膜
前庭大腺开口
阴唇系带
会阴体
肛门

图 1-1　女性外生殖器

性第二性征之一。

——问题 *2*：为什么发生外阴血肿？

2. 大阴唇：在大腿根部、两股内侧，上起阴阜，下止于会阴，是一对纵行方向、隆起的皮肤皱襞，内有皮脂腺、汗腺。青春期长出阴毛。皮下脂肪组织分布有很多血管、神经等组织，当局部受外伤后，容易发生血管破裂形成血肿，而且疼痛比较严重。外阴血管丰富，当骑车、跨过椅背等各种原因使外阴直接撞击硬物时，都可以使外阴血管破裂，形成血肿。因此了解了女性自己结构上的特点，就会更加注意保护自己，避免受到伤害。

3. 小阴唇：位于大阴唇内侧一对薄的皮肤皱襞，富含神经末梢，所以非常敏感。两侧小阴唇在前端相互融合，分为前后两叶包绕阴蒂。小阴唇后端与大阴唇后端相会合，形成阴唇系带。

4. 阴蒂：位于两侧小阴唇之间顶端的联合处，组织成分与男性的阴茎海绵体组织相似，具有勃起性，富含神经末梢，极为敏感。

5. 阴道前庭：为两侧小阴唇之间的菱形区域，前边为阴蒂，后边为阴唇系带。

（1）尿道口（urethral orifice）：位于阴道前庭的前部，呈圆形。尿道口两侧有一对腺体，称为尿道旁腺，腺体的开口极小，看不清楚，它的分泌物可润滑尿道口。尿道旁腺常常隐存有细菌，当腺体发生感染炎症，形成囊肿时可阻塞尿路，如果是淋病奈瑟菌感染，挤压尿道或尿道旁腺时可以见到脓性分泌物流出。

（2）阴道口及处女膜：阴道口位于阴道前庭的后部，尿道口后方，阴道口周边覆有一层较薄的黏膜，称为处女膜，处女膜中央有一个孔。处女膜可以因为性交或剧烈运动而破裂，如果妇女有过自然分娩史，处女膜受分娩的影响，产后仅留有处女膜痕。

——问题 3：处女膜的破裂仅仅是因为性交吗？ 是否需要修补？

处女膜的破裂与性交或剧烈运动有关，是否发生破裂可能与处女膜口大小或处女膜弹性好坏有关。有的女孩参加了剧烈运动，如骑跨或跳木马等可以使处女膜破裂。女孩是否作处女膜修补术应慎重考虑。一般不建议做，毕竟可能会增加手术感染。

——问题 4：前庭大腺位于什么部位？ 什么情况下形成巴氏腺囊肿？

（3）前庭大腺：又称巴多林腺（Bartholin gland）即巴氏腺，位于大阴唇后部阴道口两侧，左右各一个，如黄豆大小，腺管细长约有 1～2 cm，向内侧开口于前庭后方的小阴唇与处女膜之间的沟内。性兴奋时分泌黏液起润滑作用。正常情况下看不见，摸不着。当发生感染炎症，腺口闭塞而形成巴氏腺囊肿或脓肿，在大阴唇下 1/3 可以看到局部隆起。由于开口小，容易发生堵塞，可以严重影响性生活甚至是正常的生活，这是妇科常见疾病之一。因此，平时要注意个人的卫生。

二、女性内生殖器

——问题 5：女性内生殖器官包括什么？ 子宫附件是指什么？

女性内生殖器指生殖器位于内部的部分，由生殖腺和输送管道组成，包括阴道、子宫、输卵管和卵巢。生殖腺（卵巢）和输卵管又常称为子宫附件。所以，如果听到大夫说"附件"，其实就是指卵巢和输卵管。

——问题 6：阴道有什么作用？

（一）阴道

阴道是由黏膜、肌层和外膜组成，能够伸缩的肌肉性管道，是性交器官，也是月经血排出和胎儿娩出的必经通道。民间有种说法，叫"石女"，用这个词来称呼先天性无法进行性行为的女性。石女分为真石女和假石女两种，前者指先天性的阴道缺失或者阴道闭锁，即生殖器官中阴道或者是阴道和子宫的发育不良或缺失；假石女是指处女膜闭锁、肥厚或阴道横膈，而其他生殖器官发育良好。石女由于阴道或处女膜的异常，而导致阴茎无法插入。通过这个描述，我们可以知道阴道对一个女性的重要性。

1. 位置：阴道位于骨盆腔下部中央，阴道分为前壁、后壁和上、下两端，前壁长 7～9 cm，与膀胱、尿道相邻，后壁长 10～12cm，与直肠相贴。阴道上

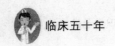

端包绕着宫颈，下端开口于阴道前庭的后部。阴道环绕宫颈周围的部分称为阴道穹窿。后穹窿位置最低，与盆腹腔最低部位的子宫直肠陷凹仅隔有阴道壁和一层腹膜，临床上可以通过此处进行穿刺、引流、手术或取出腔镜手术中切除的组织物。

2. 组织结构：阴道壁由黏膜、肌层和纤维组织构成。表面为黏膜层，它有很多横纹皱襞，故有较大的伸展性，黏膜层和表面覆盖着似鱼鳞状的鳞状上皮细胞，阴道黏膜受性激素的影响，发生周期性的变化。幼女和绝经后妇女由于缺少激素刺激，黏膜上皮很薄，皱襞少，伸展性小，抵抗力低，容易受创伤或发生感染。阴道黏膜之内侧肌层由两层平滑肌纤维组成，内层呈环形状，外层呈纵行。肌层之外侧覆盖着纤维组织膜，它由弹性纤维和平滑肌纤维组成，富有伸展性。平时阴道可容纳两个手指，当胎儿娩出通过阴道产道时，阴道可被动地伸展、扩展让胎儿通过。阴道壁有丰富的静脉丛，所以当阴道受损伤时，容易出血或形成血肿。

——问题 7 ：子宫有什么作用？

(二) 子宫—"孩子的宫殿"

子宫是孕育胚胎、胎儿和产生月经的器官。子宫的形状、大小、位置和组织结构随着年龄的变化而有差异。同时还受月经周期变化和妊娠，分娩胎儿的影响而发生变化。因此"子宫"标志了一个女性是否有生育的能力。有的患者因病不得不摘除子宫，对于未生育的女性来讲，这是一种很大的打击。

——问题 8 ：剖宫产手术时，在子宫什么部位切开？

1. 子宫的形状、大小、结构：子宫位于骨盆腔下部中央与阴道相连接。成年未妊娠的子宫是壁厚、腔小、以肌肉组织为主的中空器官，呈前后略扁的倒置梨形，重量约有一两（50克），长7～8cm，宽4～5cm，厚2～3cm，宫腔容量约5ml。

子宫上部较宽，称为宫体，宫体顶端隆突的部分称为宫底，宫底两侧为子宫角，与输卵管相通。子宫下部较狭窄呈圆柱状，称为宫颈，长约2.5～3 cm；宫颈下端伸入阴道内的部分称为宫颈阴道部；在阴道以上的宫颈部分称为宫颈阴道上部；宫颈阴道部的开口，称为宫颈外口；以宫颈外口为界，前部称为宫颈前唇，后部为宫颈后唇。宫颈外口呈圆形，而已产妇宫颈外口由于分娩、裂伤而呈横裂状。宫体与宫颈的比例因年龄而有差异，儿童期为1：2，成年妇女为2：1，老年期为1：1。子宫腔也呈上宽下窄、前后扁的倒三角形空腔，宫腔顶部双角与输卵管相通，宫腔的下部向下通入子宫颈管，颈管呈梭形，向下通入阴道。

宫体与宫颈之间形成最狭窄的部分称为子宫峡部，峡部下端因黏膜在此处由子宫腔内膜转变为宫颈黏膜，又称为组织学内口。峡部长 1cm，临产分娩时长 7～11cm 形成子宫下段，是剖宫产术切开子宫的部位。

2. 子宫的组织结构：宫体和宫颈的组织结构不同。

（1）宫体：子宫体壁由 3 层组织构成。

①子宫内膜：附着子宫体壁内侧，自青春期开始受卵巢性激素的影响，发生周期性变化而剥脱形成月经。

②子宫肌层：由多量、纵横交错的平滑肌和少量的弹力纤维、胶原纤维组成，肌层厚约 0.8cm，肌层中有很多血管，子宫肌肉收缩时可压迫血管，有效地制止子宫出血。

——问题 9：在什么部位行子宫切除术？在什么部位行穿刺术？

③子宫浆膜层：覆盖子宫体表面的腹膜，与肌层紧贴分不开，子宫的前下方腹膜与子宫壁之间结合得比较疏松，腹膜向前反折覆盖于膀胱，形成膀胱子宫陷凹。一般在此处疏松的膀胱子宫腹膜反折处切开，行子宫切除或行剖宫产术。在子宫的后下方腹膜抵达阴道后穹窿后向后反折盖于直肠，形成直肠子宫陷凹亦称为道格拉斯陷凹，是盆腹腔的最低部位，可在此处行穿刺、引流、手术。（见图 1-2）

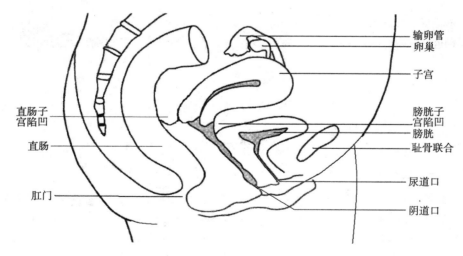

图 1-2　盆腔矢状断面

（2）宫颈：主要由结缔组织和少量平滑肌、弹力纤维、血管组成。宫颈管表面的黏膜有许多腺体分泌碱性黏液，形成宫颈管内的黏液栓，将宫颈管与外界隔开，起自然防御作用。宫颈黏膜表面的上皮细胞为单层高柱状，而宫颈阴道部覆盖着复层鳞状上皮，在宫颈外口柱状上皮细胞和鳞状上皮细胞交接处是宫颈癌的

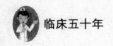

好发部位。

3. 位置：子宫位于盆腔中央，前方为膀胱，后方为直肠，两侧与输卵管、卵巢相连接，下端接阴道，宫颈下端处在骨盆腔坐骨棘的稍上方，子宫呈轻度的前倾屈位。保持子宫正常的位置主要依靠子宫、宫颈上有向前、向后、向两侧的5对韧带牵拉力量，和骨盆底肌肉、筋膜的支托作用。当子宫韧带、盆底肌肉、筋膜受到损伤，薄弱时，子宫位置就会发生异常，形成不同程度的子宫脱垂、阴道壁膨出。(见图 1-2 和 1-3)

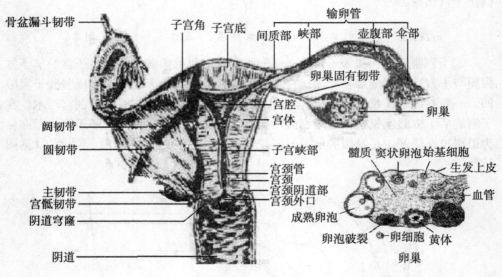

图 1-3　女性内生殖器

——问题 *10*：输卵管有什么作用？

（三）输卵管

输卵管是卵子与精子相结合受孕的场所，也是向子宫腔输送受精卵的管道。

1. 形态：输卵管是由双侧子宫角向外伸展的一对细长而弯曲的管道，全长约 8～14cm，输卵管下方有卵巢。输卵管分为 4 个部分。

（1）子宫部（间质部），位于子宫壁内，宫腔狭窄而短，内通于宫腔；

（2）峡部，在间质部外侧，宫腔较窄；

（3）壶腹部，在峡部外侧，长 5～8cm，管腔较大，供血较丰富，卵子多在壶腹部受精；

（4）伞部，为输卵管远侧、末端游离部分，其中央有输卵管开口，开口的四周有似须状突起的组织，呈伞状，称输卵管伞，伞盖在其下方的卵巢上，有拾拾卵子的作用（见图1-3）。

拾得的卵子输送到壶腹部处受精，随后发生卵裂，3天后被运送入子宫腔继续卵裂，受精后6天卵裂形成的胚泡被埋植入子宫内膜内，即为着床。如果受精卵未被及时运送到子宫腔内，而是埋植入输卵管的任何一个部位，即成为异位妊娠。异位妊娠是妇产科急腹症之一，是孕产妇死亡原因之一。

2. 组织结构：输卵管外侧包有腹膜即为浆膜层。中间层为平滑肌层，肌层有节奏地收缩，有助于拾卵并输送受精卵和阻止经血，或宫腔内感染物逆流入腹腔。输卵管内侧，即输卵管腔的表面为黏膜层，其中纤毛细胞的纤毛摆动有利于运送卵子、受精卵，无纤毛细胞有分泌作用。

（四）卵巢

卵巢能产生和排出卵子，并能分泌甾体激素，具有生殖和内分泌功能的性腺器官。

1. 形态、位置：卵巢呈扁椭圆形的实质性器官，左右侧各有一个。位于子宫两侧、输卵管的后下方。卵巢形状、大小随着年龄变化而改变。青春期前，卵巢表面光滑；青春期开始排卵后，表面逐渐变成凹凸不平；成年妇女的卵巢大小约为4cm×3cm×1cm，重5～6 g，呈灰白色；绝经后卵巢萎缩，变小、变硬。

2. 组织结构：卵巢表面无腹膜，而是覆盖一层立方上皮，称为生发上皮。上皮内有一层纤维组织膜，称为卵巢白膜。白膜内侧是卵巢实质，它分为皮质和髓质。外层为皮质，是卵巢的实体部分，内有数以万计的始基卵泡和发育程度不同、大小不等的各级卵泡，黄体以及它们退化后形成的残余结构，致密的结缔组织等。内层髓质不含卵泡，而是含有疏松结缔组织、平滑肌纤维和丰富的血管、神经、淋巴管等。（见图1-3）

三、生殖系统的血管、淋巴

女性生殖器官的血管与淋巴相伴而行，各器官之间的血管、淋巴管以丛状、网状相合，所以生殖器官的炎症感染或癌瘤容易在器官间扩散、转移。

第二节 你了解自己生殖系统的生理作用吗？

上一节，我们介绍了女性的解剖结构，相信患者朋友对女性生殖系统结构有了一个初步的认识。那么这些生殖系统的各个器官、组织有什么样的生理功能、作用呢？这节我们着重介绍一下女性生理变化规律。

妇女一生全身各个系统在各个时期、阶段都有不同的生理、功能变化，其中以生殖系统变化最为明显。其变化与其他系统的生理、功能变化关系密切，且相互影响。

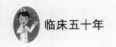

一、妇女一生的分期，及各个时期的生理特点

——问题 *11*：女性一生分为几个时期？

妇女一生根据其生理特点可按年龄划分为新生儿期、儿童期、青春期、性成熟期、围绝经期和老年期 6 个时期，也就是有 6 个阶段。各个阶段不能截然分开，可能因家族遗传、环境、营养等因素影响而有个体差异。女性一生从新生儿到衰老是一个逐渐变化的过程，也是下丘脑—垂体—卵巢轴功能发育，成熟和衰退的过程。

（一）新生儿期

新生儿期是指出生后 4 周内的新生儿。女性胎儿在孕妇体内受到母体胎盘和性腺产生的女性激素影响，所以出生后，其外阴较丰满、乳房略隆起甚至可挤出少许乳汁。新生儿出生后剪断了脐带，脱离了母体影响，血中性激素水平迅速下降，阴道可出现少量出血，这些生理变化可在短期内自然消退。

（二）儿童期也可称为幼年期

幼年期是指出生后 4 周到 12 岁左右称为儿童期。此期儿童体格快速增长、发育。儿童早期下丘脑—垂体—卵巢轴的功能处于抑制状态，所以生殖器发育缓慢。在儿童后期，约 10 岁起，卵巢内的卵泡受垂体激素影响有了一定的发育并分泌性激素，但未达到成熟阶段。此时，子宫、输卵管和卵巢由腹腔逐渐向骨盆腔内下降，卵巢形态逐渐变为扁椭圆形，女性第二特征开始出现，乳房开始发育，皮下脂肪增多，在胸、髋、肩和耻骨前面堆积。

（三）青春期

世界卫生组织（WHO）规定青春期为 10～19 岁，指从月经初潮至生殖器官逐渐发育成熟的阶段。青春期生理特点是身体生长迅速，生理、心理变化显著、体型逐渐变成成年女性特有的体态。

1. 身体、体格发育：身体快速生长，心理、情绪、智力等发生明显的变化。

2. 月经来潮：是青春期开始的一个重要标志。月经来潮表示卵巢产生的雌激素足以使子宫内膜增殖，而且由于雌激素水平波动，引起子宫内膜脱落而出现月经。此时，卵巢发育、功能尚未成熟、健全。发育的卵泡一般不排卵，所以月经周期常常表现为不规律，经过 2～4 年后，建立规律周期性排卵，月经就会逐渐地变为正常。

——问题 *12*：什么是第一性征，第二性征？

3. 第一性征发育（生殖器官发育）：由于人的中枢神经系统、人脑中的垂体分泌的促性腺激素和卵巢分泌的性激素，促使内、外生殖器官发育，由幼稚型变为成人型。阴阜隆起、大小阴唇变厚，阴道变长、变宽、黏膜出现皱襞，子宫增大，尤其是宫体长得更快，使宫体占子宫全长的 2/3，输卵管增粗，卵巢变大，表面凹凸不平。此时已初步具有生育能力，但整个生殖系统的功能尚未完善。

4. 第二性征发育：除生殖器官外，其他女性特有的表现为第二性征。其发生变化的顺序，最早是乳房逐渐丰满隆起，音调变高，出现阴毛和腋毛，骨盆变宽、胸部、腰部、下腹部及大腿皮下脂肪增多等，形成女性特有的丰满体态。

（四）性成熟期又称生育期

一般从 18 岁左右开始，历时约 30 年。此期女性卵巢功能发育成熟，生殖功能和内分泌、分泌激素的机能最旺盛，出现周期性的排卵和行经，具有生育能力。生殖器官和乳房在卵巢激素的作用下也发生周期性的变化。

——问题 *13* ：什么时候开始进入围绝经期（更年期）

（五）围绝经期（过去称为更年期）

围绝经期是指绝经前后的一段时期，即是妇女由性成熟期进入老年期的过渡时期，始于 40 岁，历时数年，甚至 10～20 年。此期分为 3 个阶段：绝经前期、绝经期和绝经后期。此期卵巢功能逐渐衰退至衰竭，卵巢排卵变得不规律，直至不排卵，月经渐趋不规则至月经完全、永久性停止，称为绝经。

（六）老年期

老年期是指妇女 60 岁以后至生命终止的时期。此期妇女身体逐渐退化、老化、衰老，内分泌功能普遍低落，激素水平低下，不足以维持女性第二性征，生殖器官进一步萎缩老化。容易感染，发生老年性阴道炎；骨代谢失常导致骨质疏松，容易发生骨折。近年，美国妇女平均寿命为 79.7 岁，我国妇女平均寿命为 78 岁。

二、月经及月经期的临床表现

（一）月经：是指随着卵巢周期性的变化而出现的子宫内膜周期性的脱落及出血。

——问题 *14* ：一般多大岁数来第一次月经？

（二）月经初期：第一次来的月经称为初潮，初潮年龄一般在 13～15 岁，也有早到 10～12 岁，或推迟到 17～18 岁。初潮来的早晚受许多因素的影响，如遗传、营养、身体胖瘦、环境气候等。近年来，月经初潮有提前的趋势。

——问题 *15* ：月经周期为几天？如何算？是来月经第一天还是月经干净时算？

（三）月经周期：月经是有周期性的，周期是从来月经的第一天算起，两次

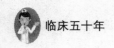

月经第一天之间的间隔时间称为一个月经周期，一般一个周期为 28～30 天，可波动在 21～35 天。

——问题 *16*：怎么看懂医生写的月经记录？

医生书写月经情况时，一般简写的公式如"13 3～5/28～30 LMP"，你看得明白吗？"13"为 13 岁月经初潮，"28～30"是指月经周期为 28～30 天，"3～5"即提示月经期持续 3～5 天，LMP 指的是患者末次月经的时间，即最后一次月经是那一天来的，此项内容常规都要问的。如果患者月经不同于以往的正常月经，医生还应该问明前一次，即上一次来月经的第一天日期，可写为 PMP。

——问题 *17*：月经持续几天？如何估算月经量？

（四）月经持续时间和经血量：月经持续天数也有个体差异，一般持续在 3～6 天之间，也有持续 1～2 天或 7～8 天不等。月经血量的多少，每一个人都不一样，平均为 35ml，如果出血总量超过 80ml 则属于病理状态。一般情况下不用测量器测之，通常以用多少纸垫及浸透程度作粗略的估计，一般 1～2 小时换一次卫生巾属于正常的月经量。

（五）月经血的特点：一般经血为暗红色，经量过多时为鲜红色。因为经血中含有子宫内膜、宫颈黏液、阴道壁上皮细胞、细菌及白细胞等。内膜还含有破坏凝血因子的活化酶，致使经血不凝固，偶尔有小的凝血块。

（六）月经期症状：一般无特殊的症状，有时有全身不适、困乏、乳房胀痛、手足发胀、下腹及腰骶部酸胀、下坠等。个别妇女可出现头痛、失眠、容易激动、精神忧郁、恶心、呕吐、食欲差、腹泻、便秘、尿频、鼻腔出血等。一般症状不严重，不影响工作和学习，症状多数在月经后自然消失。

三、卵巢功能及其周期性的变化

——问题 *18*：卵巢是什么器官？有什么功能、作用？

（一）卵巢功能

卵巢是妇女的性腺器官。主要有两种功能、作用，即产生卵子、排出卵子、合成并分泌性激素，所以又称为生殖功能和内分泌功能。

（二）卵巢的周期性变化

从月经初潮开始直到闭经、绝经期之间，卵巢在形态、功能作用上发生周期性的变化。

1. 卵巢生殖功能的周期性变化

（1）卵泡的发育及成熟即生殖细胞（卵细胞）的发生、发展过程妇女生殖细胞（卵细胞）在胎儿期已经形成，出生后不再增加，当胎儿在子宫内，胎龄 6～8 周时，卵细胞约 60 万；胎龄 20 周时，卵细胞数增加，达高峰，约为 600～700 万个。此后，生殖细胞迅速地减少，出生时因生殖卵细胞消耗、衰竭了 80%，剩下约 200 万个。儿童期多数卵细胞退化，到青春期卵细胞进一步减少到 30～40 万个，妇女一生中仅有 400～500 个卵细胞发育成熟而排卵。

（2）排卵

卵泡发育过程，体积由小变大，排卵前卵泡体积明显增大直径可达 14～20mm，卵泡并向卵巢表面移行、突出、破裂而排卵，排卵的发生时期，在人类比较恒定，多数发生在下一次月经来潮的前 14 天左右。卵子排出到腹腔后，被输卵管伞部捡拾进入输卵管，而后运送到子宫内。

（3）卵巢黄体的形成及其退化

卵子从卵巢排出后，局部的卵巢壁向下塌陷，卵巢壁上留下的细胞逐渐发育、增大，约在排卵后 7～8 天，局部呈黄色，称为黄体，直径大约 1～2cm。如果妇女没有受精，在排卵后 9～10 天开始退化、萎缩变小，外观逐渐变为白色，称为白体。黄体的寿命约为 14～16 天。黄体衰退后就会来月经，卵巢中又有新的卵泡发育，并开始新的另一个周期的变化。如果妇女受精、怀孕，黄体一般不会发生退化、萎缩，而是持续维持它的功能，直到胎盘的形成和胎盘功能的建立。

——问题 *19*：卵巢能产生哪三种性激素？

2. 卵巢内分泌功能，即合成、分泌激素功能

（1）卵巢产生的激素

卵巢主要合成、分泌两种女性激素，即雌激素和孕激素，同时还分泌少量雄激素。以上三种激素属于甾体激素，此外还分泌一定量的多肽激素，如松弛素和生长因子等。

（2）雌、孕激素发生的周期性变化

雌激素：卵泡开始发育时分泌产生的雌激素含量很少、随着卵泡发育而逐渐增加，卵泡发育、成熟、排卵前形成一个高峰，排卵后分泌量稍减少，排卵后 7～8 天黄体成熟时，形成第二个高峰，随后随着黄体的萎缩而下降，在月经前降到最低水平。

孕激素：卵泡期卵泡不产生孕酮，此时体内含有的少量孕激素主要是来自肾上腺。排卵后孕激素的分泌量开始增加，排卵后 7～8 天黄体成熟时分泌量达到高峰，以后逐渐下降，月经来潮时又恢复到排卵前的水平。

雄激素：女性的雄激素主要来自于肾上腺皮质，少量产生于卵巢，包括睾酮和雄烯二酮。

（3）雌、孕、雄三种性激素主要作用

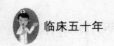

雌激素的生理作用：在人体内能够接受雌激素的受体广泛地分布于生殖道、乳腺、皮肤黏膜、脂肪、肝脏、骨骼、脑、心血管和肾脏等。雌激素能促进生殖道、乳腺发育，促进水与钠的潴留，促进肝脏合成蛋白质，调节脂肪、胆固醇代谢，扩张血管，改善血液供应，防止冠状动脉硬化症的发生，并能维持、促进骨代谢，促使钙沉积于骨骼中。

孕激素的生理作用：与雌激素起协同作用，即促使生殖器、乳腺的发育；与雌激素起拮抗作用，即抑制子宫收缩、输卵管蠕动，有利于保胎；对抗雌激素对子宫内膜的增殖增生作用，有利于防止子宫内膜癌的发生；孕激素刺激大脑下方的下丘脑体温调节中枢，使基础体温升高。正常妇女在排卵后基础体温上升0.3℃～0.5℃，即排卵前基础体温低，排卵后由于孕激素作用，使基础体温升高，基础体温呈现双相型改变，可作为排卵的重要指标。

雄激素作用：自青春期后雄激素分泌增加，促使外生殖器发育，促进阴毛、腋毛的生长。对机体的代谢功能也有重要的影响，并能提高性欲。

四、子宫内膜及生殖器其他部位的周期性变化

由于卵巢的周期性变化，使子宫内膜及生殖器其他部位也发生周期性改变，其中以子宫内膜周期性变化最为明显。

——问题 *20* ：子宫内膜主要呈现什么样的周期性变化？

（一）子宫内膜的周期性变化

1. 子宫内膜增生期：月经周期第 5～14 天，相当于卵泡发育成熟阶段，是因为卵泡产生分泌的雌激素促使内膜增殖、增生。

2. 子宫内膜分泌期：月经周期第 15～28 天，由于成熟的卵泡排卵后黄体形成，其分泌、产生的孕激素使内膜呈分泌反应。

3. 月经期：月经周期第 1～4 天，主要由于雌、孕激素水平下降，不能继续保持内膜的完整性，使内膜缺血，组织发生变性、坏死、血管破裂，进一步使变性、坏死的内膜剥脱与血液相混合随之排出，形成月经血。同时内膜内侧的基底层不受激素的影响，不会剥脱，随即发生增生，形成新的内膜。所以月经是一个周期的结束，也是另一个新的周期的开始。（见图 1-4）

（二）生殖器其他部位的周期性变化

1. 阴道黏膜的周期性变化：阴道黏膜上皮随着月经周期雌、孕激素的变化，借助其脱落的阴道上皮细胞了解体内雌激素水平和有没有排卵。

2. 宫颈黏液周期性的变化：宫颈黏液受雌激素、孕激素的影响，可发生形态、结构的变化。（详见第十九章"妇科特殊检查"）

3. 输卵管的周期性变化：输卵管的组织结构、形态和功能的周期性变化，

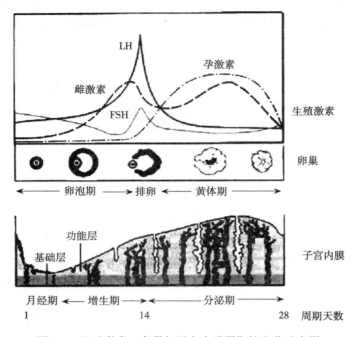

图1-4 生殖激素、卵巢与子宫内膜周期性变化示意图

是在雌、孕激素的周期性调节下发生的，影响输卵管黏膜上皮纤毛细胞的生长、非纤毛细胞的分泌量，输卵管发育、输卵管肌层节律性收缩频率也受到影响，雌、孕激素二者之间的协同作用使受精卵能在输卵管内正常地运行。

五、月经周期的调节与下丘脑－垂体－卵巢轴的关系

人们体会比较深的、能看见的是月经来潮，而且表现为周期性的改变，为什么是周期性，而且是有规律的变化呢？主要它受着"上级的领导指挥"，上级"领导"还分有好几层。首先是大脑下方的下丘脑产生的激素，其次是垂体所产生的激素，第三是卵巢分泌的激素，最后才是子宫内膜，子宫内膜接受了卵巢激素的影响，发生周期性变化导致月经的来潮。同时卵巢激素通过血液循环发生反馈调节作用，又会作用于下丘脑和垂体，从而使月经有周期、规律地发生。上述的下丘脑－垂体－卵巢轴之间相互调节，相互影响称为下丘脑－垂体－卵巢轴（HPOA），这个轴的神经内分泌活动还受到更高一层的大脑皮层高级中枢神经调控和人体其他内分泌腺的影响、调节（见图1-5）。所以月经的调控是一个非常复杂的过程，上述的任何一个环节发生障碍、异常都会导致月经不调。下丘脑－垂体－卵巢轴即生殖轴，其各个器官组织都分别产生、分泌数种激素，与妇产科生殖、月经密切相关的激素有下丘脑产生的促性腺激素释放激素（GnRH），主

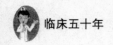

要有卵泡刺激素释放激素（FSH-RH）、促黄体生成素释放激素（LH-RH）；垂体分泌的促性腺激素（Gonadotropin，Gn），主要有卵泡刺激素（FSH）、促黄体生成素（LH）和催乳激素（PRL）；卵巢主要产生、分泌雌激素（Estrogen，E）、孕激素（Progesterone 孕酮，P）。

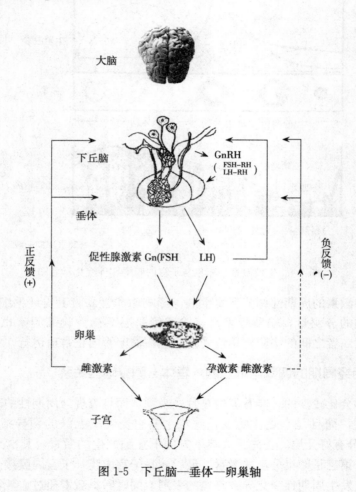

图 1-5　下丘脑—垂体—卵巢轴

——问题 *21*：情绪不稳、精神紧张等情况下，为什么会发生月经不调？

　　月经不调是属于生殖内分泌的疾病，调节生殖内分泌的功能主要是下丘脑—垂体—卵巢轴之间相互高度协同作用下发生的。下丘脑除了接受下级的垂体、卵巢分泌激素的反馈调节外，还接受大脑、上一级的中枢神经系统对其神经细胞的刺激和调节。因此当情绪不稳，精神紧张压力大，如参加考试、出差、气候改变等情况下可能发生月经不调。

六、其他内分泌腺对生殖系统、月经的影响

生殖轴（HPOA）也受其他分泌腺功能激素的影响，包括有甲状腺、肾上腺、胰腺、前列腺素等。

（一）甲状腺

下丘脑分泌的促甲状腺素释放激素（TRH）调节甲状腺分泌功能。甲状腺分泌的三碘甲状腺原氨酸（T3）和甲状腺素（T4），不仅参与人体各种物质的新陈代谢，对性腺的发育成熟、维持正常的月经和生育功能都有重要的影响。

甲状腺功能低下（甲低）可导致发生先天性女性生殖器官畸形、无卵巢、闭经、月经初潮延迟等；性成熟后，可表现为月经量过少、稀发，甚至闭经，由于影响排卵、受孕而发生不孕症或自然流产、胎儿畸形；甲状腺功能亢进（甲亢）可出现月经过多、频发、月经周期短或月经不规则，病情加重时可以表现为月经稀发、月经周期长、经量少、闭经等。

（二）肾上腺

除了卵巢，肾上腺是产生分泌甾体激素的最重要器官，合成分泌的激素种类很多，包括有盐皮质激素、糖皮质激素和性激素。肾上腺分泌的性激素主要有少量的雄激素及极微量的雌、孕激素。其雄激素是女性雄激素的主要来源，包括有睾酮（T）、雄稀二酮（A）等。少量的雄激素是维持女性阴毛、腋毛、肌肉及全身发育所必需的。但是，如果雄激素过多，则会抑制下丘脑、卵巢，出现闭经、肥胖、多毛、长痤疮等男性化表现，少数可发生假两性畸形。

（三）胰腺

胰腺分泌的胰岛素除了参与糖代谢外，对于维持正常的卵巢功能也起着重要的作用。胰岛素依赖型糖尿病（即为Ⅰ型糖尿病，主要是因为胰腺细胞受了破坏，缺乏胰岛素）患者常常伴有卵巢功能低下；Ⅱ型糖尿病是由于胰岛素抵抗，胰岛素作用下降，导致发生高胰岛素血症，过多的胰岛素可促使卵巢产生分泌过多的雄激素，从而发生高雄激素血症，致使月经不调甚至闭经。

（四）前列腺素（PG）

广泛存在于身体的器官、组织和体液中，如肾、肾上腺、甲状腺、胸腺、肺、脾、子宫、卵巢、胎盘、中枢神经系统、肠胃道黏膜、脂肪、月经血和羊水等。它的含量极少，但生理活性、效应很强，对上述器官、组织都有调节作用。其中对生殖系统的调节主要表现在促卵泡发育，排卵，卵巢黄体的维持、溶解，月经，受精卵的运行，受精卵的着床。对妇女妊娠过程及分娩的发动，分娩过程子宫活动等都有影响。

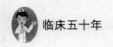

第二章　围绝经期和老年期妇女
（中老年妇女）身体的变化

围绝经期一般始于 40 岁，历时 10 多年，甚至持续 20 年到 60 岁，包括绝经前期、绝经和绝经后期，是由性成熟期转为老年期的过渡时期，也称更年期。老年期指妇女 60 岁以后直至生命的终止。处于这两个时期的妇女身体会发生明显的变化。

第一节　生殖系统的变化

生殖系统开始萎缩并逐渐加重，其退化性改变明显，最重要的是卵巢，包括卵巢组织结构、形态和功能的变化。

——问题 22：没有做过妇科手术的更年期妇女，为什么 B 超有时看不到卵巢？

一、卵巢组织结构的变化

卵泡是卵巢的基本结构与功能单位。卵泡减少的方式、途径有两种，即排卵和卵泡闭锁。妇女从青春期至绝经前，卵泡能发育成熟、排卵的约有 400 个，其他约占卵泡 99％以上，在开始发育后不久相继萎缩、退化、衰竭而消亡，称为卵泡闭锁。当卵泡明显地减少时，卵巢产生、分泌的雌激素量下降，反馈到垂体，其产生、分泌的促性腺激素升高，促使卵巢间质分泌的雄激素增多，加速了卵泡的闭锁。随着卵泡数量的减少，卵巢出现萎缩、退化、老化的改变，卵巢皮质变薄，表面逐渐皱缩，体积逐渐缩小。多数高龄老年妇女的卵巢完全被没有功能作用的结缔组织所替代。

围绝经期妇女卵巢的面积或体积都会缩小，所以即使没有做过妇科手术的更年期妇女有时 B 超也看不到卵巢。除此之外，是否能看到也与 B 超途径（憋尿、经腹部，还是排尿后、经阴道做）、腹壁厚度等因素，也有一定的关系。

二、卵巢功能、作用的变化

卵巢主要有排卵、生殖功能和产生分泌激素的内分泌功能。

——*问题 23*：卵巢的生殖功能从什么时候开始下降？

（一）生殖功能

生殖功能的减退出现比较早，妇女生育能力在 30～35 岁就开始下降，40 岁左右明显地降低，绝经以后遗留下来的少数卵泡对促性腺激素反应不敏感，使卵泡发育与成熟发生障碍，停止了排卵，生殖功能就终止、消失。少数妇女在绝经后残留的卵泡偶尔也可能发育，甚至排卵，但是，此时的卵子一般不具备受精的能力。

（二）内分泌功能

在生殖功能减退的同时，卵巢内分泌功能也在减退，表现在卵泡合成、产生，分泌的性激素即雌激素、孕激素的变化。首先是孕激素，随后是雌激素分泌量减少。40 岁左右，由于卵泡发育不充分，可能导致排卵后的黄体功能不足或不排卵。所以，产生分泌的孕激素（孕酮）量减少。在绝经过渡期以及围绝经期，卵巢出现无排卵的频率机会多，导致孕酮含量明显不足，此时，一定程度发育的卵泡仍然可以合成和分泌雌激素；绝经后卵泡不发育，基本上不产生、不分泌雌激素，绝经后卵巢产生和分泌的雄激素的量也减少了。

第二节　内分泌、激素的变化

一、下丘脑促性腺激素释放激素（Gn-RH）

围绝经期、老年期妇女由于雌激素分泌不足，它对下丘脑不能进行有效的负反馈作用，使促性腺激素释放激素分泌增加，但下丘脑与垂体之间仍然保持良好的功能关系。

二、垂体促性腺激素（Gn）

围绝经期卵巢分泌的雌激素减少，解除了对下丘脑的抑制，对下丘脑、垂体的负反馈作用减低，使垂体分泌促性腺激素（Gn）增加，促卵泡素（FSH）升高，但是分泌促黄体生成素（LH）的量变化不明显，所以 FSH/LH 仍然<1。绝经后雌激素进一步减少，反馈作用的周期消失，FSH 及 LH 均明显上升，于绝经后 3～5 年达顶峰，FSH 升高 14～15 倍，LH 升高约 3～5 倍，使 FSH/LH＞1。绝经后 10 年，相当于老年期，FSH、LH 开始逐渐下降，绝经 30 年左右，促性腺激素可下降 40%～50%。

三、性激素

妇女体内性激素主要来自于卵巢，其次为肾上腺。

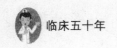

(一) 雌激素

雌激素分为三种：雌二醇（E_2），雌酮（E_1）和雌三醇（E_3）。E_2 生物活性作用最强，E_3 作用最弱，E_3 是 E_2 和 E_1 降解、变化来的产物。

卵巢主要合成、分泌 E_2 和 E_1 两种雌激素。

1. 雌二醇（E_2）：育龄妇女以雌二醇（E_2）为主，主要来自卵巢的卵泡和黄体，其浓度含量呈周期性变化，在围绝经期，由于卵泡不规则的发育，导致 E_2 含量变化不规则，个体差异很大。绝经后 E_2 的产生，主要来自周围组织雌酮（E_1）的转化，所以 E_2 含量明显地减少并无周期性变化。学者研究指出，近绝经期及绝经后一年，E_2 急剧下降，以后逐渐降低，绝经 4 年后变化不大。

——问题 *24*：肥胖妇女为什么雌激素水平比较高？而且容易发生子宫内膜癌？

2. 雌酮（E_1）：少量直接来自卵巢和肾上腺的产生、分泌。而其主要来源是由雄激素中的一种，即由雄烯二酮（A）转化、转变来的，其转化即芬香化的部位，包括有脂肪、肌肉、肝脏、脑、肾、骨髓、皮肤、毛囊等，其中以脂肪、肌肉为主，所以肥胖者、体重高的妇女转化率高，随之雌激素水平也高。绝经前 $E_2/E_1 > 1$，绝经后 E_1 下降程度比 E_2 少，因此 $E_2/E_1 < 1$。体内雌酮的增加可导致子宫内膜癌的发生。因此肥胖妇女雌激素水平高且容易患上子宫内膜癌。

(二) 孕激素（孕酮 P）

性成熟期主要由排卵后的卵巢黄体产生、分泌。卵泡期孕酮水平很低，绝经后孕酮含量进一步下降，约为青年妇女卵泡期的 1/3。

(三) 雄激素

主要有雄烯二酮（A）和睾酮（T）。

1. 雄烯二酮（A）：是妇女体内主要的雄激素之一。来自于卵巢的卵泡和肾上腺皮质，约各占一半（50%），绝经后卵巢功能明显下降，来自卵巢的 A 仅占 20%，血中 A 的含量仅为青年妇女的 50%。

2. 睾酮（T）：是妇女体内活性作用力最高的雄激素。来自卵巢和肾上腺皮质约各占 25%，另外 50% 来自于周围组织中的雄烯二酮（A）的转化。绝经后血中 T 浓度略低于绝经前，约为青年妇女的 2/3。

四、抑制素

抑制素由卵巢产生，与卵巢功能开始衰退有密切的关系。当卵巢开始退化时，首先是抑制素降低，随后 FSH 升高。所以抑制素不足或 FSH 升高都可以作为卵巢功能开始衰退的标志。但绝经后抑制素含量低，很难测定。

五、催乳激素（PRL）

妇女在绝经后由于雌激素水平下降，使下丘脑分泌的催乳激素抑制因子（PIF）增加，导致泌乳素浓度降低。

六、肾上腺皮质激素

肾上腺皮质激素主要有糖皮质激素、盐皮质激素和性激素三类。前面二种皮质激素不受绝经的影响；后面一种性激素为雄烯二酮（A）等，是妇女体内雄激素的前体物质。在妇女 30 岁以后，随着年龄增长，激素血浓度逐渐下降，其下降与绝经无关。

七、胰腺 β 细胞

绝经对胰腺细胞功能的影响说法不一。据调查，绝经前后 10 年左右，女性糖尿病患病率高于男性，说明绝经可能影响胰腺 β 细胞功能。另有资料表明绝经后妇女存在有高胰岛素血症、胰岛素抵抗，可能是由于绝经后雌激素水平下降，削弱了胰岛素受体结合力，使胰岛素敏感性下降。

八、甲状腺

甲状腺激素包括甲状腺素（T4）和三碘甲状腺原氨酸（T3）。绝经后血中 T4 水平没有发生变化，T3 随着年龄增加而下降。而垂体产生的促甲状腺激素（TSH）没有升高，说明甲状腺功能没有减退。上述变化也可见于男性，提示这种变化与年龄增加有关。

九、甲状旁腺

甲状旁腺有主细胞和嗜酸细胞两种，其中主细胞产生、分泌甲状旁腺激素（PTH），其生理作用是调节钙、磷代谢。妇女在绝经后，由于雌激素下降，使甲状旁腺功能增强，PTH 量增加，或由于雌激素缺乏使骨骼对 PTH 的敏感性增加，促使骨质被吸收，骨量丢失导致骨质疏松、骨折等。

十、其他

在垂体促性腺激素分泌增加的同时，垂体的促肾上腺皮质激素（ACTH）和促甲状腺素的分泌也相应增加，导致肾上腺皮质功能和甲状腺功能亢进，表现为血压升高、血胆固醇升高、肥胖和男性化症状等。

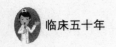

第三节 皮肤、毛发和体型的变化

一、皮肤及毛发变化

皮肤和毛囊都是雌激素的最终靶器官，即它们有雌激素的受体。它们的变化与年龄、绝经年数有关。到了围绝经期，随着雌激素水平下降，皮肤血流量减少，使皮肤红润消失，皮肤上皮细胞分裂率减少、胶原合成减少，使皮肤逐渐变薄、干燥、瘙痒。皮肤弹性下降而出现皱纹，眼角外侧出现鱼尾纹，甚至呈鸦爪状，口唇周边皱纹呈荷包形。面部皮肤由于色素沉着，出现老年斑。黏膜萎缩、口唇干燥。在皮肤胶原下降的同时，肌肉、骨骼胶原也降低，使肌肉、骨骼出现疼痛感。

随着年龄的增长，皮肤及毛囊的雌激素受体减少，使皮脂腺分泌减少、毛发干枯、变细、变白或脱落，当雄激素与雌激素的比值升高时，唇边和面部汗毛增多。

二、体型变化

（一）乳房下垂

乳房是由皮肤、皮下组织和乳腺腺体构成，乳腺组织的生长、发育都需要雌激素的刺激。换句话说，乳腺组织、细胞内有雌激素受体（ER），即乳腺是雌激素的靶器官。当妇女进入围绝经期、老年期，由于雌激素的减少，不能刺激细胞，导致腺体细胞萎缩、弹性降低，组织变软，乳房下垂，失去了丰满、挺拔的外貌。

（二）肥胖，臀腹围增大、增宽

国外资料报道，绝经妇女肥胖者约占 60%。发胖原因尚未清楚，可能与遗传、运动量减少、饮食代谢改变、激素变化等多种因素有关。脂肪分布的特点也发生了变化，绝经前呈丰满的女性体态特点，绝经后脂肪主要沉积在下腹部和臀部。腰/臀和腹部内脏脂肪组织均增加。

围绝经期及绝经后妇女，体脂肪的分布容易向躯干部位移行。脂肪容易聚集于躯干部位，其原因、机制尚不清楚，可能与下列几个因素有关：年龄增大后运动、活动量减少，肌肉力量降低，饮食热量的摄入和消耗不平衡，雌激素下降，雄激素相对地增高等。

（三）身材变矮

围绝经期、老年期妇女身材逐渐变矮，平均身高缩短 4cm，重者可缩短10～15cm。变形严重者，可呈驼背、脊柱侧弯、鸡胸、腹部向前挺出、走路步态蹒跚等，与合并骨质疏松症有关。

第四节　心理改变和性欲的变化

——问题 *25* ：中老年妇女为何会发生心理改变?

一、心理改变

围绝经期是妇女身体机能开始走下坡路，开始退化、衰老的转折时期，可以反映在生理、心理上的改变。在生理上最明显的改变是卵巢功能开始衰退，月经开始不规律、紊乱到停止，生育能力下降直至终止，生殖器官也发生退行性变化萎缩了，容貌和躯体逐渐衰老，不那么健美了。

在心理上，心理承受能力，认知与智慧、意志与行为和情感等都向弱化、老化转变。在此期的妇女与她们年龄相当的丈夫相比，往往反差很明显，男性老化征兆出现较晚，而且比较缓慢，大多数男性此时在工作上精力旺盛，社交能力强，并充满着活力。因此，有一部分妇女产生自信心下降或有自卑感。对于子女长大成人，过独立生活或建立了新家庭而离开了家，双亲老人去世等家庭变化，妇女的反应比男性更为敏感。对于缺少心理准备的，尤其是没有了工作、退休、丧失健康的妇女可能产生所谓的"空巢综合征"，表现出失落感，感到空空荡荡，没着没落，空虚感，情绪上消沉、伤感、无奈、焦虑、抑郁等。围绝经期和绝经后、老年期妇女的心理改变与生理变化有一定的关联。

——问题 *26* ：中老年妇女性欲会发生什么变化?

二、性欲变化

性欲是一个很复杂的问题，受多种因素的影响，如性别、年龄、雌激素水平、身体健康状况、夫妻关系、家庭环境、情绪、心理、性的观念等。在围绝经期、老年期妇女中，相当一部分妇女性欲下降、性行为减少。有的原因是妇女体内雌激素水平下降，使外阴、阴道干燥，性交疼痛。此时用雌激素治疗，可以改善外阴、阴道状况而有助于性生活。

有的学者认为雌激素对性欲具有间接的作用，但不能使性欲恢复。雄激素对性欲具有直接的作用，而妇女体内的雄激素水平比男性低得多，女性在 25 岁左右，雄激素、睾酮的产生、分泌量达到峰值；从 30 多岁起睾酮水平随着年龄增长而逐渐下降，绝经后雄激素含量降低一半（50％）；衰老使妇女雄激素水平下降比男性雄激素水平下降的更为明显，衰老是影响性功能的生理因素。另有原因是由于认识上的错误，或受旧文化、老传统的性观念的影响，如认为年龄大了，

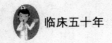

年老了，已有子女，因而没有必要了或不需要了。有的认为老年人性行为对健康有害，会缩短寿命、折寿等。但是，也有少数妇女性欲不仅没有下降，反而有增强的现象，可能与消除了怀孕的顾虑，传统性观念的转变等有关。性医学学者认为性行为是一种生理和心理的产物，人类性行为可以不与性激素水平相平行。从医学的观点出发，适当的有规律的性生活对老年期夫妇的身心健康都有益处，可以减轻阴道的萎缩，减少作妇科检查时发生的困难、疼痛等。

第三章　伟大的工程——生孩子

第一节　妊娠生理简述

一、受精及早期胚胎的发育

妊娠是从卵子受精开始到胎儿及胎儿附属物从母体排出的过程。人类妊娠全过程约 266 天（38 周）。

（一）受精

受精是精子穿入卵子形成受精卵的过程，一般在排卵后 12 小时内开始，整个受精过程约需 24 小时。受精一般发生在输卵管壶腹部。

（二）受精卵发育形成胚泡

受精后的受精卵不断分裂称为卵裂，同时向子宫方向逆行，卵裂第 3 天进入子宫腔，继续卵裂成胚泡。

（三）胚泡着床

胚泡逐渐埋入子宫内膜，称为植入或着床。此过程发生于受精后第 5～12 天。

（四）胚胎的胚层形成并分化成各种组织、器官

二、胎儿发育

从受精后第 3 周至第 8 周称为胚胎期，第 9 周起称为胎儿期。从末次月经第一天开始计算，胎儿发育约需 40 周。真实的情况，胎儿发育应从受精后开始计算，则为 38 周。

三、形成胎儿附属物

胎儿附属物即胎儿以外的组织，包括胎膜、胎盘、脐带和羊水。

四、妊娠期母体变化

妊娠期在激素作用下，循环系统、泌尿系统均发生一定变化。

——问题 *27*：为什么"十月怀胎"不是怀孕 300 天、或十个月？

十月怀胎所谓的"月"不是以 30～31 天计算，而是以 28 天为一个产科月。

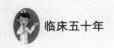

所以，如果怀孕从卵子受精开始算，全部过程约为 266 天（38 周），如果从末次月经算，则为 280 天，即 40 周，为十个产科月。

第二节　怀孕的诊断

临床上将妊娠整个过程的 40 周分为 3 个时期：妊娠 12 周末（孕 3 个月）以前称为早期妊娠，第 13～27 周为中期妊娠，第 28 周后称为晚期妊娠。

一、早期妊娠的诊断

（一）病史与症状

1. 停经：育龄妇女月经周期规律者，当月经过期 10 天以上者可疑为妊娠。少数妇女在妊娠初期 1～2 个月，相当于月经期时可能出现少量阴道出血。

2. 早孕反应：约半数妇女于停经 6 周后开始出现早孕反应，如乏力、食欲不振、恶心、呕吐等。一般于停经 2 个月反应达到高峰。停经 3 个月左右自行消失。

3. 尿频：增大的子宫压迫膀胱所致。

（二）查体与体征

1. 乳房变化：乳房逐渐增大，胀痛，乳晕着色加深。

2. 生殖器官变化：子宫逐渐增大，变软。妊娠 12 周时查体，可在耻骨联合上方触及子宫，俗称出怀。

（三）辅助检查

1. 黄体酮试验：每天肌肉注射黄体酮 20mg，连续 3～5 天。如果停药后超过 7 天仍无阴道出血，则早期妊娠的可能性大。

2. 妊娠试验：人绒毛膜促性腺激素（HCG）的测定，可用尿或血标本测定。妊娠实验呈阳性者为妊娠，但应警惕出现假阳性。

3. 超声检查：

（1）B 型超声显像法：妊娠 4～5 周时在子宫内可见胎囊或胎心搏动和胎芽，可确诊为早期妊娠、活胎。

（2）B 型超声多普勒法：妊娠 7 周后，在增大的子宫内可听到胎心音，心率多为 150～160 次/分。

4. 基础体温测定：基础体温测定呈双相型，温度上升相持续 18 天不见下降，早期妊娠可能性大。

二、中、晚期妊娠的诊断

（一）病史与症状：逐渐感到腹部增大，妊娠 18～20 周可感到有胎动。

（二）检查与体征

1. 子宫增大：妊娠 3 个月，在耻骨联合上 2～3 横指处可触及子宫底。宫底高度随妊娠周数的增加而上升。

2. 胎动：妊娠 3 个月后，可用听诊器经孕妇腹壁听到胎动，妊娠 18～20 周时，孕妇可感觉到胎动。

3. 胎儿心音：妊娠 3 个月后，可用多普勒胎心听诊器听到胎心。妊娠 18～20 周，用普通听诊器听到胎儿心音，每分钟 120～160 次。

4. 胎体：妊娠 20 周后，经腹壁可触摸到子宫内的胎体。

（三）辅助检查

1. 超声检查

2. 胎儿心电图，心音图（电子胎心监护）

——问题 28：“怀孕” 4 个多月的假妊娠 （病例）

60 年代初期，有位 20 多岁患者，曾经流产 2 次。所以在停经 50 多天，有些恶心时，自己认为又怀孕了，很高兴。到医院检查时，由于当天化验室没有青蛙（当时做妊娠试验的方法），不能作妊娠试验。而且当时还没有 B 超检查这种方式，因此患者决定回家保胎治疗。到了停经 4 个多月后，自觉腹部增大、有胎动。又到医院作妇科检查，子宫正常大，没有怀孕，诊断居然只是停经，而非怀孕。

患者一时难以接受这个结论，觉得是误诊。后来大夫帮她分析，才慢慢接受。

患者本人盼子心切，并有过怀孕的经验，所以在停经后对怀孕的判断是一种心理预期和暗示的结果。患者心理作用而感到恶心，胎动实际上和肠蠕动有关。自认为怀孕、心情好、能吃、能睡又长期卧床，因此，腹部脂肪堆积，使腹部增大了，更自以为是怀孕。

所以，临床诊断是需要确切的依据的，来不得半点马虎。临床工作需要仔细、及时地检查，千万不要凭主观判断就下结论。

——问题 29：如何推算预产期 （EDC）？

EDC 的推算，是以末次月经的月份减 3 或加 9，日期加 7。如末次月经日期为 2012 年 12 月 12 日，EDC 为 2013 年 9 月 19 日。实际分娩日期与 EDC 可能相差 1～2 周。月经不准或月经期记不清时，则依据早孕反应、胎动开始日期及早孕时妇科检查、B 超检查等综合情况给予估算。

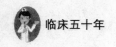

第四章　病理妊娠

第一节　妊娠剧吐

妊娠剧吐是指妊娠期频繁的恶心、呕吐，不能进食，引起脱水、酸碱平衡失调、电解质紊乱，甚至导致肝肾功能损害。重者可以危及生命。

一、病因

尚未明确，可能与发病有关的因素有：绒毛膜促性腺激素水平的增高；神经精神、社会因素，如害怕怀孕、精神紧张、情绪不稳、经济条件差、社会地位低等；其他因素，如缺乏维生素，尤其是维生素 B_6 的缺乏，过敏反应等。

二、临床表现

（一）恶心、呕吐，不能进食：一般停经 6 周左右出现恶心、呕吐，并逐渐加剧，重者吐出物中含有胆汁或咖啡样物。

（二）水电解质紊乱、酸碱平衡失调：主要由严重呕吐，不能进食所致。患者明显消瘦、极度疲乏，皮肤干，尿少，出现低钾血症、代谢性酸中毒、尿酮体阳性，肝功能受损者查血胆红素、转氨酶升高，肾功能受损者尿素氮、肌酐升高等。

三、治疗

（一）一般治疗：解除孕妇思想顾虑，注意休息，指导饮食安排，如禁食或宜进食清淡、容易消化的食物，少食多餐等。

（二）输液治疗：每天补充葡萄糖液、生理盐水、平衡液，总量约 3 000ml；每天维持尿量在 1 000ml 以上。输液中加入维生素 B_6 100mg，维生素 C 2～3g。每天肌肉注射维生素 B_1 100mg。根据化验结果适当补充钾、纳、碳酸氢钠溶液等。

一般经过上述治疗 2～3 天后，病情会迅速好转。停止呕吐后，试进食流质饮食，并逐渐增加进食量，调整输液量。若经上述治疗后，未见好转反而加剧者，应迅速终止妊娠。

第二节 流 产

妊娠不足 28 周，胎儿体重不足1 000g 而终止妊娠者，称为流产。妊娠 12 周前终止者，为早期流产；在妊娠 12 周至不足 28 周终止者为晚期流产。流产分为自然流产和人工流产。自然因素导致的流产，称为自然流产，发生率约占妊娠总数的 10% ～ 15%。用机械或药物等人为因素终止妊娠者，称为人工流产。

——问题 30 ：什么叫做早产？

妊娠满 28 周至满 37 周前终止妊娠者，称为早产，其新生儿称为早产儿。

一、病因

（一）遗传基因缺陷、胚胎因素：夫妻任何一方有染色体异常均可传给子代，胚胎染色体异常是发生自然流产的常见原因，约占 50% ～ 60%。

（二）母体因素

1. 全身疾病：急性传染病时的高烧、细菌毒素、弓形虫、单纯疱疹病毒、巨细胞病毒、流感病毒、梅毒、支原体、衣原体等感染，通过胎盘进入胎儿血液循环造成胎儿的感染，引发急性中毒、休克、心脏病、慢性肾炎、高血压、结核、肿瘤等。

2. 生殖器异常：子宫畸形、子宫肿瘤（如黏膜下肌瘤等）、宫腔粘连、宫颈过短或宫颈内口松弛等。

3. 内分泌异常：黄体功能不足、多囊卵巢综合征、高泌乳素血症、糖尿病、甲状腺功能低下等。

4. 免疫功能异常：孕期母体分泌的封闭抗体不足、抗磷脂抗体产生过多、抗精子抗体的存在、母儿血型不合等。

5. 创伤刺激：外伤、性交过度、严重的精神创伤、恐吓、紧张、焦虑等。

6. 不良习惯：过量吸烟，饮咖啡，酗酒，吸食吗啡、海洛因等毒品。

（三）外界环境和不良因素

1. 物理因素：如接触放射性物质、微波、噪音、高温等。

2. 化学因素：如接触砷、汞、苯、铅、甲醛、涂料、某些农药、药物等。以上因素可影响精子、卵子、胚胎、胎儿，其造成的损害可引发流产。

（四）男方因素：男性无症状的菌精症、精子畸形等。

二、临床表现

（一）停经：多数自然流产患者都有停经史，但若在孕早期发生流产，其停

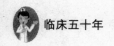

经史可能不明显。

（二）阴道出血：出血可能表现为持续性的，出血量的多少与妊娠周期有关。出血多者可出现休克，甚至死亡。

（三）腹痛：由于剥离的胚胎及血液刺激子宫，引起子宫阵发性收缩，产生腹痛。早期流产时，一般先出现阴道出血，后出现腹痛。晚期流产者，一般先腹痛后出血。

三、临床分型

（一）根据流产发展的不同阶段划分

1. 先兆流产

妊娠 28 周前出现阴道少量出血，色暗，阵发性下腹痛或腰背痛。检查宫口未开，胎膜未破，子宫大小与停经时间相符合。停经 33～35 天 B 超检查可见妊娠囊。经休息、治疗，有的可以继续妊娠，若病情加重可能发展为难免流产。

2. 难免流产

指流产将不可避免发生，表现为阴道出血多，似月经量或超过月经量，阵发性腹痛加重，胎膜破裂，阴道流血。检查宫口已开，宫口内可触及妊娠物，子宫大小与停经周数相同或略小。B 超检查仅见妊娠囊，无胚胎或无胎心搏动。

3. 不全流产

有一部分妊娠物排出宫腔，另一部分残留在子宫内，阵发性腹痛，阴道出血量多，甚至休克。检查宫口已开，子宫小于停经周数。

4. 完全流产

妊娠物已经完全从宫腔排出，出血逐渐减少或停止，腹痛缓解。多发生于妊娠 8 周之前，检查宫口已经关闭，子宫大小接近正常。

（二）特殊类型流产

1. 稽留流产

又称过期流产，指胚胎或胎儿已死亡，滞留于子宫腔内。表现为早孕反应消失，子宫不再增大反而缩小，胎心、胎动消失。若妊娠物在宫内滞留时间过久，容易发生感染，发生凝血功能障碍，胎盘机化，粘连等。

2. 习惯性流产，反复性流产

习惯性流产指连续 3 次或 3 次以上自然流产。反复性流产，是指连续 2 次的自然流产。近年来，国际上用反复性流产取代习惯性流产。习惯性流产原因：早期流产多见于胚胎染色体异常、孕妇免疫功能异常、黄体功能不足、甲状腺异常等；晚期流产常见于子宫肌瘤、子宫畸形、子宫发育不良、宫颈内口松弛等。

3. 感染性流产

流产过程中，由于阴道出血时间过长或宫腔内胚胎残留等引起宫腔内感染，重者可发生盆腔炎、腹膜炎、败血症、感染性休克等。

五、诊断

根据病史、妇科检查及辅助检查做出诊断。

（一）病史： 有无停经史、早孕反应、阴道出血、腹痛，有无阴道排出物等情况。

（二）体格检查： 体温，血压，有无贫血外貌等。

（三）妇科检查： 宫口是否开张，有无妊娠物堵塞，子宫大小，有无压痛等。

（四）辅助检查

1. **妊娠试验：** 早孕试纸法，有助于妊娠的诊断。血 β-HCG 定量测定，并动态观察量的变化，有助于流产的诊断及预后的判断。停经 33～35 天血中 HCG 水平约为 1 000IU/ml，妊娠 6～8 周时，HCG 每天增加 66 ％，若 2 天增加不到 65％，则提示妊娠预后不良。

2. **B 型超声波检查：** 测定妊娠囊大小，形状，有无胚芽、胎心胎动等。若妊娠囊形态异常，位置下移，在动态观察过程中迟迟不见胎芽、胎心，提示妊娠预后不良。

3. **其他：** 测定血孕酮，有助于判断妊娠的预后。习惯性流产者可作夫妇双方及妊娠物的染色体检查。

——问题 *31*：什么情况下作染色体检查？

生长发育异常、生殖器官异常、习惯性流产、原发性闭经、男性不育、无精子症、生过畸形儿等均可作染色体检查。

六、鉴别诊断

鉴别诊断流产的类型与异位妊娠、葡萄胎、功能性子宫出血、子宫肌瘤等相鉴别。

七、治疗

根据流产类型的不同进行处理与治疗。

（一）先兆流产

处理原则：给予保胎治疗。

1. 卧床休息，禁止性生活，必要时给予少量的镇静剂。

2. **激素治疗**，黄体酮 10～20mg，每日或隔日肌肉注射一次或绒毛膜促性腺激素 HCG 2 000～3 000U，隔日肌肉注射一次，症状缓解后 5～7 天停药。

3. **其他药物**：维生素 E 有利于胚胎发育，每天服 100mg，或 10～20 mg，

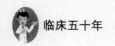

一天服 3 次。基础代谢率低者，可服甲状腺素片 40mg，每天一次。

（二）难免流产

处理原则：确诊后尽早行清宫术使妊娠物完全排出。

早期流产可直接行刮宫术；子宫较大或晚期流产者，可用缩宫素 10～20U，加入 5％葡萄糖液 500ml 中静脉点滴，促进子宫收缩，有利于妊娠物排出或清宫术。对清宫或排出的妊娠物进行仔细的检查，查有无异常、是否完整等，并送作病理检查。术后给抗生素、消炎药等预防和治疗感染。出血多者肌肉注射缩宫素。

（三）不全流产

处理原则：一旦确诊立即清宫。

出血多、合并休克者，应输液、输血给予抗休克治疗，刮出的组织送作病理检查，术后给抗生素预防感染，并行 B 超检查。

（四）完全流产

处理原则：症状消失，无感染，B 超检查宫腔内无残留物者，一般不需特殊处理。

（五）稽留流产

处理原则：检查凝血功能，在备血、输液条件下行清宫术。

由于死亡的胎儿及其胎盘附属物在子宫腔稽留的时间过久，导致凝血功能障碍，可能发生弥漫性血管内凝血（DIC）；妊娠物的机化与子宫壁粘连较紧，造成清宫术的困难，术时容易发生出血、子宫穿孔或组织残留。

1. 术前应检查凝血功能，如血常规、血小板计数、出凝血时间、血纤维蛋白原、凝血酶原时间、血浆鱼精蛋白副凝试验（3P 试验）等。

2. 为提高子宫肌层对缩宫素的敏感性，于刮宫术前服用 3～5 天的雌激素，如乙烯雌酚 5mg，每天 3 次或倍美力 2.5～5mg，每天 3 次。

3. 若凝血功能正常，在备血、开放静脉、输液条件下进行清宫术。若凝血功能异常，可用肝素、纤维蛋白原、血小板、新鲜血等，待凝血功能好转后行清宫术。

4. 术中用缩宫素，如肌肉注射缩宫素；若子宫大于 12 孕周者，可静脉点滴缩宫素 5～10U 加于 5％葡萄糖溶液内。一次不能刮净者，可于 5～7 日后再次刮宫。

5. 清宫术后常规使用抗生素，并做 B 超检查。

（六）习惯性流产

处理原则：针对病因进行治疗。

1. 染色体异常夫妇于孕前进行遗传咨询，确定可否妊娠。

2. 明确女方有无生殖道畸形、肿瘤等，于妊娠前施行矫正手术。

3. 习惯性流产者，从妊娠早期开始保胎治疗，如卧床休息，禁止性生活；黄体酮 10～20mg，肌肉注射；每天一次或绒毛膜促性腺激素（HCG），3 000U，肌肉注射，隔天一次。直到妊娠 12 周或直到既往发生流产的孕周。

4. 宫颈内口松弛者，于妊娠 12～18 周时行宫颈环扎术，术后定期随诊。待分娩前拆除缝线。若环扎术后出现流产征象，治疗失败者，应及时拆除缝线，以免发生宫颈裂伤。

5. 免疫治疗：原因不明的习惯性流产患者，进行主动免疫治疗，将丈夫或他人的淋巴细胞在女方前臂内侧或臀部作多点皮内注射，妊娠前注射 2～4 次，妊娠早期加强免疫 1～3 次，妊娠成功率达 86％以上。

（七）感染性流产

处理原则：积极控制感染，尽快清除残留物。

阴道出血不多者，应用广谱抗生素 2～3 天，待控制感染后清宫。阴道出血多者，应在输入抗生素控制感染的同时行刮宫术，清除宫腔残留组织。感染严重者，在刮宫时可用卵圆钳夹出残留组织，忌用刮匙全面搔刮，以免感染扩散，术后继续使用抗生素，等感染控制后再行彻底刮宫。已合并感染休克者，应积极进行抗休克治疗，等病情稳定后行彻底刮宫。

第三节 危险的异位妊娠（俗称宫外孕）

受精卵在子宫腔外着床、发育称为异位妊娠，是妇产科急腹症之一，是孕产妇主要死亡原因之一。发病率在近 20 年来有上升趋势，约增加 2～3 倍，占妊娠数的近 2％。

根据受精卵着床部位的不同分为输卵管妊娠、卵巢妊娠、腹腔妊娠、阔韧带妊娠、宫颈妊娠、子宫残角妊娠、剖宫产后子宫瘢痕处妊娠或子宫内与子宫外同时妊娠等（见图 4-1）。

最常见为输卵管妊娠，约占异位妊娠 95％。发生部位以壶腹部最多见，约占 78％。其次为峡部，伞部及间质部妊娠较少见。

一、病因

（一）输卵管异常

1. 输卵管炎：输卵管黏膜炎症或输卵管周围炎，使输卵管管腔变窄、蠕动减弱、输卵管扭曲等，影响受精卵在输卵管内正常运行，而在输卵管着床。

2. 输卵管发育异常：如输卵管过长、弯曲，憩室、输卵管发育不良等。

3. 输卵管手术史：如输卵管妊娠保守性手术，输卵管绝育术，输卵管成形术（输卵管吻合，造口术）等。

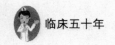

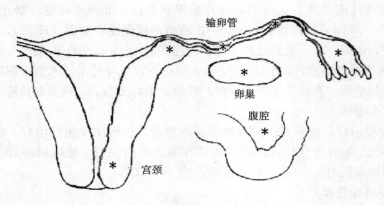

图 4-1 异位妊娠发生的部位

4. 盆腔肿瘤，子宫内膜异位症：压迫或牵拉输卵管，导致输卵管管腔变细，输卵管迂曲等，影响受精卵运行。

（二）避孕失败

放置宫内节育器（IUD）本身不会增加输卵管妊娠的发病率，当 IUD 避孕失败而怀孕时，发生输卵管妊娠的机率会增加。

（三）受精卵游走：一侧卵巢排卵，受精卵在腹腔内游走，或经宫腔进入对侧输卵管着床发展而成。

（四）辅助生育技术：助孕技术的开展增加了输卵管妊娠发生率。

（五）其他 ：子宫肌瘤，卵巢肿物等压迫、牵拉输卵管，使输卵管管腔变细，输卵管迂曲；精神紧张，内分泌异常，使输卵管蠕动异常或痉挛；子宫内膜异位症使发生输卵管妊娠的机会增加。

二、病理（输卵管妊娠的几种类型及发病过程）

（一）输卵管的变化与结局

输卵管腔小，管壁薄，其黏膜、肌层均不适应胎儿的生长与发育。因此输卵管妊娠发展到一定时期，可发生以下结局。

1. 输卵管妊娠流产

多见于输卵管壶腹部妊娠，多数在妊娠 8～12 周时发病。若囊胚完全剥离，排到管腔，随后进入腹腔为输卵管妊娠完全流产，一般出血不多。若囊胚不完全剥离，妊娠物部分附着、滞留于管腔，形成输卵管不完全流产，反复地出血形成输卵管血肿，血积聚在直肠子宫陷凹形成盆腔积血。

2. 输卵管妊娠破裂

多见于输卵管峡部妊娠，常发生于妊娠 6 周左右。囊胚在输卵管继续生长，绒毛侵蚀，穿透肌层和浆膜层，使管壁破裂，形成输卵管妊娠破裂。妊娠物排到腹腔，若破入阔韧带则形成阔韧带妊娠。由于输卵管肌层血管丰富，短期内可能发生大量腹腔出血，血肿，出现休克，腹部剧痛。

3. 输卵管间质部妊娠

少见。由于输卵管间质部肌层较厚，因此破裂常发生于妊娠 12～16 周。此处血管丰富，一旦破裂，后果十分严重。

4. 陈旧性异位妊娠

输卵管妊娠流产或破裂，有时出血自然停止，胚胎死亡或被吸收。若反复长期出血形成盆腔血肿，血肿机化变硬与周围组织粘连形成包块，形成陈旧性异位妊娠，又称陈旧性宫外孕。

5. 继发性腹腔妊娠

输卵管妊娠流产或破裂，胚胎排到腹腔或阔韧带内多数死亡，偶尔有存活者，其绒毛在原来附着部位，或重新种植获得营养，继续生长发育，形成继发性腹腔妊娠。

（二）子宫变化

1. 子宫体变化：输卵管妊娠与正常妊娠一样，囊胚滋养细胞产生绒毛膜促性腺激素（HCG）维持黄体生成，激素的变化使月经停止来潮，子宫增大变软，但子宫增大程度一般与停经月份不相符合。

2. 子宫内膜变化：子宫内膜受激素 HCG 的影响产生蜕膜反应。当胚胎受损或死亡时，HCG 水平下降，蜕膜自子宫剥离而出血，蜕膜呈碎片状排出或呈现完整剥离的三角形蜕膜管型排出，未见绒毛组织。排出时伴有腹痛。

输卵管妊娠时子宫内膜组织形态改变呈多样性：内膜呈增生期改变或呈分泌期反应，有时内膜呈过度增生和高度分泌反应即 Arias-Stella（A-S）反应，A-S反应对诊断有一定的价值，但此变化并非输卵管妊娠所特有。

三、临床表现

输卵管妊娠临床表现呈多样性，主要与受精卵着床部位有关。

（一）症状

1. 停经：输卵管壶腹部、峡部妊娠一般停经6～8周，间质部妊娠停经时间较长，可达12～16周，约有20％～30％的患者无明显停经史。

2. 腹痛：是输卵管妊娠患者就诊的主要症状，一侧下腹隐痛或酸胀感。当输卵管妊娠流产或破裂时，可突然感到一侧下腹撕裂样剧痛，腹痛呈持续性或阵发性，常伴有恶心、呕吐、头晕。血液积聚于直肠子宫陷凹时有肛门坠胀感；血液流向全腹时，疼痛由下腹向全腹扩散；血液刺激横膈，出现肩胛部放射性疼痛。

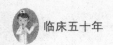

3. 阴道出血：胚胎受损或死亡后，常有不规则阴道出血，量少，暗红色，少数患者出血较多，类似月经量，可伴有蜕膜碎片或蜕膜管型排出子宫，蜕膜完全排出后可止血。

4. 晕厥与休克：由于腹部剧烈疼痛、腹腔内出血，患者会晕厥（短暂、突然的可逆性意识丧失），甚至休克。症状轻重与内出血量及出血速度呈正比，与阴道出血量不呈正比。

5. 腹部包块：输卵管妊娠流产或破裂出血，形成血肿时间较久者，血肿与周围组织器官粘连形成包块。包块较大或位置较高者，可于腹部触及包块。

（二）体征

1. 一般情况：腹腔内出血多者，呈贫血外貌，血压下降等休克表现。

2. 腹部检查：下腹明显压痛，反跳痛，尤以患侧为重，轻度腹肌紧张。内出血较多者全腹压痛，反跳痛。叩诊有移动性浊音，部分患者下腹部可触及包块。

3. 妇科盆腔检查：宫颈举痛或摇摆痛，即轻轻上抬或左右摆动宫颈时，引起剧烈疼痛；阴道穹窿饱满，有触痛；子宫稍大，较软，内出血多者，检查子宫有漂浮感；触及胀大的输卵管有压痛；子宫一侧或后方可摸及边界不太清楚的包块，触痛明显。输卵管间质部妊娠时，子宫大小与停经月份相符，子宫不对称，一侧角部突起，一旦发生破裂，其破裂征象与子宫破裂相似。

四、诊断

输卵管妊娠未发生流产或破裂时，临床表现不明显，诊断较困难；发生流产或破裂后，诊断多无困难。下列辅助检查有助于明确诊断。

——问题 *32*：查血 HCG、P（孕酮），什么情况下应高度警惕是宫外孕？

（一）血 β-HCG 测定：是早期诊断输卵管妊娠的重要方法。输卵管妊娠患者血 HCG 水平明显低于宫内妊娠，而且上升缓慢，48 小时上升不足 66%。

（二）超声检查：是诊断输卵管妊娠的重要方法之一。

输卵管妊娠时 B 超检查宫腔空虚，未见孕囊，宫旁附件区出现低回声团块或胚囊样结构。甚至探及胚芽、胎心搏动。输卵管妊娠流产或破裂后，宫旁一侧可见边界不清、回声不匀的混合包块。于直肠子宫陷凹及盆腹腔内见低回声流动的液体影像。

（三）阴道后穹窿（或腹腔）穿刺：是诊断腹腔出血的简单、可靠的方法。用 18 号长针，于后穹窿抽出暗红色、陈旧、不凝结的血液。如果抽出的血液放置 10 分钟内凝固，表明误入静脉血管。如果无内出血，或内出血少，血肿位置高或直肠子宫陷凹有粘连，可能抽不出血。因此，穿刺阴性者也不能否定输卵管妊娠。当出血多,腹部有移动性浊音时,可直接经腹行腹腔穿刺,抽出不凝的血。

(四) 腹腔镜检查: 经上述辅助检查仍然不能确诊者,可在腹腔镜下直视检查,同时进行治疗。但不适于腹腔内大量出血或严重休克的患者。

(五) 子宫内膜病理检查: 现在很少依靠诊断性刮宫协助诊断。诊刮仅适用于出血较多的患者,目的在于排除宫内妊娠流产。将刮出物作病理检查,如见有绒毛为宫内妊娠,若仅见蜕膜或 A-S 反应,有助于诊断异位妊娠。

(六) 血清孕酮检查: 孕酮水平 < 5ng/ml,应高度警惕宫外孕。

五、鉴别诊断

输卵管妊娠应与流产、急性输卵管炎、急性阑尾炎、卵巢黄体破裂、卵巢囊肿蒂扭转相鉴别。

六、治疗

(一) 手术治疗: 是治疗输卵管妊娠的主要方法。患者如有腹腔内出血伴休克应作紧急处理,建立静脉通道,快速备血、输血、吸氧与抗休克治疗,同时尽快进行手术治疗。

1. 输卵管切除术(根治术):切除患侧输卵管;输卵管间质部妊娠应作子宫角部楔形切除及患侧输卵管切除术。

2. 保守性手术:适于有生育要求的年轻患者。通过手术清除妊娠物,但保留患侧输卵管,即行输卵管造口术,开窗术或切除输卵管病变部位的组织后行断端吻合术。保守性手术后一定要追踪检查血 β-HCG,若 HCG 下降缓慢或下降后又有上升趋势,应警惕可能发生的持续性输卵管妊娠,应及早加用氨甲蝶呤(MTX)治疗。

3. 腹腔镜手术:腹腔镜手术创伤小,如患者没有发生休克,可在腹腔镜下行输卵管妊娠根治手术或保守性手术。

自体输血是抢救严重内出血伴休克的有效措施之一。自体输血的条件:妊娠小于 12 周,胎膜未破,出血时间小于 24 小时,血液未受污染,镜下红细胞破坏率少于 30%,每 100ml 血液加入 3.8% 枸橼酸钠 10ml 抗凝,经 6~8 层纱布过滤后即可输回体内。

(二) 药物治疗

1. 适应证:适用于未破裂型输卵管妊娠,要求生育功能的年轻患者。患者无明显腹痛;输卵管妊娠包块直径小于 3.5cm;血 β-HCG 小于或等于 5 000U/L;无明显内出血,肝肾功能正常。

2. 用药方法:

药物治疗可全身用药,也可以局部用药,治疗方案很多,常用药物有甲氨蝶

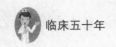

吟（氨甲蝶呤，MTX），药物可破坏绒毛使胚胎组织坏死、脱落、吸收。

（1）全身用药方案：

1. MTX，每天 0.4 mg/kg，肌肉注射，5 天为一疗程。

2. MTX，单次用药，1 mg/kg 或 50 mg/m²，肌肉注射，间隔一周开始第 2 个疗程。

3. MTX，每天 20 mg，静脉点滴，5 天为一疗程。

（2）局部用药方案：MTX，10～20 mg 溶于 2～4 ml 生理盐水中，在腹腔镜直视下注入输卵管妊娠部位；或在 B 超引导下，经穹窿穿刺注入输卵管妊娠孕囊内。

3. 监测：保守治疗者应密切观察，及时发现有无发生输卵管妊娠破裂。

（1）临床征象：腹痛等自觉症状，生命体征。

（2）血 β-HCG：用药后隔日测 HCG，若下降大于或等于 15％，可改为每周测一次，直至正常。

（3）B 超检查：观察包块变化，有无内出血等。

（4）药物副反应：MTX 副反应较小，主要为消化道反应，骨髓抑制以白细胞下降为主。如果用药后 14 天，HCG 下降到正常，腹痛缓解或消失，阴道流血停止者，提示疗效好。若效果不佳，可重复 MTX 治疗。

中药治疗以活血化瘀，消症杀胚治疗为主，主方为丹参、赤芍、桃仁等。

中药治疗应严格掌握适应证，密切观察病情变化。

——问题 33：什么叫做适应证？禁忌证？

需要不需要或能不能应用什么药物、什么检查以及什么手术，若需要即为适应证，如果不能应用即为禁忌证。

（三）期待疗法

部分输卵管妊娠可自然流产或溶解吸收、自然消退，因此症状较轻者可以不治疗，或用药治疗，如桂枝茯苓胶囊，一次 3 粒，一天 3 次；金刚藤胶囊，一次 4 粒，一天 3 次；龙血竭片（肠溶衣），一次 4～6 片，一天 3 次等。

期待治疗适应证：腹痛轻微，阴道出血少，随诊方便，血 β-HCG 低于 1 000 U/L，输卵管妊娠包块直径小于 3cm，无腹腔内出血。

在期待治疗过程中，应严密观察临床表现，生命体征，腹痛变化，并进行 B 型超声和血 β-HCG 的监测。

第五章　妇科病史及检查和常见症状的病因

第一节　妇科门诊就诊的程序、过程（妇科病史和检查）

患者到了医院挂号后，通过妇科分诊台，按号进入妇科诊室，看病步骤如下：

——问题 34 ：医生在看病时，一般会问什么？

第一步：问病史

除了了解病人的姓名、性别、年龄外，一般医生会先问病人的主诉，即有什么不舒服，有多长时间了，也就是了解就诊的主要症状、发病时间、治疗经过，还要问及月经史、婚姻史、生育史、既往史（过去曾经患有什么重要的病）、个人史（如烟酒、接触毒物情况）和家族史等。

——问题 35 ：生育史是指什么？

生育史是指妊娠和生育次数，如足月产2次，无早产，流产2次，现有子女1人，可简写为4-0-2-1或写为孕4产2（G4P2）。

第二步：作身体检查，尤其是要进行妇科所特有的盆腔检查，又称为妇科检查。

——问题 36 ：作妇科检查前为什么要上厕所排尿？

作盆腔检查前，患者要先小便，排空膀胱，避免将充盈膀胱的"包块"误诊为肿瘤包块。

——问题 37 ：如果检查尿常规应注意什么？

查尿常规时注意要接中间（中段）的尿，以防混入白带、血等，避免影响化验结果。所谓中段尿，也就是排出一部分尿后开始接，接一部分尿后就不再接尿了。

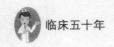

——问题 *38* ：未婚妇女看妇科病时，要作妇科检查吗？

在一般情况下应该作妇科检查，以免误诊，只是检查的方法有不同。

已婚妇女或虽然未婚但是已经有过性交的妇女，进行经阴道或经阴道、直肠配合腹部的双合诊或三合诊检查。

未婚、无性生活史的妇女进行经直肠和腹部配合的检查（直肠－腹部诊），如果有作双合诊检查的必要时，必须先征求并得到患者或家属同意后才可以进行。

——问题 *39* ：为什么在月经期不作妇科检查？

月经期尽量避免作盆腔检查，以减少发生感染炎症的可能性，也避免了由于妇科检查促进经血倒流、逆流入盆腔，增加了发生子宫内膜异位症的可能性。但是，对于异常出血患者，由于诊断的需要进行妇科检查时，应消毒后进行。

第三步：根据病史、妇科检查结果，考虑进一步需要作什么化验、实验室的检查或是其他辅助检查如 B 超等。

第四步：根据病史、身体检查，尤其是妇科检查和化验、辅助检查的结果，对疾病作出初步诊断，并拟订、制定出诊疗计划，包括开药、处置，进一步施行的实验室化验和其他辅助检查等。

第二节　妇科常见的症状及其病因

一般来说，患者对自身某部位感到不舒服的感觉，即为症状。这是机体提示疾病已经达到一定程度的信号，应该引起高度重视。但是，部分患者对某些疾病不一定能感觉到症状，而是通过体检和化验等检查才查出病的，所以要做定期的体格检查。

妇科常见的症状包括什么呢？

一、阴道出血

阴道出血是女性生殖系统疾病最常见的症状之一。

（一）什么是阴道出血

阴道出血是指正常月经以外的生殖器官的出血，包括有子宫体、宫颈、阴道、处女膜、阴道前庭等，绝大多数来自子宫体。

（二）阴道出血的原因是什么，常见于哪些疾病？

引起阴道出血常见的原因有卵巢内分泌功能失调、妊娠、炎症、肿瘤、损伤、异物、计划生育和全身性疾病等。

1. 卵巢内分泌功能失调：是引起子宫出血最为常见的疾病，表现为有排卵型和无排卵型月经失调两种类型，以及在两次月经间期，由于卵泡破裂，雌激素水平短暂下降导致子宫出血。

2. 与妊娠、怀孕有关的子宫出血：如流产、宫外孕、葡萄胎、妊娠滋养细胞疾病、产后胎盘残留、胎盘息肉，和产后子宫复旧不全等。

3. 生殖器炎症：如外阴炎、外阴溃疡、阴道炎、宫颈炎、宫颈息肉、子宫内膜炎、子宫内膜息肉等。

4. 生殖器肿瘤：良性肿瘤可见于子宫肌瘤和有分泌雌激素功能的卵巢肿瘤。其他多为恶性肿瘤，如外阴癌、阴道癌、宫颈癌、子宫内膜癌、子宫肉瘤、绒毛膜癌和卵巢恶性肿瘤等。

5. 损伤和异物：外阴、阴道骑跨伤，性交或阴道内放入异物使处女膜裂伤或阴道裂伤。子宫腔内放置节育器（避孕环、IUD）等。

6. 药物：如用雌激素、孕激素、避孕药等激素药物、服用不当。

7. 全身性疾病：可见于血小板性紫癜、再生障碍性贫血、白血病和肝功能损害等。

——问题 40：阴道出血是不是不算什么大事？

由于每月的例假，很多女性对偶尔的阴道出血抱着无所谓的心态。其实这是不对的。不同年龄阶段的女性出现异常阴道出血时，都要提高警惕，寻找出血原因，排除相关的疾病。

新生的女婴于生后数日出现少量阴道出血与女婴离开母体后，雌激素突然下降有关；幼女的阴道出血可能是性早熟或生殖器恶性肿瘤；青春期少女发生阴道出血，多为无排卵性月经不调；性成熟期、育龄妇女，应考虑与妊娠有关的疾病；围绝经期妇女阴道出血多见于无排卵性月经不调，但应除外生殖道恶性肿瘤；老年期妇女出现的阴道出血，首先应除外生殖器恶性肿瘤。

只要保持适当的警惕，是可以避免耽误病情的。临床上看到过较多的患者，因为大意而延误病情，实在让人痛心。

二、白带异常

（一）正常的生理性白带

白带即是一种分泌物，是由阴道黏膜渗出物、宫颈管黏膜腺体及子宫内膜腺体分泌物等混合而成，呈白色的稀糊状或黏稠、蛋清样，量少，可含有脱落的上皮细胞、乳酸杆菌等，一般无味。

（二）病理性白带、异常白带

当妇女患有生殖道炎症、肿瘤等疾病时，白带量明显增多，外观性状也发生

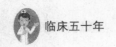

改变，如呈现为豆腐渣样、泡沫状，有鱼腥味，或呈水样、血性、脓性等，称为病理性白带。

——问题 41：发生白带异常的原因是什么？常见于哪些疾病？

引起白带异常常见的原因，有生殖道的炎症、肿瘤、异物、损伤、计划生育、避孕措施、全身慢性病等。

1. 生殖器炎症：各种病原体，如原虫的滴虫、念珠菌（真菌）、细菌、病毒、衣原体、支原体等导致的生殖器炎症时，白带量增多，性状改变。

2. 肿瘤：生殖器官患有良性或恶性肿瘤时分泌物量增多，呈水样、血样、脓血样白带。

3. 异物：子宫脱垂放置子宫托，或阴道留有纱布、棉球、安全套等，对生殖道的刺激、感染、损伤等，使白带增多。

4. 计划生育避孕措施：服用含有性激素的避孕药，阴道内放置阴道隔膜、宫颈帽、宫内放置节育器。

5. 生殖道损伤：生殖道瘘管形成，即生殖道与泌尿道之间形成异常通道为尿瘘，生殖道与肠道之间的异常通道为粪瘘，主要因为难产处理不当，妇科、外科、泌尿科手术等的损伤、外伤，泌尿生殖道肿瘤晚期放射治疗，子宫托安放不当等所致。形成瘘管后，使白带增多，并混有尿液、粪液。

6. 其他：精神因素，全身慢性病如糖尿病，心力衰竭等。

三、外阴瘙痒

外阴瘙痒是妇科患者常见症状。

——问题 42：外阴瘙痒常见的原因是什么？

生殖道局部病因有滴虫性阴道炎、外阴阴道假丝酵母菌病（霉菌性阴道炎）、细菌性阴道病、老年性阴道炎、阴虱、疥疮、疱疹、湿疹、外阴"白斑"，外阴不卫生，用化纤卫生巾，穿紧身、化纤内裤，接触化学品药物，过敏等。全身性病因，如糖尿病、黄疸、贫血、白血病、维生素缺乏等。

四、下腹部痛

下腹疼痛多数是由女性生殖器官引起的疾病，但也可见于盆腔、腹腔内其他器官疾病所引起的疼痛。

——问题 43：下腹痛常见于哪些疾病？可能要到哪几个科就诊？

（一）炎症：依据腹痛的部位、发病程度、轻重缓急，常见于急、慢性的盆腔炎，包括一侧或两侧的附件炎，子宫内膜炎和子宫肌炎等。

（二）**肿物**：肿瘤包块发生扭转、破裂、变性可引起下腹痛，如卵巢囊肿蒂扭转或破裂，子宫肌瘤变性等。

（三）**出血**：盆腔内脏器出血导致腹痛，疼痛性质、程度与出血速度、出血量的多少有关，可见于宫外孕流产、破裂，黄体破裂，子宫穿孔等。

（四）**子宫异常的收缩**：如见于流产、痛经等。

（五）**子宫内膜异位**：可见于盆腔器官、腹膜、腹壁的子宫内膜异位症和子宫腺肌症。

（六）**月经血排出受阻**：见于先天性生殖道畸形，如处女膜闭锁、阴道横隔。

（七）**生殖器官以外**：常见于生殖道邻近器官的疾病，如外科的炎症（阑尾炎）、梗阻、肿瘤、出血，泌尿系统的尿石症，消化系统的炎症性肠病等。因此，有时为了避免漏诊、误诊，医生可能建议到有关的科看病。

五、下腹包块

下腹包块可来自女性生殖系统或生殖器官邻近的器官、组织。患者常常没有感觉、症状，可能是偶然发现，或因其他症状到妇科就诊、作妇科盆腔检查，或体检作了 B 超检查时被发现。

——问题 *44*：下腹包块常见于哪些疾病？

（一）**与妊娠有关**：如子宫内妊娠和子宫外妊娠（宫外孕）、妊娠滋养细胞疾病（葡萄胎）等。

（二）**炎症**：子宫及子宫附件急慢性炎症、积水、积脓、结核等病变。

（三）**肿瘤**：生殖器官肿瘤见于子宫肌瘤、子宫肉瘤、子宫内膜癌、卵巢肿瘤、输卵管癌。

（四）**子宫内膜异位症**：如卵巢巧克力囊肿，子宫腺肌症。

（五）**生殖器官畸形**：如双子宫、处女膜闭锁、阴道横隔导致子宫腔积血。

（六）**生殖系统邻近器官疾病**：如阑尾脓肿、肠癌、肠系膜囊肿、腹膜后肿物等。

（七）**其他**：卵巢生理性囊肿、输卵管系膜囊肿（卵巢冠囊肿）、充盈胀大的膀胱、盆腔异位肾、粪块等。

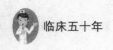

第六章 外阴白色病变
（外阴色素减退病）

——问题 *45* ：外阴白色病变是指什么？

外阴白色病变是指妇女外阴的皮肤、黏膜发生了变性和颜色、色素减退的慢性病，病程较长，有的可达数十年，而且容易复发，彻底治愈比较困难。外阴病变分为非肿瘤性病变和肿瘤性病变。非肿瘤性病变包括外阴鳞状上皮细胞增生和外阴硬化性苔藓。外阴肿瘤性病变，将在女性生殖系统肿瘤章节进行介绍叙述。本节主要介绍外阴非肿瘤性病变（外阴上皮内非瘤样病变）和其他外阴皮肤病。

第一节 外阴硬化性苔藓

外阴硬化性苔藓是一种以外阴及肛门周围皮肤萎缩、变薄为主的皮肤病。

一、病因

外阴硬化性苔藓发病的确切病因不清楚，可能的发病因素如下。

（一）遗传因素： 有母女、姐妹等直系亲属同时发病的报道。

（二）与自身免疫疾病有关： 约占 21%，即约有 1/5 的患者，同时合并发生自身免疫性疾病如糖尿病、甲状腺功能亢进（甲亢）或减退症（甲低）、白癜风等。

（三）性激素缺乏： 患者血中睾酮水平低下可能是发病的因素之一。

（四）病变部位的细胞代谢功能紊乱： 导致真皮层内细胞发生不同程度的退行性变化、细胞死亡（细胞凋亡）。

二、临床表现

硬化性苔藓可发生于妇女的任何年龄，但以 40 岁左右的围绝经期和绝经后妇女多见。患者主要症状是感到外阴瘙痒、烧灼感、性交痛。

查体：病变常见于外阴大、小阴唇，肛门周围多表现为对称性。早期病变较轻，皮肤红肿，有粉红色或白色丘疹，丘疹融合成片状后呈紫癜状。进一步发展后，局部皮肤、黏膜变白，变薄，失去弹性，干燥，容易发生皲裂，皮肤有裂口、溃疡、脱皮。阴蒂萎缩，与其外侧的包皮粘连，小阴唇萎缩变小，逐渐与大阴唇融合，甚至于完全消失。晚期病变，皮肤变薄皱缩，阴道口狭窄，性交困难。

——问题 46 ：治疗外阴白色病变时，要注意什么问题？

三、预防与治疗

（一）一般治疗：保持外阴清洁卫生、干燥；禁用肥皂或刺激性药物清洗外阴；忌穿、忌用不透气、有刺激的化纤内裤、卫生巾；不穿紧身裤，不吃辛辣、刺激和过敏的食物；瘙痒明显者，勿用手、毛巾或器械搔抓、摩擦患处，以防擦破后发生感染。可用手轻轻拍打局部，因瘙痒严重，影响睡眠时，可加用镇静、安眠和抗过敏的药物，如扑尔敏、苦参片、息斯敏等。

（二）局部药物治疗

药物治疗可以控制瘙痒，改善局部病变，预防病变进一步发展，但治疗康复后常容易复发。

局部激素类药物治疗：激素类药物包括有雄激素、孕激素和肾上腺皮质类固醇激素。主要用雄激素，治疗效果因人而异，有个体差异。可用 2％丙酸睾酮鱼肝油软膏涂擦患处，每天 3～4 次，如果长期用药后出现毛发增多、阴蒂增大等男性化副反应，则可改用黄体酮。用丙酸睾酮和黄体酮治疗都无效时，可用皮质激素，如哈西奈德乳膏（氯氟舒松膏）涂擦于局部、或 0.01％曲安奈德液局部皮下注射。

中药治疗：应用活血化瘀中药，如黄芪、丹参、白藓皮、赤芍等。

竹红菌素治疗：竹红菌素软膏涂于病变部位，用白炽灯（灯泡）或日光照晒，持续 30 分钟，一天 1 次。促进病变部位皮肤颜色、组织的恢复和止痒。

（三）局部物理治疗：作激光治疗，如 CO_2 激光、氦氖激光（He-Ne 激光）

（四）手术治疗：因为外阴硬化性苔藓发生恶变机会少，而且复发率高，所以很少采用手术治疗。

第二节　外阴鳞状上皮细胞增生

一、病因

外阴鳞状上皮细胞增生发病的确切原因不清楚，可能与外阴潮湿，分泌物长期刺激引起局部瘙痒，反复搔抓有关。

二、临床表现

多见于 50 岁以前的中年妇女和绝经后老年妇女，也可见于育龄妇女。

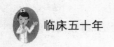

主要症状是外阴奇痒，难以忍受，因此搔抓外阴，促使皮肤受了损害，皮肤受损加重了搔痒，形成了恶性循环，即越痒越抓、越抓越痒。

查体：病变范围不一，主要见于阴蒂、大小阴唇、阴唇后联合，呈对称性分布。早期病变，皮肤呈暗红或粉红色。局部皮肤瘙痒而搔抓、摩擦，使皮肤增厚、呈皮革样隆起，重者皮肤呈白色斑块，甚至表皮被抓破，出现皲裂、溃疡等。

如果溃疡面长期不愈合，尤其是有结节隆起时，应警惕发生恶变的可能。

三、治疗

（一）一般治疗：与治疗外阴硬化性苔藓相同。

（二）局部药物治疗：一般常用高效的皮质激素类药物，如$1‰～2‰$氢化可的松软膏、氟轻松、倍他米松、安奈德软膏等。长期连续使用高效皮质激类药物，可以使局部皮肤萎缩。所以，当瘙痒基本控制后应停药，或改为作用较轻微的氢化可的松软膏。

中药治疗：竹红菌素软膏外用，软膏涂于患处，并用白炽灯（灯泡）或日光照晒30分钟，一天一次，也可以用中药外洗，如苦参、蛇床子等。

（三）局部物理治疗：CO_2激光或氦氖激光治疗。

（四）手术治疗：适用于症状明显、反复用药治疗无效者。但是约有一半患者于术后复发。

第三节　硬化性苔藓合并鳞状上皮增生

硬化性苔藓合并鳞状上皮增生，多数是在原有的硬化性苔藓基础上出现了鳞状上皮细胞增生，是混合的，两种病变同时存在。主要是由于长期瘙痒和搔抓的结果。可发生于任何年龄的妇女。主要症状是外阴瘙痒，外阴皮肤病变处可见皮肤粗糙、隆起。治疗用药：主要选用氟轻松软膏局部涂擦，以后改用丙酸睾酮软膏或竹红菌素软膏等（详见第一节或第二节）。

以上三种疾病的诊断主要根据临床表现和病变部位取下组织作病理学检查，病理学检查是唯一的确诊依据。

第四节　其他外阴皮肤病

一、外阴白癜风

外阴白癜风是由于皮肤黑素细胞被破坏所引起的病。多见于青春期女孩。

一般患者无自觉症状，查体见外阴皮肤色白、光泽、润泽、弹性正常。一般不作处理、治疗。

二、外阴白化病

外阴白化病为遗传性疾病，是由于皮肤含有大而灰白色的不成熟黑素细胞，它不能制作黑素所致。患者一般无自觉症状。查体，可见全身或外阴局部皮肤出现白色病变。不需要治疗。

三、继发性外阴色素减退疾病

多种慢性外阴病变，如外阴阴道假丝酵母菌病、外阴湿疣、外阴擦伤、糖尿病患者的外阴炎等，由于长期刺激外阴，使局部皮肤过度角化而呈白色。

患者常常感到外阴瘙痒、灼热、疼痛等症状。一般治疗，见外阴硬化性苔藓的治疗，如竹红软膏（见第一节或第二节）等，该病的主要治疗是针对原发病进行治疗，原发病治愈后，白色区病变便会消失。

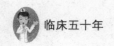

第七章　女性生殖系统炎症

——问题 *47*：妇科炎症有哪几种？ 有哪些危害？

女性生殖系统炎症是妇科常见的一种疾病，包括有下生殖道的外阴炎、阴道炎、宫颈炎和上生殖道的子宫内膜炎、子宫肌炎、输卵管炎、输卵管卵巢炎、盆腔腹膜炎及盆腔结缔组织炎，发病可局限于一个部位也可以多个部位同时发病。疾病的发生可表现为急性发作，也可缓慢地进展，久治不愈，反复发作。病情可轻可重，轻者可以没有自觉症状，重者可以发生败血症，甚至因为感染性休克而死亡。

女性生殖系统炎症不仅仅危害妇女，还会传染并影响性伴侣，妊娠、怀孕时还会影响、危及胎儿、新生儿，所以对妇女生殖系统炎症应该积极预防和治疗。

导致发生炎症的病原体种类很多，包括有多种的微生物，如原虫（滴虫）、真菌、细菌（包括需氧菌、厌氧菌等）、病毒、支原体和衣原体等。

第一节　阴道微生态环境

——问题 *48*：微生态环境是指什么？ 人体表面有细菌吗？

一、什么叫做微生态环境

微生态环境，是指在人的身体表面和腔道（与外界相通的器官组织形成的管道）都存在对身体没有损害作用的微生物，统称为正常微生物群或正常菌群，它们对人体有益无害，是必需的。

正常菌群主要分布于人体的表面，即指体表的皮肤和耳、鼻、喉、口腔、消化道、呼吸道、泌尿生殖道等腔道。人体与正常菌群通过长期的相互适应、自然选择，使人体正常菌群和环境之间处于动态平衡，形成了相互依存、相互制约的系统。

二、阴道微生态环境

（一）下生殖道的解剖、生理特点

由外阴、阴道和宫颈形成的下生殖道，是人体对体外开放、相通的腔道、管

道，是身体重要的微生态区。两侧大阴唇自然合扰，像是一道大门，左右对拢，遮盖了尿道口、阴道口。阴道口闭合，阴道壁呈前后方向紧贴，防止外界污染；宫颈内口紧闭、宫颈管内有黏液栓子，可阻止细菌侵入到子宫腔内。

阴道没有腺体分泌液，但它的上下组织（包括前庭大腺、尿道旁腺、宫颈黏膜、子宫内膜、输卵管黏膜）都有腺体或细胞分泌出液体，在阴道内的分泌物呈酸性，宫颈黏液栓呈碱性，酸性或碱性分泌物对不同的细菌起着不同的作用，也就是说对于适应于偏酸性或偏碱性环境的菌种起了促进其繁殖生长或者是抑制生长繁殖的作用。周期性变化的雌激素使生殖道细胞发生周期性变化，呈周期性脱落，以及经血周期性排出，有利于将体内不好的物质随之排出体外，生殖道免疫系统如淋巴组织细胞、中性细胞、巨噬细胞等，都有免疫、抗感染的作用。这些特点使下生殖道形成了可以对抗病原体、预防疾病发生的自然防御功能。

（二）正常菌群

一般在正常情况下，阴道内存在有数十种的微生物，包括有细菌，及一些病原体，如真菌、病毒。其中细菌由多种厌氧菌（只能在没有氧气环境下生长）和需氧菌（仅能在有氧条件下生长）组成。厌氧菌与需氧菌的比例为 5：1，二者处于动态的平衡。

——*问题 49* ：阴道如何起自净的作用？为什么不是越清洁越好？

部分妇女认为越干净就会越健康，因此非常频繁的清洁自身，其实这是过犹不及的做法，因为过度清洁打破了阴道微生态环境，反而容易诱发疾病。

阴道正常的菌群中，以乳杆菌占优势，乳杆菌对维持阴道正常菌群起着主要、关键的作用，阴道黏膜鳞状上皮细胞内的糖原在乳杆菌作用下，分解、产生乳酸，使阴道形成弱酸性的环境（pH≤4.5），可以抑制其他适应弱碱性环境中生长的细菌、寄生菌的过度生长；乳酸菌还可以抑制别的致病微生物的生长，起阴道的自净作用，促使阴道维持着微生态环境的平衡。

除了清洁，当体内雌激素水平下降、频繁性交、阴道灌洗等，使阴道酸碱度pH升高，不利于乳杆菌生长；有些避孕药膏可以杀精子，对乳杆菌有毒性作用；长期用抗生素会抑制乳杆菌生长，使机体抵抗力免疫力下降，都可以使其他致病菌繁殖、生长，变成为占优势的细菌群，导致炎症的发生。

第二节　外阴炎及阴道炎症

一、非特异性外阴炎

（一）病因

外阴与尿道、肛门临近，经常受到阴道分泌物、经血、尿液、粪便的刺激，

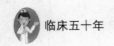

如果不注意外阴皮肤清洁卫生，容易发生外阴炎。糖尿病患者受到尿糖的刺激，尿瘘患者受到尿液长期浸渍和粪瘘患者受到大便的刺激，可以引起外阴炎。此外，穿紧身裤，尤其是化纤的内裤或经期使用的卫生巾，尤其是带有化纤的卫生巾，可以使外阴通透性差、不透气，局部潮湿，导致非特异性外阴炎的发生。

（二）临床表现

外阴皮肤、黏膜瘙痒、疼痛、烧灼感，当活动、性交、大小便时加重。

检查身体时可见到外阴局部充血、变红、肿胀、糜烂、抓痕，严重者局部可见有溃疡面或湿疹。慢性炎症者，局部皮肤增厚、粗糙、裂口、皲裂，甚至苔藓样变。

（三）预防与治疗

防治原则是消除病因，保持外阴局部的清洁、干燥，局部用药。

1. **病因治疗**：积极寻找病因，去除可能的发病因素，如糖尿病患者应及时、积极治疗糖尿病，尿瘘或粪瘘患者应及时进行修补术。

2. **局部治疗**：可以用 0.1％聚维酮碘 或 1：5000 高锰酸钾液（P.P）坐浴，每次 15～30 分钟，一天 2 次，坐浴后局部涂抹抗生素软膏，如新霉素软膏、金霉素软膏等；或用 0.05％醋酸氯已定溶液（洗必泰），用 1～2 支冲洗局部，1 天 1～2 次，有消毒、消炎作用；也可用竹红菌素软膏，软膏涂于患处，并用白炽灯（灯泡）或日光照晒 30 分钟，一天一次；或中药水煎熏洗外阴部，有炎症或溃疡者可用中药外用溃疡散、皮肤康洗液；急性期炎症可选用微波、超短波或红外线作局部物理治疗。

——问题 *50*：1：5 000 高锰酸钾溶液的浓度如何掌握？老年妇女用它合适吗？

用少许或一粒高锰酸钾放入装有少量水的盆子中，等药完全溶解后，再倒入温热水，约占半个盆子，水变为淡淡的紫红色，就相当于 1：5000。如果水的颜色深了或坐浴后在臀部皮肤可以看到呈棕褐色的印子、痕迹，说明浓度大了，对皮肤不利，重者可能"烧坏"皮肤。

老年妇女最好不用它，以防坐浴后感到外阴干、不适。

二、前庭大腺炎

前庭大腺炎又称巴氏腺炎，前庭大腺位于两侧大阴唇下后方深部，腺管的开口位于小阴唇与处女膜之间。当外阴不清洁，或在性交、分娩生小孩等污染了外阴部时，容易发炎。此病多见于育龄妇女，幼女和绝经后妇女少见。

（一）病原体

主要病原体是细菌。随着性传播病发病率的上升，淋病菌和沙眼衣原体也成了常见的病原体。急性炎症发作时，病原体首先侵害腺管，形成前庭大腺炎。随后在腺管的开口处由于局部的肿胀或炎症渗出物凝聚而阻塞，脓液不能外流排出，积存脓液形成前庭大腺脓肿。

（二）临床表现

炎症多发生于一侧，发病初期多为前庭大腺导管炎，自觉外阴局部肿胀、灼热感、疼痛、行走不便，有时出现大小便困难。妇科检查时，可见局部皮肤红肿、发热、触痛明显。有时在患侧前庭大腺开口处可见到白色小点。当形成前庭大腺脓肿时，疼痛加剧，行走困难，有时出现发烧等全身症状。检查患侧可触及包块，包块直径可达 3～6cm，局部可触及波动感。当脓包内压力增大时，皮肤表面变薄，脓肿可自行破溃。如果破口大，可自行引流出脓液，炎症较快消退而痊愈；如果破孔小，脓液引流不畅，炎症可持续不消退，并可以反复急性发作，或转变为慢性的前庭大腺囊肿。

（三）治疗

急性炎症发作时，需要卧床休息，保持外阴局部的清洁。可以取前庭大腺开口处的分泌物作细菌培养和对抗生素的敏感试验，确定病原体。根据病原体和药敏情况选用口服或肌肉注射的抗生素，也可以用中药作局部热敷、坐浴、或0.05％ 氯已定溶液，1～2 支冲洗外阴，1 天 1～2 次，有消毒、消炎作用。脓肿出现波动感时可切开引流，并作造口术，放置入消毒的凡士林油纱条，定期换药，避免切口闭合，预防形成前庭大腺囊肿或反复感染、急性发作。

三、前庭大腺囊肿（巴氏腺囊肿）

（一）病因

前庭大腺囊肿的发生，是由于前庭大腺管开口处的堵塞，使分泌物不能排出，聚积于腺腔内而形成。

前庭大腺腺口发生堵塞的原因：

1. 急性的前庭大腺脓肿消退后，腺管阻塞，脓液吸收并逐渐转为黏液分泌物代替之。

2. 前庭大腺管损伤，产妇在分娩时，会阴阴道裂伤或行会阴侧切或会阴切开术损伤了腺管，当伤口愈合，其形成的瘢痕阻塞了腺口。

3. 先天性前庭大腺管狭窄或腺腔内黏液浓稠、排出不畅，形成囊肿。

（二）临床表现

前庭大腺囊肿呈慢性发生过程，由小逐渐增大，有时可持续数年不变。小的囊肿没有发生感染时，患者常无自觉症状，而在作妇科检查才被发现。大的囊肿患者可能感到患侧坠胀感、性交不适，有的患者自己也能摸到有包块。

查体：可摸到囊性包块，呈椭圆形，大小不等，患者小阴唇被展平，阴道口

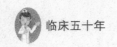

被挤向健侧（对侧）。囊肿以单侧多见，双侧囊肿少见。

——问题 *51*：患巴氏腺囊肿都需要切除吗？

（三）**治疗**：较小的囊肿可暂时观察、定期检查，或用温热水坐浴促进囊肿吸收。较大的囊肿或有症状不适，可行前庭大腺囊肿造口术（取代囊肿剥离手术），手术方法简单，损伤小，术后还能保留腺体的分泌功能。也可用 CO_2 激光或电刀行囊肿造口术，手术效果良好。

四、滴虫性阴道炎

滴虫阴道炎是常见的阴道炎，也属于性传播疾病。滴虫性阴道炎与沙眼衣原体、淋病菌、艾滋病病毒的感染、盆腔炎症疾病、宫颈上皮内瘤样病变的发生，以及孕产妇发生胎膜早破、早产、低出生体重儿的发生均有相关性。

（一）**病因**：病原体是原虫、阴道毛滴虫。滴虫是一种厌氧性的寄生虫，呈梨形，顶部有 4 根鞭毛，可以摆动。滴虫适宜在温度 25℃～40℃，pH 5.2～6.6 的潮湿环境中生长。妇女在月经前、月经后 pH 发生变化，有利于隐藏在阴道皱襞内的滴虫生长繁殖。滴虫除了寄生于阴道外，还常常侵入尿道，尿道旁腺甚至膀胱、肾盂，以及男性的包皮皱褶、尿道、前列腺等。

（二）**疾病的传播方式**

直接传播：主要经性交传播，约占 90%。由于男性感染滴虫后常常没有自觉症状，得了病还不知道，就成了滴虫携带者（带虫者），易成为传染源。

间接感染：主要见于幼女、未婚的妇女，她们感染滴虫的主要原因，如通过公共浴池、浴盆、浴巾、游泳池、坐式便器、内衣裤，各种卫生用具，如卫生纸、卫生巾，污染的被套、床单、器械、敷料等传播。

（三）**临床表现**

从感染到发病，潜伏期为 4～28 天。25%～50% 的患者在感染初期没有症状，有没有症状以及症状的轻重与患者局部免疫因素、滴虫数量的多少、滴虫毒力强弱有关。

症状：主要是白带、阴道分泌物增多及外阴瘙痒，有时有灼热感、疼痛、性交痛等。白带分泌物的典型特点为稀薄脓性、黄绿色、泡沫状、有臭味，白带颜色、性状的不同与有没有同时合并其他感染有关。瘙痒部位主要是外阴、阴道口。若合并尿道口感染，可出现尿频、尿痛，有时见有血尿。滴虫能吞噬精子，抑制阴道乳酸生成，影响精子在阴道内的存活，可导致不孕症的发生。约 9%～56% 的患者无任何症状。

体征（查体所见）：阴道黏膜充血，严重者可见散在出血点，甚至宫颈有出血斑点，外观似草莓，形成"草莓样"宫颈。阴道、后穹窿白带多，呈灰黄色、黄白色稀薄液体或黄绿色脓性白带，呈泡沫状。带虫者阴道黏膜无异常改变。

（四）诊断

典型的病例一般比较容易诊断，在阴道分泌物、白带中找到滴虫，就可以确诊。如何寻找滴虫，简便的方法是作白带生理盐水悬滴法，在显微镜下见到运动的滴虫；当对可疑的患者找不到滴虫时，可以送作滴虫培养。

查白带分泌物注意事项，取白带前 1～2 天避免性交，避免阴道用药或灌洗，取白带时，窥阴器不涂润滑剂，取分泌物后应及时作检查，若送到化验室检查应及时并注意保温，否则滴虫活动力减弱或死亡，造成辨认的困难。不能用自来水作悬滴法，因自来水中有活动的水虫，导致误诊。

（五）治疗

硝基咪唑类药物，如甲硝唑、替硝唑是治疗滴虫性阴道炎的主要药物，因为滴虫性阴道炎常伴有尿道、尿道旁腺等泌尿生殖系统和肠道内感染，所以需要全身用药。

1. 全身用药：甲硝唑（灭滴灵），2g 顿服（单次口服）；或甲硝唑，200 mg，一天 3 次，共服 7 天；或 400 mg，每天 2 次，共服 7 天。口服疗效好、毒力小，偶见肠胃道反应。替硝唑 2 g 顿服，疗效优于甲硝唑，胃肠道等副反应较少。

2. 局部用药：甲硝唑栓每晚放入阴道一枚，共 7～10 天为一个疗程。复方沙棘籽油栓，洗净外用，将药放入阴道深处，每晚 1 粒或隔日 1 次（详见细菌性阴道病）；保妇康栓，放入阴道深处，每晚 1 粒，重症者也可以一天用 2 粒（老年患者可减量，先试用 1/3 或 1/2 粒，无明显反应者，可改用 1 粒）；硝呋太尔阴道片。0.05％ 醋酸氯己定溶液（洗必泰），晚上用 1～2 支冲洗阴道、外阴，有消毒、消炎作用，皮肤康洗液外用等。

——问题 *52* ：预防、治疗滴虫性阴道炎时要注意什么？怎样才算治愈？

3. 治愈标准：滴虫性阴道炎患者于月经后容易复发，所以在治疗后，每次月经干净 2～3 天后复查白带，连续检查 3 次阴性者，才算治愈。

4. 治疗注意事项和预防：治疗期间禁止性交或用避孕套；丈夫或性伴侣同时进行治疗；内衣裤、毛巾等煮沸消毒 5～10 分钟，消灭病原体；注意个人卫生，保持外阴清洁；注意公共设施的卫生、消毒。妊娠期是否用甲硝唑治疗存在争议，国内将甲硝唑作为妊娠期禁用药，美国已将甲硝唑归类为妊娠期用药的 B 类药物。近年来国内建议，孕妇患有滴虫性阴道炎时，应该权衡利弊，知情选择。

五、外阴阴道假丝酵母菌病（外阴阴道念珠菌病、霉菌性阴道炎、VVC）

在健康人的皮肤、黏膜和阴道等部位常常存在有念珠菌，念珠菌在一定条件

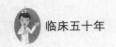

下侵入人体组织可以引起发炎、生病，它是条件致病菌。在妇女生殖道主要是侵犯阴道，随后引起外阴皮肤、阴道黏膜发病，所以称之为外阴阴道念珠菌病（VVC），过去也称之为霉菌性阴道炎，是妇产科常见的炎症，约占由微生物病原体引起阴道炎的 1/4～1/3。

（一）病原体和发病的诱发因素

病原体：80%～90%为白色念珠菌，10%～20%为非白色念珠菌，如光滑念珠菌、近平滑念珠菌等。

10%的正常妇女和 30%妊娠妇女阴道内都存在有念珠菌，但是不会导致发病，是由于占着优势的乳杆菌维持阴道的正常菌群和阴道自净作用，当机体免疫力下降或任何原因使乳杆菌减少，都会促使念珠菌繁殖，诱发疾病的发生。

常见的诱发因素是什么？

1. 长期、大量应用抗生素：抑制阴道乳杆菌生长，促使念珠菌繁殖。

2. 妊娠：妊娠妇女机体免疫力下降，雌激素水平高，使阴道黏膜上皮细胞内糖原增加，导致阴道酸度增加，pH 降低，有利于念珠菌生长。

3. 糖尿病患者：因患者免疫力低，阴道内糖原增加，促使念珠菌生长。

4. 应用雌激素者：使阴道组织含糖原量增加，促使念珠菌繁殖。

5. 长期应用免疫抑制剂或糖皮质激素：使身体免疫力、抵抗力下降。

6. 其他诱因：穿紧身裤、化纤内裤，用带化纤的卫生巾，肥胖者，增加外阴局部的温度、湿度，利于念珠菌生长。

——问题 *53*：小故事——青霉素车间女工几乎都患有霉菌性阴道炎

上世纪六十年代，我在北京市某制药厂作体检时，发现该厂青霉素车间女工几乎都患有霉菌性阴道炎。而其他车间，一般偶有几个女工得这种病，为何青霉素车间女工都得霉菌性阴道炎呢？

经过调查和分析，原来是因为女工在车间上班时常常由空气中吸入了青霉素。长期这样的接触，使她们体内的正常菌群被抑制，同时可能使致病菌逐渐产生耐药性，最终导致人体容易得病了。

这个小故事告诉我们，不要滥用抗生素。现在，有的患者在医生处理疾病时就希望用"最好的"、"最强的"抗生素，恨不得一针下去就康复。其实这都是违反治疗规律的，"物极必反"没有好处。应该引起我们的高度警惕。

（二）传染途径、传染方式

1. 主要是内源性传染，即寄生于阴道、肠道、口腔的念珠菌，在一定适宜的条件下，可以引起自身的感染。

2. 少数患者通过性交直接传染，所以也属于性传播病。

3. 通过接触感染的衣服、毛巾等间接传染。

——问题 54：例案——危险的卫生纸

80 年代，有一患者，在外出上公共厕所时，按当时上公厕的规定买了 2 角钱的卫生纸，可是用后次日外阴就开始瘙痒，第三天去医院就诊查出白带呈豆渣样，镜下见到念珠菌，确诊患上了霉菌性阴道炎。类似案例告诫广大女性朋友，一定要注意使用的卫生纸、卫生巾的质量。不要图方便或省事随便使用来路不明的纸，给自己的身心带来很大的痛苦。

（三）临床表现

主要表现为外阴瘙痒、灼痛，重者感到奇痒、坐卧不安，非常痛苦。可伴有尿频、尿急、尿痛、性交痛。白带分泌物增多，呈豆渣样或凝乳样。妇科检查见外阴红肿，可伴有抓痕，阴道黏膜红肿或有糜烂面、浅表溃疡，小阴唇内侧、阴道黏膜上附有白色块状物。

发病频率有的呈散发的单纯性霉菌性阴道炎，有的患者反复发病呈复杂性 VVC。若 1 年内发病达 4 次或 4 次以上则属于反复、复杂性霉菌性阴道炎（RV-VC）。

（四）诊断

一般典型的 VVC 诊断不难，为了避免与其他外阴、阴道炎疾病相混，所以要查找病原体作确诊。

1. 悬滴法：取分泌物放于盛有 10％氢氧化钾的玻片上，混匀后在显微镜下观察，可找到假菌丝和芽孢，阳性率为 60％～80％，阳性率高于生理盐水（30％～50％）。

2. 涂片法：取分泌物涂于玻片上，作革兰氏染色，在显微镜下找假菌丝、芽孢。

3. 培养法：适于有症状而涂片检查阴性者，或是难治、反复发病的患者，可以作培养和药物敏感试验，利于诊断和治疗。

（五）预防与治疗

1. 去除病因：是减少或预防疾病复发的关键，如积极治疗糖尿病，停用抗生素、雌激素及皮质类固醇激素等，勤换内裤，用过的内裤、毛巾、盆子等用开水洗烫或在太阳下晒。VVC 容易复发，因此，建议在复查白带没有霉菌后，阴道用药巩固治疗 1～2 个月。

2. 局部用药：选用下列药物放入阴道内，如咪康唑栓（达克宁栓），200mg，每晚 1 粒，连续 7 天；克霉唑栓，100 mg，每晚 1 次，连用 7 天；克霉唑阴道片（凯妮汀），在晚上用推药器推入 1 片于阴道内（孕妇不能用推药器），必要时隔 3 天再放一次，共 1～3 次；聚维酮碘凝胶（黛卫）、哨呋太尔阴道片（麦咪诺）、硝呋太尔制霉素胶囊（朗依）外用。

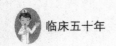

中药：复方沙棘籽油栓，每晚 1 粒或隔日 1 次，于洗净外阴后放入阴道深处（详见细菌性阴道病）；保妇康栓，每晚 1 粒，（重症者一天也可用 2 粒，老年患者可以减量，先试用 1/3 或 1/2 粒，无明显反应后，可改用 1 粒）。

冲洗用药：0.05％ 醋酸氯已定溶液（洗必泰），晚上用 1～2 支冲洗阴道、外阴，有消炎作用；或皮肤康洗液，外用。

阴道放药之前，是否行阴道冲洗，目前观点尚不一致。

3. 全身用药：适于症状严重、局部治疗无效，未婚妇女，月经来潮，因外出不方便局部用药或不愿意局部用药者，均可以选用口服药物，可用氟康唑（大扶康），150 mg，顿服，严重者隔 3 天加服一次，共服 2～3 次；也可选用伊曲康唑（斯皮仁诺），一次 200 mg，一天 2 次，只服一天或一次服 200 mg，连服 3～5 天。

——问题 55：反复发生霉菌性阴道炎（RVVC）者，如何进行治疗？

4. 复发或反复 VVC，即 RVVC 的治疗

复发或反复 VVC 是指 1 年内发病达 4 次或 4 次以上者，发生率约占 VVC 的 5％～10％。为什么反复发病，原因尚不清楚，除了发病诱因外，还应注意是否同时患有艾滋病、滴虫性阴道炎、细菌性阴道炎等。对 RVVC 的治疗，分为初始治疗和维持治疗。初始治疗：阴道用药须延长时间至 7～14 天，若用口服药须服 2 次，如氟康唑 150 mg，3 天后再服一次。维持治疗：须坚持半年的低剂量巩固治疗，如服伊曲康唑，400 mg，一月一次，连服 6 个月；或局部用药，一个月用药一个疗程，共 6 个月。治疗前可作真菌培养及药物敏感试验，治疗期间于月经前复查分泌物、监测治疗效果。一旦出现药物副作用，立即停药。

5. 性伴侣治疗：约 15％男性与患有 VVC 者接触后患龟头炎，有症状的男性应进行念珠菌检查、治疗。预防女性重复感染 VVC。

6. 妊娠合并 VVC 的治疗：孕妇患 VVC 可能引起新生儿真菌感染。治疗以阴道用药为主，如克霉唑栓，一般用药 7 天，禁用口服药。

六、细菌性阴道病（BV）

细菌性阴道病是阴道内正常菌群失调所引起的一种混合感染的疾病。

（一）发病率

多发生于 15～44 岁之间的妇女，发病率一般为 10％～60％，但是在性传播疾病妇女中，发病率高达 61％，故被认为是性传播疾病的一种。

（二）病因

由于阴道乳杆菌减少导致其他细菌大量繁殖，其中以厌氧菌居多，如加德纳菌、消化链球菌、人型支原体等。厌氧菌繁殖、生长的同时可产生胺类物质，所

以使阴道分必物增多并伴有臭味。

阴道菌群发生变化的原因仍不清楚，推测可能与多个性伴侣，频繁性交，阴道灌洗使阴道碱化有关。

（三）临床表现

1. *症状*：约有 10%～50% 的患者无症状。有症状者主要是白带增多伴有鱼腥臭味，外阴痒或烧灼感。

2. *妇科检查*：阴道黏膜无明显充血、红肿的炎症变化，主要见到阴道壁上附有呈灰白色、均匀一致、稀薄的分泌物。

（四）诊断

1. 下列 4 项中有 3 项阳性就可以诊断为 BV，其中线索细胞阳性为必备的项目：

（1）阴道分泌物为白色、均匀一致、稀薄的白带。

（2）阴道 pH ＞ 4.5（pH 通常为 4.7～5.7）。

（3）氨试验阳性：取少许阴道分泌物放于玻片上，加入 10% 氢氧化钾 1～2 滴，可闻到氨味，即烂鱼肉样腥臭味。

（4）线索细菌阳性：悬滴法，即取少许分泌物放在玻片上，加一滴生理盐水混匀，在高倍显微镜下见到线索细胞，线索细胞是阴道脱落的表层细胞，在细胞表面、边缘贴附大量的颗粒状物（即为加德纳菌和各种厌氧菌等），细胞边缘不清。

BV 是由于正常菌群失调，所以作细菌定性培养对诊断意义不大。

2. *唾液酸酶测定*：用棉签取出阴道分泌物，放入测 BV 试剂瓶内（温度为37℃），保留 20 分钟，观察分泌物呈紫兰色即为阳性，说明有细菌性阴道病。

3. *阴道微生态评估检查*。

（五）治疗

治疗原则上选用抗厌氧菌药物，主要有甲硝唑、克林霉素。

1. *全身用药*：首选甲硝唑，400 mg 口服，每天 2 次，共服 7 天，或甲硝唑2 g，顿服一次；克林霉素（氯洁霉素）300 mg，每天 2 次，共用 7 天。

2. *局部用药*：甲硝唑栓（片）一个，每晚放入阴道，共用 7～10 天；2% 克林霉素软膏 5 g，涂擦阴道，共用 7 天；复方沙棘籽油栓，洗净外阴后，将药放入阴道深处，每晚或隔日放入 1 粒（有消炎、止痛、止痒、促进组织修复、重建阴道微生态环境的作用）；保妇康栓，每晚放入 1 粒（老年患者可减量，先试用1/3 或 1/2 粒，无明显反应后，可改用 1 粒）；或聚维酮碘凝胶（黛卫），定君生，硝呋太尔阴道片等外用；0.05% 醋酸氯已定溶液（洗必泰），晚上用 1～2支冲洗阴道、外阴，有消炎作用；或皮肤康洗液外用等。

3. *性伴侣治疗*：BV 的发生可能与多个性伴侣有关，而且疗效差，因此，对

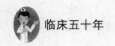

性伴侣不需常规治疗。

4. 孕妇患 BV 的治疗：BV 与流产、早产、胎膜早破、新生儿感染、产后的产褥感染等不良妊娠结局和发生，以及与盆腔炎、不孕、不育、妇科、产科手术后感染等有关。因此主张在妊娠中期进行 BV 筛查，对有症状的 BV 患者或无症状的高危孕妇（如胎膜早破、早产病史）均需进行治疗。妊娠期应用甲硝唑治疗，需采用知情选择原则。甲硝唑 200mg，每天 3～4 次，共 7 天；或克林霉素 300 mg，每天 2 次，连服 7 天。

七、老年性阴道炎

老年性阴道炎常见于自然绝经后的妇女，或卵巢去势即手术切除后，卵巢放射治疗使卵巢失去功能，或喂奶时间过长，卵巢功能早衰的妇女。

（一）病因

主要是由于雌激素水平下降，使阴道黏膜（见图 7-1）萎缩、变薄，上皮细胞内糖原减少，阴道酸碱度（pH）上升，使阴道抵抗力降低，致病菌容易侵入并繁殖引起发炎。

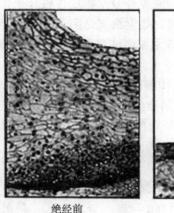 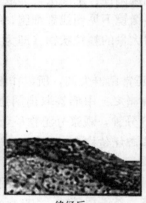

绝经前　　　　　　　　绝经后

图 7-1　绝经前后的阴道黏膜

（二）临床表现

1. 症状：主要为白带增多、外阴干痒、灼热感、性交痛，有的伴随发生尿频、尿痛、尿急。白带呈稀薄水样或呈脓性、带血。

2. 妇科检查：阴道黏膜萎缩变薄，皱襞消失，表面变平滑，色白。有的患者黏膜表现为充血，有小出血点、点状出血斑，或浅表溃疡。病重者由于溃疡面的瘢痕收缩或与对侧粘连，使阴道狭窄仅能容纳一指，暴露困难、看不见宫颈。甚至由于阴道闭锁，引流不畅，形成阴道积脓或宫腔积脓。

（三）诊断

根据年龄、临床表现，一般诊断不难，但应排除其他的疾病，才能确诊。如血带者应常规作宫颈刮片除外宫颈癌；作 B 超，必要时进行分段诊刮以便除外子宫内膜癌；阴道溃疡或阴道壁有肉芽组织，应取下局部组织，作细胞病理学检查，以便除外阴道癌等。

（四）预防和治疗

原则是提高身体及阴道抵抗力、抑制病原微生物生长。

1. 提高阴道抵抗力：给予雌激素药物，可以局部用药，也可以全身用药。

外阴涂抹药物，如 0.5％己烯雌酚软膏或复方己烯雌酚霜Ⅱ号或妊马雌酮软膏（倍美力、结合雌激素软膏）每天涂抹 2 次，或雌三醇软膏（欧维婷）1 天涂抹 1 次，7 天后可改为一周 2 次。

阴道放入药物，如己烯雌酚栓（乙底酚栓）0.25 mg，一天一次。

全身用药，口服尼尔雌醇（维尼安）、利维爱、倍美力、意泰丽等。（详见第十一章第六节有关激素替代治疗）

2. 抑制细菌生长：用 1％ 乳酸冲洗阴道，一天一次，或 2％～4％ 硼酸或 0.5％ 醋酸（相当于在半盆温热水中加入小半匙食用醋替代之）冲洗阴道，也可以坐浴 15 分钟，一天一次，以增加阴道的酸度。或 0.05％ 氯已定溶液（洗必泰），晚上用 1～2 支冲洗阴道、外阴，有消炎作用；皮肤康洗液外用等。

阴道冲洗或坐浴后用抗生素、消炎药放入阴道，如甲硝唑（灭滴灵）栓，每天一次；复方沙棘籽油栓，每晚或隔日放入 1 粒（详见细菌性阴道病）；保妇康栓，每晚放入 1 粒（老年妇女可减量，从 1/3、1/2 粒开始试用，无明显反应者可改用 1 粒）；聚维酮碘凝胶（黛卫）、硝呋太尔阴道片外用等。

——问题 *56*：老年性阴道炎真的治不好吗？

老年患者常问，个人很注意卫生，又不同房，为什么还得阴道炎？而且老患，能不能彻底治愈？老年性阴道炎患病是由于年龄大了，机体各方面抵抗力都是下降趋势，尤其是由于雌激素的缺乏（月经不来了），阴道的微环境发生很大变化而导致抵抗力下降，加重了局部病菌的感染可能。所以老年性阴道炎是老年妇女常见的病，而且容易复发。

第三节　宫颈炎症

宫颈炎是妇科常见的一种感染疾病，半数以上的已婚妇女患有宫颈炎，包括有宫颈阴道部（宫颈突出、暴露在阴道的部分）和宫颈管黏膜炎症。正常情况下，宫颈具备有多种的防御功能，是阻止病原体、细菌等进入上生殖道的一道重

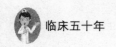

要防线，但是宫颈容易受性交、分娩时的产伤以及宫腔手术操作的损伤，影响了宫颈的防御功能。而且，宫颈阴道部的鳞状上皮与阴道壁鳞状上皮相连接延续，所以阴道炎症可以引起宫颈阴道部的炎症，临床多见的宫颈炎是宫颈管黏膜炎。宫颈管黏膜为单层柱状上皮，抵抗感染的能力较差，容易发生感染，由于宫颈管黏膜皱襞、皱褶多，一旦发生感染，病原体很难被完全清除，容易导致成慢性的宫颈炎。宫颈炎分急性和慢性两种。

一、急性宫颈炎

（一）病因及病原体

近年来，随着性传播疾病的增加，急性宫颈炎已成为常见的疾病。病原体主要有淋病奈瑟菌（NG）、沙眼衣原体（CT），也可以由葡萄球菌、链球菌等化脓性细菌引起。主要见于感染性流产（指在流产过程中，由于阴道出血时间过长或子宫腔内组织残留，引起了宫腔内感染）、产褥期感染（即在胎儿、胎盘娩出后至产后 6 周的产褥期，由体内或体外的致病菌引起生殖道的感染）、宫颈损伤或阴道内异物并发感染等。

最常见的急性宫颈炎为黏液脓性宫颈炎（MPC），病原菌还可以直接侵入宫颈深部组织或通过宫颈淋巴管引起急性盆腔结缔组织炎或侵袭尿道、尿道旁腺和前庭大腺。

（二）临床表现

1. 症状

部分患者无症状。有症状者主要是白带增多，呈脓性，分泌物刺激而引起外阴瘙痒、烧灼感，经间期出血，性交后出血，也可伴有低烧、腰酸、下腹部坠痛，或尿频、尿急、尿频等泌尿道症状。

2. 妇科检查

宫颈色红、充血、水肿、增大、黏膜外翻，从宫颈管口流出脓性分泌物，宫颈触痛、质脆，接触宫颈容易出血。如果尿道旁腺、前庭大腺受到感染，可见尿道口、阴道口黏膜充血、水肿，有脓性分泌物。

（三）诊断

擦去宫颈表面的分泌物，用小棉签从宫颈管内取出分泌物呈脓性，分泌物作涂片进行革兰氏染色，查找白细胞、淋菌、衣原体（CT），分泌物也可作淋菌、衣原体培养。

（四）治疗

原则上给予全身治疗，根据病原体选用抗生素，积极治疗，以免治疗不彻底，转为慢性的。治疗淋菌性宫颈炎，主要用大剂量、单次给药，常用的药有第三代头孢菌素如头孢曲松钠、头孢克肟、大观霉素等。治疗衣原体药物有四环素类，红霉素类的阿奇霉素、红霉素，喹诺酮类的氧氟沙星、左氧氟沙星等。详见第八章性传播疾病。

二、慢性宫颈炎

为什么患慢性宫颈炎，慢性宫颈炎常见的有几种？包括有宫颈糜烂（又称宫颈柱状上皮异位）、宫颈息肉、宫颈黏膜炎、宫颈腺囊肿、即纳囊和宫颈肥大。

（一）发病原因及诱因

慢性宫颈炎多数是由于急性宫颈炎未给予治疗或治疗不彻底而转变来的，部分患者，是直接表现为慢性宫颈炎。卫生不良，缺雌激素，局部抵抗力低，也可以引起慢性宫颈炎。

——问题 *57* ：慢性宫颈炎者都有症状吗？ 检查宫颈有几种表现？

（二）临床表现

1. 症状：部分患者无症状。有症状者主要是阴道分泌物增多。症状表现为白色黏液状、黄色脓性或血性白带，性交后出血，不规则阴道出血等，若白带黏稠呈脓性，不利于精子穿透、进入宫腔，可导致不孕。若宫颈炎涉及生殖道邻近器官，如膀胱下结缔组织，可出现尿急、尿频。若炎症扩散到盆腔，可出现腰骶部痛、下腹坠痛、痛经等，于月经期、大便、性交时加重。

2. 妇科检查

（1）宫颈糜烂（宫颈柱状上皮异位）：宫颈糜烂是最常见的慢性宫颈炎。表现在宫颈外口、宫颈阴道部用肉眼观察呈细颗粒的红色区。糜烂面完全被宫颈管单层柱状上皮所覆盖，由于柱状上皮非常薄，因此透出了上皮下的间质组织，所以并不是真的糜烂。真性糜烂是指上皮脱落、溃疡。由于柱状上皮薄、抵抗力低，病原体容易入侵并发生炎症。

宫颈糜烂依据糜烂的深浅程度，分为三种类型：①单纯性糜烂，即炎症初期，糜烂面为单层柱状上皮所覆盖，表面光滑平坦；②颗粒型糜烂，是由于腺上皮局部组织增生，糜烂面呈颗柱状凹凸不平；③乳头型糜烂，指腺上皮局部组织增生明显，呈乳头状突起。

宫颈糜烂根据其面积大小，分为Ⅲ度：Ⅰ度糜烂，即为轻度宫颈糜烂，糜烂面小于整个宫颈面积的 1/3；Ⅱ度糜烂，即为中度宫颈糜烂，糜烂面占整个宫颈面积的 1/3～2/3；Ⅲ度糜烂，又称为重度宫颈糜烂，糜烂面占整个宫颈面积的 2/3 以上。（见图 7-2）

（2）宫颈息肉：是由于宫颈慢性炎症长期的刺激，使宫颈管黏膜增生、突起，逐渐向宫颈外口突出形成息肉，息肉可一个或多个，大小不等，有的小如小米粒大，大的可达（3～4）cm×2cm×0.5cm，呈舌头状，色红，质软而脆，容

A.糜烂Ⅰ度与息肉　　B.糜烂Ⅱ度与腺囊肿　　C.糜烂Ⅲ度

图 7-2　慢性宫颈炎

易出血，蒂细长根部附着于宫颈外口，有的蒂粗些附着于宫颈管壁上。由于炎症刺激，所以摘除息肉后仍可复发，但极少发生恶变，恶变率＜1％。（见图 7-2-A）

（3）宫颈肥大：由于宫颈慢性炎症的长期刺激，使宫颈组织充血水肿、增生，甚至在宫颈腺体深部有黏液潴留，形成囊肿。检查宫颈有不同程度的肥大，硬度增加，表面多呈光滑。

（4）宫颈腺囊肿（宫颈纳囊）：宫颈糜烂愈合过程中，新生的鳞状上皮覆盖了宫颈腺体的管口或伸入腺管，使腺口、腺管阻塞，腺体分泌的液体不能被引流排出，潴留形成了囊肿。可见宫颈表面多个大小不等、直径约 0.2 ～ 2cm 的突起、小囊泡，囊泡呈白色、青白色或淡黄色。（见图 7-2-B）

（5）宫颈黏膜炎：又称宫颈管炎，宫颈黏膜、黏膜下组织充血水肿，宫颈外观光滑，宫颈口可见脓性分泌物，或见到发炎的黏膜外突于宫口，宫口局部发红。

（三）诊断

根据临床表现，一般诊断不困难，但对查明病原体比较困难，对有性传播病高危的妇女，应作淋菌、衣原体的涂片或培养。宫颈糜烂与宫颈癌前病变、宫颈癌、宫颈结核等，从肉眼观察外观相似，难以鉴别，所以需要作宫颈刮片、宫颈管吸片，必要时作阴道镜检查或局部取活体作病理检查，以便确诊。

（四）治疗

以局部治疗为主，根据体征、病理不同的类型、采用不同的治疗方法。

1. 宫颈糜烂

（1）Ⅰ度糜烂，即糜烂程度轻、覆盖面＜ 1/3 的轻度糜烂，宫颈刮片正常者不作处理，不需要治疗，1 年复查一次。

（2）Ⅱ、Ⅲ度糜烂，即糜烂程度深、覆盖面 ＞ 1/3 的中度以上糜烂者，需要进行处理、治疗，其治疗方法有三种。

①物理治疗，即通过物理治疗，破坏宫颈糜烂单层柱状上皮，使其坏死脱落，让复层鳞状细胞生长，并覆盖于宫颈，约在治疗后 3～8 周，创面才能愈合，必要时于术后 2 个月作第 2 次物理治疗。常用的物理治疗包括有激光、冷冻、红

外线、微波等，未生过小孩的妇女适宜作微波治疗．

物理治疗注意事项：生殖道有急性炎症者应禁作治疗，属于禁忌证，治疗前必须作宫颈刮片防癌检查；治疗时间为月经干净后 3～7 天；治疗后阴道分泌物增多，甚至有较大量液体排出，所以在春、秋季节治疗更好些；术后 1～2 周由于创面痂皮脱落，所以有些出血；术后 2 个月禁性交、盆浴、阴道冲洗，以免影响伤口创面的愈合；物理治疗可能导致术后出血、感染、宫颈管狭窄、不孕等，所以需要定期复查。

②药物治疗，如复方沙棘籽油栓，晚上洗净外阴后，放入阴道 1 粒，每天或隔天一次（详见细菌性阴道病）；保妇康栓，每晚放入阴道 1 粒（重症者也可以一天用 2 粒，老年妇女先试用 1/3、1/2 粒，无明显反应后可改用 1 粒）；或聚维酮碘凝胶（黛卫），外用溃疡散、爱宝疗栓等；也可以用 0.05％ 醋酸氯已定溶液（洗必泰），晚上用 1～2 支冲洗阴道，有消毒、消炎作用等。

③手术治疗，对于糜烂严重、久治不愈者可以行宫颈锥切术。

2. 宫颈息肉：行宫颈息肉摘除术，并将摘除的组织送作病理细胞学检查。

3. 宫颈管黏膜炎：宫颈局部治疗效果较差，所以应进行全身治疗，根据宫颈管分泌物培养和药物敏感试验结果，给予抗感染药物治疗。

4. 宫颈腺囊肿：小的宫颈纳囊不须处理治疗，大的纳囊或感染者可以给予挑破，刺破使分泌物排出，或用微波、激光治疗。

（五）预防：积极避免分娩产伤或手术时器械损伤，一旦发生损伤及时给予缝合；积极治疗急性宫颈炎；定期作妇科检查，对宫颈炎病进行治疗。1～2 年作一次宫颈刮片、TCT 的细胞学检查。

——问题 58：宫颈糜烂是宫颈真的 "烂" 了吗？我国为什么尚未改
称为宫颈柱状上皮异位？为什么老年妇女宫颈反而变得
光滑、不糜烂了？

不少妇女听到宫颈糜烂感到害怕，认为"烂了"病情很严重，实际上完全不用害怕，一般说的糜烂是由于宫颈表面的鳞状上皮脱落，被移行过来的宫颈管的柱状上皮所覆盖，即由菲薄的上皮细胞替代了厚一点的上皮细胞而呈红色，不是真的烂了。国外已废除宫颈糜烂这一名词，改称为宫颈柱状上皮异位。我国因为应用宫颈糜烂已多年，大家都比较习惯了，所以目前仍沿用这一名称。

妇女的宫颈糜烂非常常见，有的幼女或未婚妇女宫颈也呈红色，细颗粒，很像糜烂，并无炎症，不属于病理的。青春期、怀孕期或服避孕药妇女由于雌激素水平增高使宫颈管柱状上皮增生，并向外移到宫颈阴道部，使宫颈外口呈红色，细颗状，形似糜烂，属于生理性糜烂。当妇女年龄大了，老了，绝经以及由于雌激素水平下降、柱状上皮退缩回到宫颈管，所以宫颈又变成光滑的，不糜烂了。

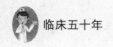

——问题 *59* ：宫颈息肉一定要取掉吗？

原则上，一般都取掉，以免以后出血，混淆病情。而且取后送作病理细胞学检查，可以进一步确诊，避免宫颈癌等病变的漏诊或误诊。

——问题 *60* ：宫颈腺囊肿要切除吗？

宫颈腺囊肿即宫颈纳囊，是宫颈炎愈合的表现，就像做了手术，手术伤口就会长疤一样，伤口瘢痕不能认为是病变。但是，如果纳囊比较大就可以给予挑破或作物理治疗。

——问题 *61* ：阴道用药的经验有哪些？

治疗阴道炎、宫颈炎，行阴道放入药物时，以晚上放药为好，以免白天上药，走路等活动后使药物脱落；置入药物以食指推入比用中指推入更好，因上药时有的手指弯曲，使食指"长"于中指，上的位置更深一点，药放入阴道后会自然溶解、排出，不用取之，也不要误解为白带变多了。

第四节　盆腔炎（**PID**）

一、盆腔炎发炎的部位

盆腔炎性疾病是指妇女内生殖器，即上生殖道及其周围组织发炎，包括子宫内膜炎、子宫肌炎、输卵管炎、输卵管卵巢炎、盆腔结缔组织炎、盆腔腹膜炎。炎症可以局限于一个部位，也可能同时累及几个部位或侵及生殖器周围邻近脏器发病，如肝包膜炎症等。

盆腔炎是妇女常见的疾病，最常见的发病年龄为 20～35 岁。性生活开始时间越早、次数越多、性伴侣越多，就越容易患病。

盆腔炎分为急性和慢性两种，急性者发病急，症状严重，可能引起弥漫性腹膜炎，导致败血症、感染性休克危及生命；慢性者发病慢，时好时坏，反复发作，导致不孕症、宫外孕等，影响身心健康、工作。

二、女性生殖道的防御功能

女性生殖道的解剖、生理、生化及免疫学特点，使其具有比较完善的自然防御功能，如两侧大阴唇从左右方向对拢，阴道口闭合，阴道壁前后方向紧贴，宫颈口闭合，宫颈管塞有黏液栓，机械性阻止病菌入侵、上行；生殖道各个部位的黏膜、内膜产生的分泌物可以清除、抑制入侵病原体的生长繁殖，随着月经血、分泌物的排出，有利于清除、排出病原休，生殖道免疫功能可对抗感染。

　　当上述的自然防御功能受到破坏，或身体免疫功能、抵抗力下降，体内病原体生长、繁殖或体外病原体入侵，导致感染、炎症的发生。

三、盆腔炎的病原体及其来源

　　（一）病原体：常见的病原体主要有需氧菌、厌氧菌和性传播病的病原体。

　　1. **需氧菌**：需氧菌只能在有氧条件下生长，如淋球菌、葡萄球菌、链球菌、大肠杆菌等。

　　2. **厌氧菌及兼性厌氧菌**：厌氧菌只能在无氧环境下生长。是发生盆腔炎的重要菌种，它主要来源于结肠、直肠、阴道和口腔黏膜。如消化链球菌、脆弱类杆菌等。兼性厌氧菌在有氧、无氧的条件下均能生长，如产气荚膜杆菌等。厌氧菌导致感染、炎症发生的特点，主要是容易化脓，形成盆腔脓肿、感染性血栓静脉炎等。

　　3. **其他病原体**：如衣原体、支原体、病毒等。详见第八章"性传播病"有关章节。

　　（二）病原体来源：引起盆腔炎的病原体主要有两个来源，即来自于原来就已经存在、寄生于阴道内的菌群，或来自身体之外的外界病原体。当机体免疫力、抵抗力下降、内分泌水平变化，或性交、组织损伤等因素发生时，会破坏身体的正常微生态平衡，使寄生于阴道或外界侵入的细菌向上移行，并成为致病菌，引起感染发炎。

四、感染途径，传播方式

　　（一）沿生殖道黏膜上行蔓延：经期性交，使用不干净的月经垫或行子宫腔内手术（如刮宫术、宫腔镜检查、输卵管通液术、子宫输卵管造影术等），在手术前适应证选择不恰当；手术时消毒不严格，使下生殖道内源性病原体感染，或由外界侵入外阴、阴道的病原体均可以沿着生殖道黏膜直接向上蔓延，经宫颈、子宫、输卵管至卵巢、腹腔，这是非妊娠期、非产褥期盆腔炎的主要感染途径。淋病菌、衣原体、葡萄球菌等常沿此途径扩散。

　　（二）经过淋巴系统蔓延：病原体通过外阴、阴道、宫颈、子宫等创伤部位的淋巴管侵入盆腔结缔组织及内生殖器其他部位，是流产后、产褥期、手术后、放置宫内节育器后发生感染的重要途径。链球菌、大肠杆菌、厌氧菌等多数沿此途径蔓延。

　　（三）经血液循环传播：病原体先侵入身体的其他系统部位，以后经过血液循环感染到生殖器，为结核菌感染的主要途径，全身性的菌血症也可以导致盆腔炎的发生。

　　（四）直接蔓延：盆腔内其他脏器发生感染后，可直接蔓延到内生殖器，如

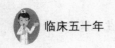

阑尾炎可直接蔓延到右侧输卵管，引起右侧输卵管炎症，腹膜炎也可蔓延到盆腔。

五、急性盆腔炎（APID）

急性盆腔炎多数是由需氧菌和厌氧菌混合感染所致。

（一）病因

1. 产后、流产后感染：产后感染是由于生小孩分娩破坏了机体的正常防御功能，宫口未关闭，产道损伤，宫腔内残留有胎盘、胎膜组织，产妇机体免疫力下降，使体内原来存有的细菌或外面侵入体内的细菌引起了感染。不论是自然流产还是人工流产或药物流产，当流产过程出血时间较长、宫腔内胚胎组织未排出干净而有残留、手术无菌操作不严格等，均可发生感染。

2. 宫腔内手术操作后感染：行刮宫术、人工流产刮宫术、宫内放置节育器（避孕环）、宫腔镜检查、输卵管通液术、子宫输卵管造影术等，术前适应证选择不当，手术中消毒不严格，使身体内侵入外界细菌繁殖、发炎，炎症没有得到控制，容易导致急性炎症。

3. 下生殖道感染：不洁性交后，淋菌、衣原体等性传播疾病的病原体，由下生殖道向上行，传入上生殖道导致感染。

4. 经期不卫生：用不干净的卫生垫、经期性交等，经期子宫内膜脱落创面和经血都是细菌生长繁殖的有利条件，容易发炎。

5. 性行为：盆腔炎多发生于性活跃期的妇女，尤其是早年性交，有多个性伴侣，性交次数过多，性伴侣有性传播疾病等。

6. 生殖道邻近器官炎症直接蔓延：如阑尾炎、腹膜炎等。

7. 慢性炎症急性发作：是由于身体免疫力、抵抗力下降而引起。

（二）病理及发病机制

由于病原体种类的不同、病原体数量多少、其毒力的强弱、传播方式不同和身体免疫力、抵抗力差异等，生殖道不同部位发生感染、炎症，其病变特点也不同。

1. 急性子宫内膜炎、急性子宫肌炎：多发生于产后、流产后、宫腔手术后，病原体侵及子宫内膜称为急性子宫内膜炎，病原侵及子宫肌层，称为子宫肌炎。

2. 急性输卵管炎、输卵管积脓、输卵管卵巢炎（附件炎）、输卵管卵巢脓肿：多数由化脓菌引起。炎症经过子宫内膜向上蔓延，首先引起输卵管腔内黏膜发炎，炎症也可以通过宫颈淋巴播散到子宫旁结缔组织，侵及输卵管表面的浆膜层。不论是输卵管内侧的黏膜层或是外侧的浆膜层都会侵及输卵管中间的肌层。炎症进一步发展，可以发生输卵管粘连、输卵管伞端闭锁，形成了输卵管积脓。卵巢由于表面的白膜有很好的防御屏障功能，所以很少单独发炎，但是卵巢常常与发炎的输卵管伞端粘连而发生卵巢周围炎，称为输卵管卵巢炎，也就是常常说的附件炎。炎症可通过卵巢排卵的破口侵入卵巢内形成卵巢脓肿，它与输卵管脓肿相通时，即形成输卵管卵巢脓肿（TOA），输卵管卵巢脓肿可以是一侧的，也可以双侧同时患病。脓肿多位于子宫后方或子宫两侧，脓肿可破入阴道或直肠，当破入腹腔时引起弥漫性腹膜炎。

3. 急性盆腔腹膜炎：盆腔内生殖器官发生严重感染时，病变常常会波及、蔓延到盆腔腹膜，导致盆腔脏器粘连，粘连间隙内形成脓肿，脓肿积聚于直肠子宫陷凹处，就形成了盆腔脓肿，较为常见。

4. 急性盆腔结缔组织炎：宫颈黏膜、子宫内膜发生急性炎症时，病原体通过周围淋巴管进入子宫、宫颈旁结缔组织，引起急性盆腔结缔组织炎。

5. 败血症及脓毒血症：败血症是指病菌侵入血液，在血液内循环，持续存在、迅速繁殖，产生大量毒素，引起严重的全身症状者。一般发生在病人全身情况差，抵抗力低下，病原菌毒性大、数量多的情况下，是一种严重的情况。败血症若未及时控制，常常会很快出现感染性休克，甚至死亡。败血症预后较差，死亡率达30%～50%。患者发生生殖道感染后，如果在身体其他部位出现多处炎症病变、病灶或脓肿时，应考虑有脓毒血症，并作血培养证实。

败血症、脓毒血症多见于严重的产褥感染、感染性流产及播散性淋病。近年来，有报道发生于人工流产、宫内放置节育器、输卵管结扎绝育术等。

6. 淋菌性肝周围炎（FitZ -Hugh-Curtis Syndrome，费-休-库综合征）：可见于20～30岁年轻女性淋病患者，也可见于衣原体感染者，由输卵管炎症或腹腔感染，扩散侵及肝脏，并引起肝脏包膜炎症，患者感到下腹部痛，以后出现右上腹痛，或下腹与右上腹同时出现疼痛。

（三）临床表现

临床表现与炎症病情的轻重、范围大小而不同。主要有下腹痛、阴道分泌物增多、发热、腹痛呈持续性，当劳累活动、性交后加重。病情严重者可出现寒战、发高热、食欲不好。若在月经期患病，可出现月经量增多、经期延长。如有腹膜炎，可出现恶心、呕吐、腹痛、腹胀、腹泻等消化系统症状，如有脓肿形成，可有下腹部包块及包块在局部的刺激症状。如果包块位于子宫前方，可出现膀胱刺激症状，如排尿困难、尿频、尿急、尿痛等。如果包块位于子宫后方，可出现直肠刺激症状，如排便困难、腹泻、里急后重等。

由于感染的病原体不同，临床表现也不同。淋病菌感染多见于年轻妇女，于月经期或经后7日内发病为多见、起病急、可发高烧，体温在38℃以上，常引起输卵管积脓，出现腹痛、腹膜刺激征（腹壁紧张、压痛、反跳痛），阴道流脓性分泌物。若是其他病原菌引起的盆腔炎，一般发病较缓慢，发烧、腹膜刺激征，比淋病菌感染者轻。厌氧菌感染引起的疾病，患者年龄偏大，容易多次反复

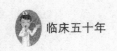

发作，常伴有脓肿形成。衣原体感染发病者，病程较长，可长期持续低热、下腹轻微痛，久治不愈。

体征：患者之间个体差异较大，典型的体征是患者表现急性痛苦的病容，体温升高，心率、心跳加快，下腹部肌肉紧张、压痛、反跳痛，严重者腹部胀，听肠鸣音减弱、消失。妇科盆腔检查，见阴道充血变红、脓性白带伴有臭味，宫颈充血水肿、宫口流出脓性分泌物，触摸宫颈或抬举宫颈疼痛明显，阴道穹隆部触痛明显，有时隆起呈饱满的感觉，子宫体稍增大、压痛、活动度受限制、子宫两侧压痛明显，子宫旁一侧或两侧局部呈索条状（输卵管）增厚、或片状增厚，甚至触及明显压痛的包块，如果盆腔脓肿形成，脓肿部位较低时，在后穹隆或侧穹隆部触及较软、有波动感、触痛的包块。

（四）诊断及鉴别诊断

1. 诊断

根据患者发病的病史、症状和身体检查，可以作出初步的诊断。由于急性盆腔炎的临床表现个人差异较大，临床诊断的准确性不太高，所以需要进一步作辅助的检查，如血常规、尿常规、阴道、宫颈管分泌物、后穹隆穿刺物检查等。

急性盆腔炎诊断标准（2002 年美国 CDC 诊断标准）

（1）基本（最低）诊断标准：即诊断必需具备的条件为子宫压痛、附体压痛或宫颈举痛。

（2）附加标准：支持诊断的附加条件，有下列其中 1 条即可，即体温≥38.3℃；宫颈或阴道有脓性分泌物；阴道分泌物显微镜下查有白细胞增多；宫颈分泌物查见淋菌或有衣原体；血沉（红细胞沉降率）加快；C 反应蛋白升高。

（3）特异标准：子宫内膜活检（刮取出子宫内膜送作细胞病理学检查）证实子宫内膜炎；作影像学检查，如阴道超声检查或核磁共振成像检查，显示输卵管管壁增厚、管腔积液（输卵管积水）或盆腔积液（盆腔有游离液体）或输卵管卵巢包块；腹腔镜检查，见有输卵管炎等。

明确了急性盆腔炎的诊断后，需要作进一步检查明确病原体。取宫颈管、后穹隆分泌物，后穹隆穿刺液，腹腔镜下直接取感染部位分泌物等作涂片，培养加药物敏感试验，或免疫荧光检测，查找淋病菌、支原体和衣原体等。

2. 鉴别诊断：急性盆腔炎与一些急腹症疾病可能相混淆，发生误诊，所以要加以注意、鉴别，如急性阑尾炎、宫外孕（输卵管妊娠流产或破裂）、卵巢囊肿蒂扭转或破裂等。

（五）治疗

1. 治疗原则：急性盆腔炎主要是用抗生素药物治疗，必要时用手术治疗。

治疗急性盆腔炎初期阶段往往是根据患者病情、治疗经验，选择抗生素的种类，当病原体作培养、药敏试验结果出来后，选择对病原体敏感的抗生素。由于急性盆腔炎往往是需氧菌、厌氧菌的混合感染，所以采用联合用药，最好能覆盖所有可能的病原体，以便提高治疗效果，选用的药物种类要少、毒性要小、配伍要合理、用药的量要足、疗程要足够长，约 14 天，以免过早停药导致急性盆腔炎复发或使病程迁延，转变为慢性盆腔炎。

2. **药物治疗**

门诊治疗。若患者一般状况好，病情轻，可以在门诊用口服、肌肉注射或静脉点滴药物。

若患者一般状况差，病情严重，伴有发烧、恶心、呕吐，或有盆腔腹膜炎、输卵管卵巢脓肿，或门诊治疗无效，或诊断不明确等，都应该住院，给予以抗生素治疗为主的综合治疗。综合治疗包括卧床休息、半卧位、营养充足、补充液体、纠正电解质紊乱及酸碱失衡、物理降温等。

用药方案：左氧氟沙星（可乐必妥）500 mg，口服或静脉点滴，每天 1 次，同时加用甲硝唑（灭滴灵），400 mg，每天 2～3 次，连服 14 天；或氧氟沙星，400 mg，口服或静点，每天 2 次，加用甲硝唑，500 mg，口服或静点，每天 2 次，共 14 天；或头孢地尼（世扶尼）、交沙霉素、头孢他啶（复达欣）；或头孢曲松钠（罗氏芬），0.5～1g，肌肉注射或静脉点滴；或克林霉素，0.3～0.6g，肌肉注射或静脉点滴，每天 2 次；或阿奇霉素（希舒美），0.5g，静脉点滴或口服，每天一次，临床症状改善后继续静脉给药至少 24 小时，以后改为口服药物治疗，共持续 14 日。

对放置宫内节育器者，在抗生素治疗后应行取环术。

3. **手术治疗**：行腹腔镜或经腹探查手术治疗。

手术适应证：病情复杂、严重，发烧不退，怀疑有脓肿形成，或经药物治疗48～72 小时病情不见好转、反而加重，或病情反复发作、腹部剧痛、寒战、高热、恶心、呕吐、腹胀等，可疑脓肿破裂，应及时进行手术。

手术范围应根据患者年龄、一般状况、病变范围等全面考虑。

（六）预防

做好经期、怀孕期、产后、产褥期的卫生宣传工作，让患者了解、掌握有关的知识，注意性生活卫生，经期禁止性交，减少性传播疾病等。

严格掌握产科、妇科手术指征，做好手术前的准备，做好消毒工作；术时注意无菌操作；术后做好护理，预防感染。

及时、彻底地治疗急性盆腔炎，防止转变为慢性盆腔炎。

六、慢性盆腔炎（CPID）

（一）发病原因

慢性盆腔炎多数是由于急性盆腔炎未得到彻底的治疗或是患者体质较差、病

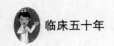

程持续迁延所致，但亦可以没有急性盆腔炎的病史，直接发生慢性盆腔炎，如沙眼衣原体感染所引起的输卵管炎。慢性盆腔炎病情较顽固，当机体免疫力、抵抗力下降时，可急性发作。有的慢性盆腔炎是急性盆腔炎遗留下病理改变，并无病原体。

——问题 *62* ：慢性盆腔炎有几种类型？

（二）病理

1. **慢性子宫内膜炎**：可发生于流产后、自然产后、剖宫产后感染发生所致，使子宫内膜充血、水肿，也可发生于绝经后、老年妇女，由于雌激素水平低下，内膜非常薄，容易发生细菌感染，如果宫颈管发生粘连可以形成宫腔积脓。

2. **慢性输卵管炎、输卵管积水**：多见于双侧输卵管，输卵管水肿、增粗、增大，伞端可部分或全部闭锁并与周围组织粘连，炎症渗出液积聚，形成积水，也可以输卵管内脓液逐渐被吸收、形成输卵管积水。（见图7-3）

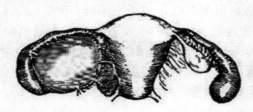

图7-3　输卵管积水（右）、输卵管卵巢囊肿（左）

3. **输卵管卵巢炎、输卵管卵巢囊肿**：由于输卵管感染、炎症波及到卵巢，二者之间可发生局部粘连、炎症渗出物积聚，形成输卵管卵巢的包块，囊肿也可以由输卵管卵巢脓肿的脓液被吸收而形成。（见图7-3）

4. **慢性盆腔结缔组织炎**：多由慢性的宫颈炎发展而来，感染通过淋巴管蔓延至子宫周围组织。如果蔓延的范围广泛，使子宫活动度差，位置较固定，子宫旁组织增厚。

（三）临床表现

1. **全身症状**：可以不明显，可能感到没劲、乏力、容易疲劳，抵抗力下降时，病情可呈急性、亚急性发作。

2. **下腹痛**：患者感到下腹部坠胀、疼痛、腰骶部酸痛，尤其在劳累、月经期或性交后加重。

3. **月经异常**：由于盆腔充血、瘀血，使月经量增多，如果炎症导致卵巢功能受到损害，可出现月经不调，子宫内膜炎患者月经可以变成不规则。

4. **不孕、宫外孕**：输卵管炎症使输卵管形状异常、功能受损，呈部分或完全阻塞而发生不孕或异位妊娠，不孕发生率与盆腔炎发作次数、严重程度有关，有文献报导发生率达 13%～75%。

（四）诊断与鉴别诊断

有急性盆腔炎病史、症状、体征明显者，一般诊断不困难。必要时作 B 超检查。诊断困难时可作腹腔镜检查。

慢性盆腔炎容易与子宫内膜异位症、卵巢肿物等相混淆，应加以鉴别。

（五）治疗

慢性盆腔炎多数是急性盆腔炎的后遗症，此时在病变部位很少能培养出病原体，若用抗生素或单一治疗方法，疗效差，因此采用综合治疗方法。

1. 一般治疗：慢性盆腔炎病程长，且易复发，使患者思想压力加大，因此要解除思想顾虑，增强治疗信心；增加营养，加强锻炼，注意劳逸结合，提高机体抵抗力。

2. 药物治疗

（1）中药治疗：桂枝茯苓胶囊，一次 3 粒，一天 3 次；金刚藤胶囊，一次 4 粒，1 天 3 次；龙血竭片（肠溶衣），一次 4～6 片，一天 3 次；妇科千金片，一次 6 片，一天 3 次（有消炎、消除粘连、增强免疫力作用）等。

（2）抗生素、消炎药治疗：如头孢地尼、左氧氟沙星、甲硝唑等。（详见"急性盆腔炎"）。

3. 物理治疗：温热的良性刺激，能促进盆腔局部血液循环，改善局部组织营养状态，提高新陈代谢，有利于炎症的吸收和消退。常用的有短波、超短波、微波、激光、离子透入（可加入药物）、蜡疗等。

4. 手术治疗

（1）子宫内膜炎：对产后、流产后疑有胎盘、胎膜等妊娠物残留者，给予抗生素治疗，控制炎症后进行诊刮术。老年性子宫内膜炎患者给予抗生素，必要时给小剂量雌激素治疗，若有宫腔积脓，需行扩宫术。

（2）输卵管积水、输卵管卵巢囊肿：应根据患者年龄、有无生育要求、包块大小等，行输卵管造口术、开窗术，或患侧附件切除术、子宫全切及双侧附件切除术。

（六）预防：注意个人卫生，锻练身体，注意劳逸结合，增强体质、提高抵抗力，及时彻底治疗急性盆腔炎。

——*问题 63*：很多人喜欢打吊针，这种选择好吗？

不少患者朋友在看病时，一听说要药物治疗，都会很快地问："可以打吊针吗？"

给药治疗方式主要有口服、肌肉注射或静脉点滴（打吊针）三种。治疗方式的选择主要根据患者病情程度、轻重缓急、一般情况等而定。一般情况下首先选

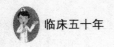

用口服方法；病情稍重些可以用肌肉注射，治疗速度快一些；病情重而急，呕吐，不能进食时就需选择打吊针。如果病情轻就选择打吊针，可能产生过度治疗，又会增加经济负担。

——问题64：药有副作用吗？为什么要常看说明书？

常言说"是药三分毒"。所以理论上说任何药都可能出现副作用。副作用表现也多种多样。用药前一定要看药盒内的说明书，看一次可能不会都明白、记住，所以需要反复看说明书。一旦发现自己有说明书中提到的需要注意的事项，要及时和医生沟通，避免发生严重的后果。

第五节　生殖器结核

生殖器结核，又称为结核性盆腔炎，是由结核分枝杆菌引起的女性生殖器炎症。结核性盆腔炎多见于20～40岁妇女，也可见于绝经后妇女。近年来，由于结核菌对抗结核药物产生耐药性，对结核病控制的松懈，以及艾滋病的增加，导致生殖器结核发病率有上升的趋势。

一、传播途径

生殖器结核是全身结核的一种表现，常常继发于身体其他部位的结核，如继发于肺结核、肠结核、肠系膜淋巴结核、腹膜结核。也可以继发于骨关节结核、泌尿系统结核等。生殖器结核潜伏期很长，可长达1～10年，多数患者在发现生殖器结核时，往往肺、肠、腹膜结核的原发病灶已痊愈。其传播途径有如下几种。

（一）**血行传播**：是最主要的传播途径。原发病灶的结核菌进入血液循环。青春期妇女生殖器官正在发育，供血丰富，结核菌容易侵入生殖器，发生感染。由于输卵管黏膜有利于结核菌潜伏感染，形成了隐性传播病灶，病变处于静止状态1～10年，当机体免疫功能、抵抗力低下时，结核菌可以被激活、发生感染，然后依次传播到子宫内膜、卵巢，侵及宫颈、阴道、外阴者较少见。

（二）**直接蔓延**：腹腔内结核病灶，如结核性腹膜炎、肠系膜结核，可直接蔓延到子宫内膜、卵巢、宫颈，生殖器官发生广泛粘连。

（三）**淋巴传播**：较为少见。多数是逆行传播，如消化道的肠结核，通过淋巴管逆行传播至生殖器官。

（四）**性交传播**：非常少见，如男性患泌尿系结核、附睾结核，其结核菌通过性交传至女性，呈上行传播。

二、病理

（一）输卵管结核： 约占女性生殖器结核的 85%～90%，甚至是 90%～100%，即几乎所有的生殖器结核都侵犯输卵管，多数是侵犯双侧输卵管。双侧输卵管病变程度可能不同。输卵管增粗、肥大或僵直，管腔内可能有干酪样坏死，沉积有干酪样物质，输卵管表面有多量黄白色粟粒样小结节，输卵管伞端闭锁，输卵管与周围器官，如卵巢、子宫、肠段发生广泛的粘连。有时盆腔腹膜、肠管表面、卵巢表面布满粟粒样结节，可伴有大量黄色、浆液性腹水。

（二）子宫内膜结核： 常常由输卵管结核直接蔓延过来，占约生殖器结核的50%～80%，输卵管结核患者约有一半同时发生子宫内膜结核，早期病变侵及子宫两侧角，随着病变进展，子宫内膜、肌层均受到侵犯破坏，久而久之，最后被瘢痕组织所替代，使子宫腔粘连变形、缩小，甚至完全被闭锁。

（三）卵巢结核： 卵巢结核也是由输卵管结核蔓延而来，约占生殖器结核的20%～30%，多为双侧性。因为卵巢表面有白膜包围，所以一般仅仅形成卵巢周围炎，较少侵犯卵巢的深层组织。但是，如果是由血液传播感染，可以在卵巢深部形成结节、干酪样坏死性脓肿。

（四）宫颈结核： 多数来源于子宫内膜结核向下行感染，也可以通过血液循环或经淋巴传播，较为少见，约占生殖器结核的 10%～20%。外观表现为乳头状增生或溃疡破口，容易与子宫癌相混淆。

（五）盆腔腹膜结核： 盆腔腹膜结核多数同时合并有输卵管结核，根据病变不同，分为渗出型和粘连型两种。

1. 渗出型：主要在腹膜及盆腔脏器，浆膜表面有灰黄色结节，盆腔有草黄色、澄清的液体；有的因为粘连形成多个包裹性囊肿。

2. 粘连型：腹膜变厚，并与邻近脏器发生紧密的粘连，粘连的组织常常发生干酪样坏死，容易形成瘘管，有的患者腹腔与盆腔脏器全部粘连在一起，像厚而硬的"冰冻骨盆"一样。

三、临床表现

患者症状及其妇科检查情况与炎症侵犯部位、程度、范围的大小及患病的时间长短而有不同。轻者无症状或症状轻微，重者症状明显而严重。

（一）不孕： 多数生殖器结核因不孕症而就诊。原发性不孕症患者中以生殖器结核为常见病因之一。主要由于输卵管黏膜炎症侵犯、破坏、粘连，导致输卵管腔阻塞，或因输卵管周围粘连，致输卵管腔通而不畅，而致不孕或宫外孕。输卵管黏膜纤毛被破坏，输卵管蠕动受限，丧失运输功能或子宫内膜结核妨碍受精卵着床，即受精卵不能埋入于子宫内膜内而致不孕。

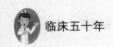

（二）下腹坠痛：因炎症或粘连引起下腹持续性疼痛，经期、活动、性交后腹痛加重，可伴阴道分泌物增多。

（三）月经失调：病变早期，因为子宫内膜充血、溃疡，导致月经量过多、经期延长、不规则出血等。病变晚期，由于子宫内膜遭受不同程度的损害，导致月经量减少或闭经。多数患者就诊时已到晚期。

（四）全身症状：轻者，全身症状不明显，有时表现为经期发热，经期后体温正常，这种周期性发热是生殖器结核的特征，若处在结核活动期，可有结核病的一般症状，如发热、盗汗、乏力、食欲不振、体重减轻等；重者，可出现发高烧等全身中毒症状。

（五）全身及妇科检查

轻者，全身检查无明显异常体征；严重的盆腔结核合并腹膜结核时，查腹部有柔韧感、揉面感、腹水征（腹部隆起、叩诊可以有移动性浊音）；形成包裹性积液时，可能触及囊性包块、不活动、边界不清。

妇科检查：子宫一般发育较差，因子宫与周围粘连使子宫活动受限，子宫两侧的附件可触及呈索条状的输卵管，或输卵管与卵巢等粘连，形成大小不等、形状不规则的包块，质硬、表面不平、不活动。子宫与附件广泛粘连时，可形成"冰冻骨盆"。

四、诊断和鉴别诊断

（一）诊断

由于多数患者缺少明显的症状，检查身体也缺少明显的特异的体征，所以诊断较难，容易被忽略。为了提高确诊率，应详细问病史，尤其是患者有原发不孕，月经异常、经量少，甚至闭经，下腹坠痛，低热、盗汗；慢性盆腔炎久治不愈，伴有腹水；既往有结核病接触史或曾经患过肺结核、胸膜炎、腹膜结核、肠结核等，都应该考虑有生殖器结核的可能，需要进一步检查，协助诊断。若能找到病原体或有组织病理学检查的证据，就可以确诊。

常用的辅助诊断方法，有下列几种：

1. 子宫内膜或宫颈病理检查

取子宫内膜作病理检查是诊断子宫内膜结核最可靠的依据。由于月经期前子宫内膜较厚，如有结核菌，此时阳性率高，所以选择在经前1周或经前12小时内行刮宫术。手术前3天和手术后4天，每日肌肉注射链霉素0.75g及口服异烟肼0.3g，以预防由于刮宫引起结核病灶的扩散。若宫颈可疑结核，应取宫颈活组织送作病理检查以确诊之。

2. X线检查

（1）胸部X线拍片：必要时行消化道或泌尿系统X线检查，便于查找、发现原发病灶。

（2）盆腔 X 线拍片：若盆腔有钙化点，提示曾有过盆腔结核病。

（3）子宫输卵管造影：对诊断生殖器结核的诊断帮助较大。一般在月经干净后 3～7 天进行，在行造影前后应给抗结核药物和抗生素。有活动性生殖器结核者，不宜作碘油造影检查。

3. 腹腔镜检查或剖腹探查

通过腹腔镜直接观察子宫、输卵管等盆腔情况，并取腹腔液作结核菌培养或取病灶组织作病理细胞学检查。对于粘连严重，尤其有包裹性积液者宜行开腹探查，以避免损伤肠管等脏器。

4. 结核菌检查

取月经血或宫腔刮出物或腹腔液，作涂片查找结核菌；或作结核菌培养，此法准确，但是，由于结核菌生长缓慢，约需 1～2 个月才能有结果；分子生物学方法，如 PCR 技术，快而简便，但可能出现假阳性。

5. 结核菌素试验

结核菌素试器验若阳性，说明体内曾有结核菌感染。强阳性者，说明目前仍有活动性病灶，但不能提示病灶的部位；若为阴性，一般情况下表示没有结核菌感染。

6. 其他

查血常规，白细胞不高、淋巴细胞增高，结核活动期红细胞沉降率增块。这些化验检查结果均非特异性，只能作诊断时的参考。

（二）鉴别诊断

结核性盆腔炎、生殖器结核应与非特异性慢性盆腔炎、子宫内膜异位症、卵巢肿瘤、卵巢癌、宫颈癌等鉴别，诊断困难时应作腹腔镜或剖腹探查，或作宫颈涂片，宫颈组织细胞学检查确诊。

六、治疗

采用抗结核药物治疗为主，休息、营养为辅的治疗原则。

（一）一般治疗：生殖器结核是一种慢性、消耗性疾病，应该加强营养，增强机体抵抗力和免疫力。急性患者至少休息 3 个月以上，慢性患者从事轻微工作和学习，注意劳逸结合，适当参加体育锻炼，增强体质。

（二）药物治疗

药物治疗对生殖结核患者 90% 有效，现在用药治疗，提倡早期、联合、适量、全程的治疗原则，疗程已缩短为 6～9 个月，也取得良好的疗效。

1. 常用的抗结核药物

（1）一线药物

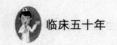

异烟肼又称为雷米封，300 mg，每天一次顿服。或每周 2～3 次，每次 600～800 mg。对结核杆菌的杀菌力强，用量小，副作用小，与其他抗结核药合用，可减少耐药性的产生，并能提高疗效。主要副反应是神经毒性（眩晕、耳鸣、失眠、记忆减退等）和肝功异常，孕妇可用。

乙胺丁醇，0.75～1g，每天一次顿服。8 周后改为间歇疗法，即每周 2～3 次，每次 1.5～2g。对结核菌抑制作用强，最严重的不良反应为球后神经炎，出现弱视、视野缩小和红绿色盲等，停药后可恢复，目前所用的治疗量已经很少出现此反应，但肾功能异常者慎用，孕妇可用。

（2）二线药物

利福平，450～600 mg，早餐前空服顿服。间歇疗法为每周 2～3 次，每次 600～900 mg。杀菌力强，易产生耐药性。副反应是肝损害。孕妇慎用。

吡嗪酰胺，每日 1.5～2 g，分 3 次口服。抑制结核菌力不如链霉素，毒性大，容易产生耐药。副反应为肝损害为主。肝脏病患者禁用，孕妇慎用。

链霉素，0.75 g，肌肉注射，每天一次。50 岁以上或肾功能减退者可用 0.5～0.75g。单独用药容易产生耐药性。长期用药可出现眩晕、口麻、四肢麻木、耳鸣、耳聋等副反应，当出现副反应时应及时停药。目前主要用于重症患者，患者若对链霉素耐药，可用乙胺丁醇代替链霉素。孕妇禁用。

2. 治疗的具体方案可选用

（1）异烟肼、利福平联合用药 9 个月；

（2）异烟肼、利福平和乙胺丁醇 3 种药，联合用药 6 个月；

（3）异烟肼、利福平和链霉素或吡嗪酰胺 3 种药联合用药 2 个月，然后每周 2 次用药，用异烟肼和利福平 6 个月。

3. 目前推行两个阶段短疗程药物治疗方案，前 2～3 个月为强化期，后 4～6 个月为巩固期或继续期。常用药治疗方案：

（1）强化期 2 个月，每天用异烟肼、利福平、链霉素和吡嗪酰胺 4 种药，联合用药；以后巩固期 4 个月，每天用异烟肼、利福平或每周 3 次间歇应用异烟肼、利福平。一般用于初次治疗的患者。

（2）强化期 2 个月，每天用异烟肼、利福平、链霉素和吡嗪酰胺 4 种药，联合用药。

项固期 6 个月，每天用异烟肼、利福平和乙胺丁醇，或每周 3 次，用异烟肼、利福平和乙胺丁醇。多用于治疗失败或复发的患者。

（3）全程间歇疗法：强化期 2 个月，每周 3 次，联合应用异烟肼、利福平、链霉素和吡嗪酰胺；巩固期 6 个月，每周 3 次，应用异烟肼、利福平、乙胺丁醇。

（三）手术治疗

有以下情况者应考虑手术治疗：

1. 盆腔包块经药物治疗后，包块虽已缩小，但不能完全消退。

2. 药物治疗无效或治疗后反复发作形成结核性脓肿者。

3. 已形成较大的包裹性积液者。

4. 子宫内膜结核，抗结核药物治疗无效者。

手术前后均应应用抗结核药物治疗。手术依据患者年龄、病变情况，有无生育要求等因素，综合考虑、决定手术范围。一般手术以全子宫及双侧附件切除术为宜。年轻患者尽量保留卵巢功能，病变仅局限于输卵管而有迫切要求生育者，可行输卵管切除术，保留子宫和卵巢。虽然生殖器结核经抗结核药物治疗可得良好效果，但治疗后的妊娠成功率极低，对部分希望妊娠者，可行辅助生育技术助孕。

六、预防

做好卡介苗接种，增强体质，积极防治肺结核、腹膜结核、淋巴结核、肠结核等。

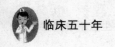

第八章　性传播疾病（STD）

第一节　性传播病

——*问题 65*：*什么是性传播病？常见的性传播病包括有什么？*

性传播病是指以性行为为主要的传播途径的一组传染病，过去传统的性传播病有五种，现在已增加到 20 余种，包括有梅毒、淋病、非淋菌性尿道炎、软性下疳、性病性淋巴肉芽肿、艾滋病、尖锐湿疣、生殖器疱疹、巨细胞病毒感染、生殖道沙眼衣原体感染、支原体感染、弓形虫病、阴虱病。此外，滴虫性阴道炎、外阴阴道念珠菌病、细菌性阴道病、乙型肝炎等，也属于性传播病。

——*问题 66*：*性传播病是如何进行传播的？什么叫做潜伏期？*

性传播疾病的传播，首先主要是通过性行为直接传播。由于性行为的多样性如口交、肛交、触摸等，发病部位除了生殖道以外，也可以在口唇、舌头、扁桃体、肛门等处发病。其次是通过患者污染的衣物、被褥、厕所便器、公共浴池、游泳池等间接传播，也可以通过血液传播和医源性传播。孕妇患性传播疾病可造成母婴传播。

性传播疾病正在全世界范围内迅速蔓延，近年来，我国发病率明显上升，有的患者可同时患有几种性传播病。妊娠妇女属于性活跃人群，当孕妇感染上性传播病后，不仅是孕妇自身受到了损害，更严重的会影响到下一代的身体健康，导致发生流产、早产、死胎、死产、胎儿生长受限、发育异常、胎膜早破、胎膜炎症，胎儿通过孕妇血液或经过感染有性传播病孕妇的产道时感染而患病，应引起人们的高度警惕。

潜伏期是指，从病原体侵入人体后到被感染的患者出现不适症状时，这一段时间称为潜伏期。

第二节　淋　病

淋病的病原体是淋病双球菌，它是主要侵犯泌尿系统和生殖系统的化脓性感染，也可以侵害眼睛、咽喉部、直肠，甚至全身各脏器。是世界上最常见的性传播疾病，占我国性传播疾病的第一位。

一、传播途径

（一）通过性交直接接触传染：约占成人淋病的99％以上，多数是男性先感染淋菌病原体后再传播给女方。

（二）间接传染：通过淋菌污染的衣服、毛巾、便盆间接传给人体，是儿童得病的主要方式。

（三）产道感染：新生儿在分娩时，通过产道时接触了被感染的宫颈或阴道分泌物而患病，常表现为新生儿淋菌性眼结膜炎、肺炎等。

二、临床表现

淋病的潜伏期为1～14日，平均3～5日。50％～70％妇女感染淋病菌后没有感觉，不出现症状，但是仍然具备有传染性，所以容易被忽略。

（一）下生殖道、泌尿道感染

多数人在不洁性交后3～7天出现症状，主要是泌尿生殖系统的症状，如表现为尿急、尿痛、尿频等急性尿道炎的症状，有的外阴瘙痒、灼热感、阴道黄绿色脓性白带增多、偶有下腹痛。

妇科检查：阴道有脓性分泌物，宫颈充血而红肿、水肿、触痛、经阴道前壁向前方（耻骨联合方向）挤压尿道或尿道两侧后方的尿道旁腺可见脓性分泌物流出；若有前庭大腺炎时，在大阴唇下1/2处红肿胀痛，流出脓性分泌物，甚至形成脓肿。

（二）上生殖道感染

下生殖道感染时，如果未给予治疗，尤其是在月经期性交或产后、进行宫腔手术后的感染，淋菌可向上蔓延，引起子宫内膜炎、输卵管炎、输卵管积脓、输卵管卵巢积脓、盆腔炎、盆腔腹膜炎等（称为合并症淋病）。一般发病急，而且严重，表现为突发寒战、高热、头痛、恶心、白带多、双下腹痛、经期延长、肛门坠痛。

查体：下腹深压痛、反跳痛、腹壁紧（肌紧张）。

妇科检查：可见到宫颈口流出脓性分泌物，宫颈红肿，抬举宫颈感到疼痛，子宫压痛，双侧附件压痛、增厚，或有囊性包块。

（三）播散性淋病

淋菌通过血液循环传播，引起全身性淋菌性疾病，如淋菌性皮炎、关节炎、脑膜炎、肺炎、胸膜炎、心包炎等。

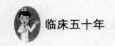

三、诊断

（一）病史：不洁的性接触史或性伴侣有淋病史。

（二）查体：尿道口、前庭大腺口、宫颈口有脓液等。

（三）化验

1. **分泌物涂片检查：**取尿道口、前庭大腺口或宫颈管分泌物作涂片，行革兰氏染色，有时可出现假的阳性，所以此法只能为筛查的手段。

2. **淋病菌培养：**是诊断淋病的标准方法。阳性率可达 80%～90%。一般取宫颈管分泌物送作培养，盆腔积脓者可取穿刺液进行涂片检查及培养。高烧者可取血作培养。

四、预防和治疗

治疗原则：应该尽早、及时、彻底、用药量足、规范应用抗生素。同时治疗性伴侣，并定期复查。

淋病高发地区，孕妇应予产前常规筛查淋菌，并给治疗。淋病孕妇生出的新生儿应给予 1% 硝酸银液滴眼，并给抗生素。

（一）一般治疗

急性期患者应卧床休息，禁止一切剧烈运动，治疗期间禁止性生活，局部用 1∶5000 高锰酸钾液坐浴或清洗。防止带淋菌的手污染眼睛。

（二）抗生素治疗

首选药物以第三代头孢菌素为主，对轻症者可应用大剂量单次给药方法，重症者应连续每日给药。

1. **无合并症淋病**

头孢曲松钠（罗氏芬、头孢三嗪）250mg，一次肌肉注射（即大剂量单次给药方案）；或头孢噻肟钠（头孢氨噻肟）1g，单剂肌注；或大观霉素（壮观霉素、淋必治、曲必星）2～4g，单剂肌注；或 阿奇霉素（希舒美）1g，口服一次（即单次口服）；或左氧氟沙星，250mg，单次口服。

2. **上生殖道感染**

头孢曲松钠 500mg，肌肉注射，每天一次，共 10 天；或大观霉素 2g，肌肉注射，每天一次，共 10 天。

3. **播散性淋病：**头孢曲松钠 1g，肌肉注射或静脉注射，每天一次；或大观霉素 2g，肌肉注射，每天 2 次，共 10 天；或左氧氟沙星 250mg，静脉注射，一天一次。

五、治愈标准

临床症状和体格检查，其体征全部消失；尿常规检查正常；治疗结束后一周或月经后，作宫颈分泌物涂片和培养两次，均为阴性。

第三节　梅　毒

梅毒是由梅毒螺旋体引起的一种慢性、全身性的性传播病。梅毒可累及全身各器官，产生各种症状和体征，早期主要表现在皮肤黏膜受损等，晚期侵犯心血管、中枢神经等重要脏器，造成劳动力丧失或死亡。患有梅毒的孕妇可通过胎盘将螺旋体传给胎儿引起流产、早产、死产或患有先天性梅毒的新生儿。

一、传播途径、传播方式

（一）性接触直接传播： 为最主要的传播方式，约占95％。

（二）间接传播： 接触污染的衣物、接吻、哺乳、喂奶、接触患者的皮肤黏膜而间接传播。

（三）血液传播： 输入含有梅毒螺旋体的血液或用未消毒的医疗器械等。

（四）围产期垂直传播： 患有梅毒的孕、产妇通过胎盘或在分娩时通过产道传染给胎儿。

二、诊断

根据不洁的性接触史、临床表现和化验室检查可作出诊断。实验室检查包括：

（一）病原体检查： 在患者的皮肤病灶或肿大的淋巴结取出标本，在暗视野显微镜下查见梅毒螺旋体。

（二）血清学检查

1. 快速血浆反应素试验（RPR）：用于婚检、普查等，是筛查方法。

2. 梅毒螺旋体血凝试验（TPHA）：测定梅毒血清特异性抗体。

三、治疗原则

早期明确诊断，及时治疗，青霉素类药物为首先选择应用，对青霉素过敏者，可用四环素或红霉素，用药剂量要足够，治疗疗程要规范，追踪观察治疗彻底。治疗期间避免性生活，性伴侣应同时进行检查、治疗。

四、治愈标准

定期检查，随访2～3年，达到临床上治愈，也就是说各种疾病损害消退、症状消失，实验室血清学检查由阳性转为阴性。

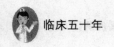

第四节　尖锐湿疣（CA）

尖锐湿疣是由人乳头瘤病毒（HPV）感染，在生殖器官及其附近皮肤引起皮肤鳞状上皮增生，表现为小疙瘩的疣状病变。尖锐湿疣是国内外最常见的性传播病的一种，在我国其发病率占性传播病的第二位，仅次于淋病。

一、病原体、病因及发病危险因素

人乳头瘤病毒在自然界普遍存在着，约有 100 多种型别，其中有 30～40 种亚型与生殖道感染发病有关，HPV 除了引起生殖道尖锐湿疣外，还与生殖道恶性肿瘤（宫颈癌、外阴癌）的发生有一定的关系。根据引起生殖道肿瘤的可能性，将其分为低危型和高危型二种。引起尖锐湿疣病变主要与低危型有关，如 HPV6、11 型。

增加发病的危险因素，如过早性交、多个性伴侣、免疫力抵抗力低下、性激素水平高、吸烟等。尖锐湿疣往往与多种性传播病同时存在。

二、传播途径

（一）性交直接传播：为主要传播方式。

（二）间接传播：通过污染的衣物、治疗器械等间接传播。

（三）母婴垂直传播：通过胎盘、羊水、产道由孕产妇传给胎儿，新生儿感染 HPV 可引起幼儿喉乳头瘤等。

三、临床表现

潜伏期为 1～8 个月，平均为 3 个月。以 20～29 岁妇女多见。患者自觉症状常不明显，部分患者感到外阴痒、烧灼痛、有小包块、性交痛、性交后出血、白带增多。

妇科检查：外阴、尿道口、肛门周围的皮肤黏膜出现小而柔软的深红色丘疹样突起。病灶逐渐增大、增多，融合一起形成乳头样、芽花样，质脆，触之可脱落、出血。阴道、宫颈处病灶呈扁平状疣或芽花状团块。

四、诊断

典型病例通过肉眼检查多数可作出诊断，对可疑病例，需通过辅助检查给予诊断。

（一）阴道镜或醋酸白试验：在病变部位涂上 3‰～5‰的醋酸，3～5 分钟后局部病变区变白（醋酸使感染上皮细胞中的蛋白质凝固而变白），提示可能有

HPV 感染，醋酸白试验由于敏感性高，特异性低，所以不能作为确诊的方法。阴道镜检查有助于发现病变，尤其是宫颈病变。

（二）**病理组织学检查**：在疑有病变处取下组织送检，若见有挖空细胞是 HPV 感染的特征性改变。其特异性较高，但是敏感性低。

（三）**核酸检测 PCR 法**：技术简便、快速、敏感性高、特异性强，不仅能确诊是否为 HPV 感染，而且能确定 HPV 类型。

五、治疗

——问题 *67*：感染了人乳头瘤病妻（HPV），都需要治疗吗？

目前还没有根除 HPV 的方法，一般认为，无症状或没有病灶的 HPV 感染者可以不进行治疗，过 4~6 个月复查 HPV。有的妇女在感染 HPV 后，身体产生细胞免疫和体液免疫作用可清除大部分的 HPV。有资料报道，正常上皮感染病毒后，80% ~ 90% 的人因为身体产生的免疫反应排除了病毒，只有 10% ~ 20% 的人未能排除病毒，造成持续感染。但是对妊娠期的尖锐湿疣应积极进行治疗，以防发生产后（产褥期）感染，并减少胎儿及新生儿患喉乳头病瘤的机会。因此，对 HPV 感染者的处理、治疗要个体化。

治疗原则为明确诊断，排除同时伴有的混合感染，去除表面突起的疣体，改善症状和体征，提高机体免疫力。

（一）**局部药物治疗**

1. 50% 三氯醋酸：外涂于病变部位，每周 1 次，一般 1~3 次后病灶可消退。若用药 6 次，仍未治愈者应改用其他方法。

2. 5-氟尿嘧啶（5-FU）：局部用药，但孕妇禁用，以防发生胎儿畸形。

3. 干扰素：具有抗病毒、抗增殖及调节免疫作用。

4. 保妇康栓：阴道用药，第一次用半粒，无反应者，以后一天用 1~2 粒。

（二）**物理或手术治疗**：用微波、激光、冷冻、光疗或手术切除病灶。

六、治愈标准

尖锐湿疣治愈标准是疣体病灶消失，其预后一般良好，治愈率较高。但有复发可能，反复发作的顽固尖锐湿疣，应及时取下活体送检，以排除恶变。

——问题 *68*：什么叫做外阴假性湿疣？如何治疗？

外阴假性湿疣是近几年来新认识的一种疾病，病因尚不清楚。多见于青年妇女，发病年龄主要为 18~40 岁，发病率为 16% ~18%。

临床可在小阴唇内侧黏膜面或在阴道前庭处见到 1~2 毫米的小丘疹，淡红

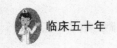

色，群集不融合，表面光滑，呈沙粒状、绒毛状或小乳头状突起，常无自觉症状。局部涂用 50％三氯醋酸，过 1～3 天局部病变可自行脱落，或涂用无环鸟苷软膏。

对患有假性湿疣者，应警惕除外真菌、滴虫、衣原体的感染。

第五节　生殖器疱疹

一、病原体

生殖器疱疹是由单纯疱疹病毒（HSV）引起的性传播病。

二、传播途径

主要是通过性交直接传播。孕妇患有 HSV 感染时有可能通过胎盘传染给胎儿。经产道感染于胎儿或新生儿（较多见）。

三、临床表现

潜伏期为 3～14 天，好发部位为外阴、大小阴唇、尿道口、阴道口、阴道、宫颈、肛门周围、大腿或臀部。局部有烧灼感、群集丘疹，丘疹很快形成水疱，疱液中有病毒，疱疹破裂后形成糜烂或溃疡而疼痛，随后结痂自愈，一般不留痕迹。

发病前可以出现全身症状，如发热、全身不适、头痛、腹股沟淋巴结肿大、触痛。部分患者出现尿急、尿频、尿痛等尿道刺激症状。一般经过 2～3 周缓慢消退。愈合后容易复发，多数在半年内复发。

四、诊断

根据病史和临床表现外，可作实验室检查。

（一）**细胞学检查**：疱疹底部作涂片、染色后作细胞学检查。

（二）**病毒培养**：是诊断 HSV 感染的"金标准"，但操作复杂、花费大。

（三）**HSV 抗体检测**：抽血测定血清特异性抗体，是常用的快速诊断方法。

五、治疗

生殖器疱疹容易复发，尚无彻底治愈方法，治疗目的是减轻症状，缩短病程、减少 HSV、控制其传染性。

（一）**全身抗病毒药物治疗**

阿昔洛韦（无环鸟苷），一次服药 200mg，一天服 5 次；或一次服药 400mg，每日 3 次，连服 7～10 天为一疗程。

（二）局部治疗

保持病变局部清洁、干燥，外涂 3％～5％阿昔洛韦（无环鸟苷）软膏。

六、治愈标准及预后

病变部位疱疹损害完全消退，疼痛、异常感觉及淋巴结肿痛等症状消失为治愈。此病虽然容易复发，但预后好。

第六节　支原体感染

一、病原体

感染人类的支原体约有 12～14 种，其中从女性生殖道分离出的人型支原体（MH）及解脲支原体（UU）最为常见。支原体多数导致阴道炎、宫颈炎、输卵管炎。解脲支原体则引起非淋菌性尿道炎。

二、传播途径

主要通过性接触直接传播。支原体可存在于女性阴道、尿道口的周围，宫颈外口或男性尿道口、精液及尿液中。孕产妇也可通过母婴垂直传播，直接影响胎儿或新生儿。

三、诊断

支原体多数与人类宿主共存，可以不出现感染症状。当支原体与其他病原体合并感染时，主要表现为非淋菌性尿道炎及生殖道其他炎症的症状，诊断依据是实验室检测。

（一）**支原体培养**：从阴道、尿道取分泌物作培养，并作药敏试验。
（二）**血清学检查**：抽血化验血清中的特异性抗体。

四、治疗

全身用药：支原体对多种抗生素敏感，一般根据药敏情况选用，如四环素、克林霉素（氯洁霉素）等。孕妇首选红霉素，250mg，每天服 4 次，连服 14 日。
局部用药：保妇康栓，每晚放入阴道 1 粒。

第七节　生殖道沙眼衣原体感染

一、病原体

沙眼衣原体（CT）引起泌尿生殖道感染，是常见的性传播病，在发达国家

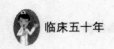

已占性传播病的首位。沙眼衣原体还可以引起眼结膜炎、直肠炎、肝周围炎等，常与淋病混合感染。

二、传播途径

（一）直接传播：主要通过性交直接传播。

（二）间接传播：少数是接触患者分泌物，通过污染的手、眼、衣服或医疗器械等间接传播。

（三）母婴传播：孕妇患有沙眼衣原体感染时，可通过子宫、产道传给胎儿、新生儿（可发生眼结膜炎、肺炎）。

三、临床表现

潜伏期为 1～3 周。患者不容易察觉到患病，即无症状、病程迁延。

临床表现与感染部位有关，其病原体（CT）可由下向上发展。

（一）宫颈黏膜炎：宫颈管是 CT 最常见的感染部位，表现为阴道分泌物增多，呈黏液脓性，性交后出血，若伴有尿道炎，则出现尿频、尿急、排尿困难。检查可见宫颈红肿、宫颈管脓性分泌物，接触宫颈容易出血。

（二）子宫内膜炎：患者可感到下腹痛，阴道分泌物增多，伴有不规则、少量阴道出血或月经过多。

（三）输卵管炎：长期慢性下腹痛、低热、久治不愈。输卵管炎症、粘连等可导致发生宫外孕或不孕症。

四、诊断

由于 CT 感染常无特殊的临床表现，所以临床诊断较困难，常常需要作实验室检查才能确诊。

（一）细胞学检查：作涂片、染色方法简便，但敏感性、特异性差。

（二）沙眼衣原体（CT）培养：是确诊 CT 的最敏感、特异、可靠的方法。

（三）其他方法：包括有 CT 抗原检测法、CT 核酸检测（PCR）和血清抗体检测法。

五、处理及治疗和预防

（一）药物治疗：多西环素（强力霉素、脱氧土霉素）100mg，每日 2 次，连服 7～14 天；或阿奇霉素 1g，单次顿服，或 0.5g，一天 2 次，共 3 天；或红霉素 500mg，每天 4 次，连服 7 天；或左氧氟沙星，500mg，一天一次，连服 7天。

（二）性伴治疗：性伴侣应同时进行检查、治疗。治疗期间避免性生活。

（三）按时复查：CT 感染在治疗后，容易发生复发、再次感染，所以在治疗后 3～4 个月进行 CT 的复查。

第八节 性病性淋巴肉芽肿（LGV）

性病性淋巴肉芽肿是由沙眼衣原体 L_1、L_2、L_3 血清型引起的性传播病。

一、临床表现

性病性淋巴肉芽肿是经过性接触传播、感染，潜伏期为 1～6 周。临床分为三期：

（一）早期：即生殖器原发损害期，表现为妇女外阴、阴道、宫颈处出现 3～6 毫米的疱疹，浅表性糜烂、溃疡，患者无明显的自觉症状，常常被忽略，几天后自行消失，不留下瘢痕。

（二）中期：为淋巴播散期，腹股沟的一侧或双侧淋巴结肿大、质硬、有触痛，以后淋巴结可相互融合，并与皮肤粘连，进一步发展，淋巴结团块可破溃流出黄色液体或血性液体，形成瘘管，数月后愈合，并留下瘢痕。如果病变部位是阴道或宫颈，沙眼衣原体经淋巴引流到直肠周围淋巴结，引起直肠炎、直肠周围炎，称之为肛门直肠生殖器综合征，可出现发烧、头痛、腹痛、腹泻、里急后重、大便带血、便秘、腰背痛等。

（三）晚期：外阴可呈橡皮样肿和直肠狭窄等后遗症。

二、诊断

（一）诊断标准：根据个人接触的病史，典型的临床表现和实验室检查做出诊断，但要除外其他的疾病。

（二）实验室检查

1. 抽血作血清抗体检查。

2. 衣原体培养。

三、治疗

（一）全身治疗：首选多西霉素（强力霉素、脱氧土霉素），也可用红霉素，500mg，一天服 4 次，共服药 3 周。

（二）局部治疗：局部淋巴结未化脓前用冷湿敷或超短波治疗，局部若有波动感，形成脓肿时应抽出脓液，严禁切开引流。

（三）性伴侣应进行检查、治疗。

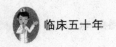

第九节　获得性免疫缺陷综合征（AIDS）——艾滋病

——问题 *69*：艾滋病病毒存在人体什么组织中？是如何进行传播的？如何预防？

一、病原体

获得性免疫缺陷综合征（AIDS）又称为艾滋病，是由人类免疫缺陷病毒（HIV）引起的性传播病，HIV 可引起 T 淋巴细胞损害，导致发生持续性的免疫缺陷、免疫力低下，引起多个器官感染、发病或出现恶性肿瘤，最终导致死亡。

二、传播途径

HIV 存在于感染者的体液中，包括有血液、精液、阴道分泌物、眼液、乳汁、尿液、脑脊液中。艾滋病患者或 HIV 携带者都具有传染性。

传播途径如下。

（一）性接触直接传播：包括同性、异性之间的性接触。

（二）血液传播：如与吸毒者共用注射器，接受 HIV 感染者的血液、血制品，接触 HIV 感染者的血液、黏液等。

（三）母婴传播：通过胎盘、产道及哺乳等方式传给胎儿、新生儿。

三、临床表现

从感染 HIV 到发展为艾滋病的潜伏期长短不同，短的为几个月，长的可达 17 年，平均 8 年。临床表现多种多样，一般分为 3 个阶段。

（一）急性期：部分患者在感染初期无症状，多数在感染后 6 天～6 周出现症状，如发热、乏力、咽痛、全身不适、头痛、皮疹，淋巴结、肝、脾肿大等。此期已具有传染性，但在感染 2～3 个月后才能出现 HIV 抗体阳性。检查血不易检出 HIV 抗原，但可检出 HIV 抗体。

（二）无症状期：患者无自觉症状，查体无异常体征。

（三）艾滋病期：出现症状，如发热、盗汗、头痛、腹泻、体重下降、精神淡漠、痴呆、性格改变、淋巴结肿大等，同时可以感染或发生其他疾病，如真菌、巨细胞病毒、弓形虫病，肺结核、恶性肿瘤等。

四、诊断

根据流行病史、临床表现和实验室检查进行诊断。

（一）**流行病史**：不完全的性生活史，多个性伴侣、同性或异性，配偶或性伴侣抗 HIV 抗体阳性，静脉吸毒，输入未经 HIV 抗体检测的血液或血液制品，与 HIV 携带者或艾滋病患者密切接触史，HIV 抗体阳性所生的子女。

（二）**实验检查**：HIV 抗体检测是诊断 HIV 感染的金标准。

五、治疗

目前尚无治愈的方法，主要采取一般治疗、药物治疗（抗病毒药和免疫调节药物）和对合并症的对症治疗。

六、预防

因暂无治愈方法，所以重要的是预防。

（一）进行卫生宣传，让大家都了解 HIV 和艾滋病的危害性和传播途径。

（二）对 HIV 感染的高危人群进行 HIV 抗体检测，对 HIV 阳性者进行宣教、随访、防止继续传播给他人。对其配偶、性伴侣作 HIV 抗体检测。

（三）打击、取缔娼妓活动，严禁吸毒。

（四）献血人员在献血之前必须作抗 HIV 抗体的检测。

（五）避免医源性感染。

（六）完全的性生活，即性生活时使用避孕套，预防艾滋病传播。

（七）及时治疗有 HIV 感染的孕产妇，以减少新生儿感染 HIV。

第十节　巨细胞病毒感染

一、病原体

巨细胞病毒感染是由巨细胞病毒（CMV）引起的一种全身性感染疾病，属于性传播疾病。

二、传播途径

（一）主要传播途径是性的接触，也可以通过唾液、精液、宫颈分泌物、血液、尿液等传播。

（二）孕妇患 CMV 感染时，可通过胎盘、产道垂直传播给胎儿、新生儿。

（三）新生儿出生后，产妇唾液、乳汁、尿液中含有巨细胞病毒，通过密切接触、哺乳等方式而感染。

三、诊断

临床症状和体征检查无特殊的情况，即临床表现无特异性，所以对疾病的诊

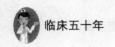

断主要依据病原学和血清学的检查。

实验室检查方法：如酶联免疫法，检测血清中 CMV 的 IgG、IgM；细胞学检查，取宫颈脱落细胞或尿液作涂片、染色检查等。

四、处理

抗病毒药对 CMV 感染的孕妇没有实际应用的价值。大剂量干扰素只能抑制病毒，缓解病情。所以在妊娠早期、中期，一般行人工流产或中期引产终止妊娠，避免生出有先天缺陷的小孩。新生儿应用的一次性尿布加以消毒。乳汁查出有 CMV 者应终止哺乳。

第十一节　阴虱病

一、病原体

由寄生虫阴虱引起的皮肤病，也属于性传播病。

二、传播方式

性接触传播是传播的主要方式，偶有通过污染的衣物或狗等间接传播。

三、临床表现及诊断

患者主要感到外阴瘙痒，在外阴、阴毛、毛囊处找到虱子或阴虱虫卵就可以确诊。

四、治疗

剃除阴毛，并用热肥皂水清洗，被褥应消毒，夫妻双方同时治疗。对性伴侣也应该进行治疗。

第十二节　弓形虫病

——问题 *70*：什么叫做弓形虫病？如何预防和治疗？

一、病原体、病因

病原体是刚地弓形虫，可以引起人类与牲畜之间共患的疾病。

二、临床表现及对胎儿的影响

弓形虫病在临床上分为急性和慢性两种。急性弓形虫病以淋巴结炎为多，全身或局部淋巴结肿大，可有压痛。慢性弓形虫病可表现为眼睛视网膜脉络膜炎。

孕妇患弓形虫病者多数没有症状或仅有轻微的症状，少数有症状者表现多样化。

患者在孕期可增加发生妊娠并发症，如流产、死胎等，并能通过血液、胎盘、羊水等垂直传播给胎儿，引起先天性弓形虫病。

三、诊断与处理

为了能及时发现孕妇是否患有弓形虫病，应该于妊娠早期作酶联免疫吸附试验，如果查血，弓形虫 IgG、IgM 均为阴性，提示没有感染过弓形虫，对弓形虫没有免疫力，应严密监测。若弓形虫 IgM 阳性，提示为弓形虫急性感染，如果发生在早期妊娠（妊娠 12 周以前），应终止妊娠；若发生在妊娠中期、晚期，则在胎儿娩出时，检测新生儿脐带血、查弓形虫 IgM，以便确定有没有发生宫内感染。如果仅仅是弓形虫 IgG 阳性，提示孕妇曾患有弓形虫病，并且已产生了免疫力。

四、治疗

治疗越早，发生后遗症状越少。妊娠期间，一旦确诊有弓形病，应服用乙酰螺旋霉素 0.5g，每日服 4 次，连服 2 周为一个疗程。停歇 2 周后，可再重复一疗程。患有弓形虫病的孕妇，当新生儿出生后也应该服用螺旋霉素。

五、预防

对育龄妇女进行卫生宣传，肉食品应该熟食，喂养猫、狗，与猪、羊、牛等哺乳动物有密切的接触者，除了仔细处理好动物粪便外，还应该在妊娠早、中、晚期抽血分别检测弓形虫 IgM，以便及时发现是否有弓形虫急性感染，才能决定是否给予及时的终止妊娠或给予足够量的药物治疗。

——问题 *71*：孕前检查都有什么项目？应注意什么问题？

据了解，目前还没有对孕前检查项目做出统一的规定。到底作什么检查，常常是医生与患者通过相互沟通，根据具体情况做出选择、决定。目前，一般作妇科盆腔检查、宫颈刮片防癌检查（TCT）和妇科 B 超，了解子宫及附件情况。有人抽血查风疹病毒（RV）、巨细胞病毒（CMV）、单纯疱疹病毒（HSV）和弓形虫（TOXO），简称为 TORCH。养猫狗的妇女应查此项。此外查乙型肝炎

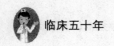

"两对半",目的是了解是否患有乙型肝炎,是否适于妊娠。有人若要除外结核病、性传播疾病等,可做胸部 X 片或胸透,查衣原体、支原体、淋病、梅毒、艾滋病等。

孕前除了作检查外,还应该注意以下问题。

夫妻双方应禁烟、酒,最好不要养猫狗,避免传染病,避免接触 X 射线、农药等污染物。怀孕前、后 3 个月服用叶酸(斯利安),一片为 0.4mg,可预防或减少缺陷胎儿的出生,如无脑儿、脊柱裂等神经管畸形的疾病。但要注意不要服用用于治疗贫血的叶酸,其含量一片为 5mg。

——问题 *72*:乙肝病妻血清学检查包括什么内容?有什么意义?

1. 乙肝五项即"两对半"

HBsAg 阳性 提示感染乙肝,见于乙型肝炎患者及乙肝病毒携带者。

HBsAb 阳性 提示曾经感染过乙肝,已产生自动免疫。

HBeAg 阳性 提示血中有大量乙肝病毒,传染性较强。

HBeAb 阳性 提示乙肝感染恢复后期或乙肝病毒少,传染性较低。

HbcAb-IgM 阳性 提示乙肝病毒复制阶段,处于感染期。

(HbcAb-IgG 阳性 提示慢性持续性乙肝或既往感染乙肝。)

2. 大三阳:指 HBsAg、HBeAg、HBcAb 阳性,提示乙肝病毒处于高度活跃复制阶段。

3. 小三阳:指 HBsAg、HBeAb、HBcAb 阳性,提示乙肝病毒处于相对较低的复制阶段。

第九章　女性生殖系统肿瘤

女性生殖系统的外生殖器和内生殖器各个部位都可以发生肿瘤。其中以子宫和卵巢较为常见，肿瘤主要分为良性和恶性两种。

第一节　外阴肿瘤

一、外阴良性肿瘤

外阴良性肿瘤比较少见。多见于育龄、中、老年妇女。一般生长缓慢，常常无症状，偶尔发生恶性改变。良性肿瘤包括有外阴肌瘤、纤维瘤、乳头状瘤、脂肪瘤、汗腺瘤等。

二、外阴上皮内瘤变（VIN）（外阴癌前病变）

外阴上皮内瘤变是一组外阴疾病的统称，是外阴癌的癌前病变，它是依据细胞病理学检查作出的病理学诊断名称，多见于中、老年妇女。

（一）病因

尚不清楚，可能与病毒感染、外阴慢性皮肤病、性传播病、免疫功能低下、吸烟等有关。

（二）临床表现

1. 症状：患者主要症状为外阴瘙痒，抓伤后局部灼痛，但约有 50% 患者无任何症状。

2. 体征：外阴皮肤黏膜呈白色、灰色、粉红色、暗红色、棕色等，局部呈现丘疹或斑点，皮肤破损、溃疡、渗出、结痂等。

（三）诊断

诊断方法：活组织病理检查即对外阴可疑病变部位、多点取下组织送检。

疾病分类和分级如下：

1. 外阴鳞状上皮内瘤变（VIN），分为 3 级：

（1）VINⅠ，即轻度不典型增生，异形细胞局限在上皮层的下 1/3。

（2）VINⅡ，即中度不典型增生，在上皮层下 2/3。

（3）VINⅢ，即重度不典型增生，占上皮层 2/3 以上，即外阴原位癌。

2. 外阴非鳞状上皮内瘤变：主要指外阴帕杰病，是非鳞状细胞性原位癌。

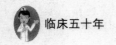
（四）治疗

VIN 的治疗，应依据患者的年龄、疾病的类别、非典型增生的程度（分类、分级）和病变范围来确定。

1. 外阴鳞状上皮内瘤变：可给予药物治疗，如 1％丙酸睾酮鱼肝油软膏，或 5％的 5-氟尿嘧啶（5-FU）软膏涂抹于外阴病灶，每天一次。

物理疗法，如二氧化碳激光治疗和手术治疗。

2. 外阴帕杰病：手术治疗。

（五）预后

外阴上皮内瘤变经过治疗后预后好，但是有可能复发，所以应长期随访、追踪。

三、外阴恶性肿瘤

外阴恶性肿瘤，包括许多不同组织的恶性肿瘤，最常见的为外阴鳞状细胞癌。其他包括有恶性黑色素瘤、基底细胞癌、前庭大腺癌、疣状鳞形细胞癌和外阴肉瘤等。常见于 60 岁以上的老年妇女。

（一）外阴鳞状细胞癌

1. 病因

确切病因尚不清楚。其发病可能与下列几种因素有关。

（1）慢性外阴营养不良，外阴白色病变，外阴鳞状上皮不典型增生（VIN）。

（2）外阴慢性炎症：如外阴皮炎、溃疡、搔痒。

（3）病毒感染：人乳头瘤病毒（HPV）、单纯疱疹病毒（HSV）、巨细胞病毒（CMV）等。

（4）其他：肥胖、高血压、糖尿病、梅毒等。

2. 转移途径

（1）直接转移：癌瘤逐渐增大向周围组织蔓延、浸润，如侵及阴道、尿道、膀胱、肛门、直肠等。

（2）淋巴转移：转移到腹股沟淋巴结、盆腔淋巴结等。

（3）血液转移：较少见。

3. 临床表现

多见于绝经后妇女。患者常有外阴慢性病的病史。

（1）症状：外阴瘙痒，肤色变白，局部触及肿块，若肿块破溃、感染可出现出血、分泌物增多、疼痛。

（2）体征：包块可发生于外阴的任何一个部位，以大阴唇多见。局部出现丘疹或不同形状的肿块，如呈结节状、菜花状、乳头状，有的呈溃疡型，局部触痛。腹股沟淋巴结增大、质硬、固定、无压痛。

4. 诊断及鉴别诊断

（1）诊断：根据病史、症状及妇科检查，一般诊断不困难。但是，早期病变可能与外阴慢性良性病变、外阴癌前病变同时存在，所以，需要加以鉴别，可进一步作辅助检查，如作阴道镜检查。而最后的确诊，鉴别方法是在病变区可疑癌部位取组织，作病理检查。

（2）鉴别诊断：需要鉴别诊断的疾病，如外阴尖锐湿疣、外阴乳头状瘤、外阴溃疡、结核等。

5. 治疗

外阴鳞状细胞癌的治疗以手术为主。如果癌瘤送作组织病理检查，其结果提示癌灶组织分化较差或癌瘤已属于中、晚期，则要辅以放射治疗或化学治疗。

6. 预后

预后与临床分期（主要分为 0 期至 Ⅳ 期，提示病变的早期、中期、晚期）、病变部位、肿瘤大小、有没有发生淋巴结转移、肿瘤细胞分化程度、治疗方法等有关。外阴癌总的 5 年生存率约为 70％～75％。

7. 随访

手术治疗后对患者应进行随访，第一年的 1～6 个月，每月 1 次；7～12 月为每 2 个月 1 次；第 2 年为每 3 个月 1 次；第 3～4 年每半年 1 次；5 年后为每年 1 次。

（二）外阴恶性黑色素瘤

可发生于任何年龄的妇女，以 50 岁以上妇女多见。多数是由色素痣恶变所致。外阴恶性黑色素瘤虽然少见，但恶性程度高，预后不良。5 年存活率 14％～50％。

（三）外阴基底细胞癌

外阴基底细胞癌很少见，多发生于 55 岁以上的老年妇女。属于低度恶性的肿瘤。5 年生存率为 80％～95％。

第二节　宫颈肿瘤

一、宫颈良性肿瘤

包括宫颈平滑肌瘤、乳头状瘤等。

（一）宫颈平滑肌瘤

是宫颈良性肿瘤中最常见的一种，大多数发生于育龄妇女。

宫颈肌瘤常为单发（仅长出一个），呈现为圆形或椭圆形的实性肿块，质硬、大小不等，肿块可突向宫颈管内，称为宫颈管内黏膜下肌瘤，其次为宫颈壁间肌瘤（位于宫颈前唇、后唇）或肌瘤向宫颈旁生长。小的宫颈肌瘤一般无明显症

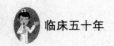

状，常在作妇科检查或 B 超检查时发现。颈管内黏膜下肌瘤常有不规则出血、阴道分泌物增多，肿瘤长大后可出现压迫症状，如向前压迫膀胱可出现尿频、尿急、排尿困难、尿潴留，压迫输卵管可发生肾盂积水、肾盂炎。宫颈后唇大的肌瘤压迫直肠时可导致便秘、排便困难。

体征：小的宫颈肌瘤查宫颈外形变化不大，触感质地变硬；而大的宫颈肌瘤使宫颈变形明显，触及质硬的肌瘤肿块。

宫颈肌瘤主要与宫颈息肉、宫颈乳头状瘤、子宫黏膜下肌瘤等相鉴别。确诊要靠手术及组织病理学检查。

该病的治疗以手术为主，手术时期要选择好，防止肌瘤过大增加手术难度，而且容易损伤输尿管。

（二）宫颈乳头状瘤

1. 宫颈乳头状瘤可分为两种：

（1）一种与妊娠有关的乳头状瘤。妊娠期的乳头状瘤与性激素刺激有关，不需要治疗，当妊娠终止、结束后会逐渐消退。

（2）另一种乳头状瘤的发生与妊娠无关，约有 5% 的患者发生恶变。病人常无症状，多数是在作妇科检查时，发现从宫颈外口脱出乳头状赘生物、肿块；有的妇女出现阴道分泌物增多、少量出血或接触性出血（作妇科检查或性交时，触及局部而发生出血）。

2. 处理及治疗

应该取下活体组织送作病理学检查，排除恶性肿瘤。治疗原则是去除病灶，如用电刀切除或作电烙、冷冻、激光治疗。

二、子宫颈上皮内瘤变（CIN，宫颈癌癌前病变）

——问题 *73*：子宫颈上皮内瘤变（CIN）分为几级？CIN Ⅲ 级提示什么问题？

（一）子宫颈上皮内瘤变分级（CIN 分级）——病理学诊断

根据宫颈活组织的病理学检查，宫颈鳞状上皮增生，细胞非典型、异型程度及其累及的范围，CIN 分为 3 个级别。（见图 9-1）

1. CIN Ⅰ 级即轻度不典型增生，病变仅局限于宫颈鳞状上皮层的下 1/3。

2. CIN Ⅱ 级即中度不典型增生，病变仅局限于宫颈鳞状上皮层的下 1/3～2/3。

3. CIN Ⅲ 级即重度不典型增生，原位癌。病变几乎累及或全部累及上皮全层。

4. CIN 累及腺体：上述任何级别的 CIN，病变都可以累及到附近的腺体，但

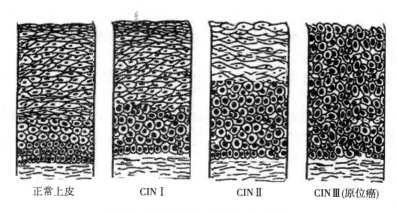

| 正常上皮 | CIN Ⅰ | CIN Ⅱ | CIN Ⅲ(原位癌) |

图 9-1　宫颈正常上皮及上皮内瘤变

是仍然属于宫颈上皮内瘤变的范围，不要误认为是鳞状细胞层发展，发生了癌的浸润。CIN Ⅰ较少发展为浸润癌，CIN Ⅱ、Ⅲ可能发展为浸润癌。

（二）病因

1. CIN 与性生活紊乱、吸烟密切相关。其危险因素如性生活过早（小于 16 岁）、性传播疾病、病毒感染，尤其是人乳头瘤病毒（HPV）感染，经济条件差，口服避孕药，免疫抑制等。

2. 人类乳头状瘤病毒（HPV）感染：CIN 患者 90％以上有 HPV 感染，病变的宫颈上皮细胞变成挖空细胞。当 HPV 感染持久存在，在危险因素吸烟。服避孕药、发生性传播病等因素作用下，可导致癌前病变 CIN 的发生。

HPV 的分型：高危型，可诱发癌的发生，如 HPV 16、18、31、33、35、39、45、51、52、56、58、59、68、73、82 等；低危型，一般不诱发癌的发生，如 HPV 6、11、40、42、43、44、54、61、70、72、81 等。

CIN Ⅰ 主要与 HPV6、11、31、35 有关。CIN Ⅱ 和 CIN Ⅲ 主要与 HPV16、18、33 有关。

（三）临床表现

1. 症状：多见于 30～40 岁的妇女。一般没有症状。部分患者若有症状，症状也不特殊，常常像慢性宫颈炎的表现，如白带增多，有的伴有味道，或带血，或有接触性出血。

2. 体征：一般无明显的异常，宫颈光滑，有的见宫颈充血、红斑或宫颈糜烂。

（四）诊断与鉴别诊断

——问题 74：诊断宫颈疾病的三个阶梯是指什么？

1. 诊断：目前主张三阶梯诊断程序。

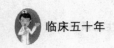

（1）第一阶梯，作宫颈细胞学检查：是初级筛查的方法。刮取宫颈外口、宫颈移行带的分泌物及细胞。常用的方法有 Sure Path 超薄细胞学检测（TCT）和巴氏分类法。

上皮细胞分析结果有异常时，一般进一步检查人类乳头瘤病毒 HPV（定量或定性）。

（2）第二阶梯，作阴道镜检查：在阴道镜指导下，对可疑宫颈病变部位进行检查，提供评估意见，并在准确定位下取宫颈组织的标本。此方法不能评估宫颈管内的病变，必要时刮取宫颈管内组织。

（3）第三阶梯，宫颈组织作病理学检查：作出最后的诊断（见 CIN 分级）。

上述三个阶梯检查方法各有优缺点，必要时联合应用，以便扬长避短，减少漏诊，提高宫颈上皮内瘤变的检出率。

第一阶梯细胞学检查与第三阶梯组织病理学检查结果之间的关系：LSIL 相当于 CIN Ⅰ，HSIL 相当于 CIN Ⅱ、Ⅲ，可能发展为浸润癌。

2. 鉴别诊断

应与宫颈的任何一种疾病进行鉴别诊断，如宫颈炎、宫颈结核、乳头状瘤等。鉴别诊断的方法，主要靠宫颈组织病理学的确诊。

（五）处理与治疗

应根据 CIN 级别、细胞学、HPV、组织病理学检查的结果，以及患者年龄、婚育情况、症状、宫颈病变范围、程度、级别、个人意愿等综合因素考虑，做到处理、治疗个体化。对某些处理，目前仍然有争议性的，需要通过临床实践的积累和循证，进行修改与完善。

细胞学检查为 ASC-US、ASC-H 或 LSIL 时，作 HPV 检查或复查 TCT。若 HPV 阳性或重查 TCT、细胞学检查≥ASC-US，建议作阴道镜检查或取宫颈组织，必要时取宫颈管内组织送作病理检查。

确诊为 CIN Ⅰ级者：暂时按炎症处理，给予药物治疗，每 3～6 个月复查 TCT，必要时再次取宫颈组织作病理检查。

确诊为 CIN Ⅱ级者：应该积极治疗，治疗方法包括有消融治疗和手术治疗。消融治疗即通过物理方法如冷冻、激光、电灼、电熨等破坏宫颈表面组织，缺点是不能保留组织作病理检查。手术治疗即通过手术切除宫颈表面组织，如宫颈锥形切除术、宫颈环状电挖术（Leep）等，切除下来的组织送作病理检查。术后每 3～6 个月随访一次。

确诊为 CIN Ⅲ级者：应行手术切除，主张行全子宫切除术。年轻患者或迫切要求生育者可行宫颈锥切术，术后密切随访，复查。

（六）CIN 的转归及随访

1. CIN 的转归

CIN 具有可逆性和进展性。一部分 CIN 病变可以自然消失，回归、转变为正常的上皮。

另一部病变可以进一步发展、转变为癌。其转归与宫颈病变程度、范围、HPV 感染的型别、程度、人体抵抗力等有关。据统计，如果不进行治疗，10%～15% 的 CIN Ⅰ 级、Ⅱ 级，即轻度、中度不典型增生，和约 75% 的 CIN Ⅲ 级，即重度不典型增生可发展为浸润癌。其发展转变过程一般比较缓慢。因此对 CIN 患者应进行随访定期查。

2. CIN 的随访

（1）一般患者：6～12 个月，检测一次 HPV；或 6 个月作一次 TCT 细胞学检查；或 6 个月作一次细胞学检查和阴道镜检查。如果 HPV 阴性，细胞学连续 2 次正常，可转为常规筛查，即每年检查 1 次；如果 HPV 阳性，细胞学为非典型鳞状细胞（ASC），推荐作阴道镜及宫颈管检查。

（2）青少年（13～20 岁）患者：CIN Ⅰ 级者，有性生活 3 年以上，每年体检检查一次，随访 2 年。必要时作阴道镜或阴道镜下取组织作病理学检查。CIN Ⅱ 级者，每 6 个月作一次细胞学和阴道镜检查，随访 2 年。必要时作阴道镜取组织作病理学检查。CIN Ⅲ 级者，选择诊断性手术切除。

（3）妊娠期患者：CIN Ⅰ 级者，可继续妊娠，不采取任何诊疗方法。产后 6～8 周，对宫颈进行重新评估、检查。CIN Ⅱ 级、Ⅲ 级者，妊娠期每 3 个月作阴道镜检查一次，当怀疑浸润癌时，重复作活检或行选择诊断性手术切除。产后 6～8 周，对宫颈进行重新评估、检查。

三、宫颈恶性肿瘤——宫颈癌

——问题 *75*：妇女生殖道最常见的恶性肿瘤是什么？ 近来发病情况有什么改变？

宫颈癌是女性生殖系统最常见、占第一位的恶性肿瘤。在世界上或在我国的发病率都有明显的地区差异。我国属于高发区，其中以山西、内蒙古、陕西、湖北、湖南到江西连成一片高发的地带，农村高于城市，山区高于平原。近年来，随着长期大面积的普查、普治及妇女保健工作的开展，宫颈癌的发病率、死亡率都有明显的下降，晚期癌的发生率下降，而宫颈癌前病变及早期宫颈癌的比例上升。妇女发病年龄分布呈双峰趋势，即 35～39 岁和 60～64 岁为发病高峰。发病年龄明显趋于年轻化，平均年龄由 59.4 岁下降到 45.3 岁，最年轻的患者仅 16 岁。发病范围扩大，由贫困地区妇女向城市白领等妇女扩展。宫颈癌防治知识普及率较低。

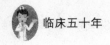

（一）病因

宫颈癌的病因至今尚未完全清楚。

1. 人乳头瘤病毒（HPV）感染：近年来，国际上公认 HPV 感染是发病的重要原因。根据 HPV 导致宫颈癌发生的危险性不同程度，可将其分为高危型和低危型两种（见宫颈癌前病变 CIN）。通常高危型 HPV 与宫颈高度级别的病变、宫颈癌的发生有关，低危型 HPV 多见于宫颈良性病变、低度级别的宫颈病变。HPV 阴性者，几乎不会发生宫颈癌（宫颈微偏腺癌除外）。因此，检测 HPV 已成为宫颈癌的一种重要的辅助筛查手段，许多国家将 HPV 列为宫颈癌及宫颈癌前病变筛查、普查的项目。美国癌症协会将 TCT 检查和 HPV 检测列入 30 岁以上妇女普查的内容，若两种检查均为阴性，可以每 3 年复查一次，若 HPV 阳性可每年复查一次。

2. 其他发病因素

（1）早婚、多婚、早育、多产或分娩过密。

（2）性生活紊乱，过早（16 岁前）性生活，有高危的性伴侣，如性伴侣有多种性病、阴茎癌、前列腺癌、性伴侣前妻有宫颈癌、性卫生不良。

（3）宫颈裂伤、外翻、糜烂、慢性炎症等长期刺激。

（4）其他病毒感染，如疱疹病毒Ⅱ型（HSV-Ⅱ），人巨细胞病毒（HCMV）等感染。

（5）其他：吸烟、社会经济地位低下、从事重体力劳动、种族、地理环境等。

（二）组织的发生与发展

多数宫颈癌起源于宫颈移行带，其未成熟的鳞状细胞在一些物质如 HPV、单纯疱疹病毒、精子、精液、滴虫、衣原体等刺激下细胞分化不良，形成宫颈上皮内瘤变（CIN），即宫颈癌前病变，继续发展可形成宫颈原位癌、宫颈早期浸润癌及浸润癌（见图 9-2-1）。大多数情况下，人感染 HPV 病毒后发展为癌前病

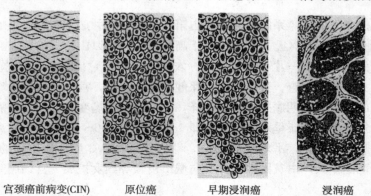

宫颈癌前病变(CIN)　　原位癌　　　　早期浸润癌　　　　浸润癌

图 9-2-1　宫颈癌前病变——浸润癌

变（CIN）约需 5 年，从癌前期发展到癌症需要更长时间，整个过程约为 5～10年，甚至 20 年。

（三）病理

宫颈浸润癌：宫颈癌细胞突破，并穿过上皮下的基底层（基底膜），向间质浸润、发展，形成镜下浸润癌和浸润癌。

1. 宫颈鳞状细胞癌，约占 80～95％。

随着病变逐渐的发展，大体检查可发现以下 4 种类型（见图 9-2-2）：

（1）外生型又称菜花型：最常见。癌瘤向外生长，初期呈息肉样或乳头状隆起，进一步发展突向阴道内，可呈菜花样的赘生物，组织脆，触之易出血。

（2）内生型：癌灶向宫颈深部组织浸润，致宫颈肥大、变硬，整个宫颈膨大如桶状。

（3）溃疡型：上述两种类型癌瘤继续发展，癌组织坏死脱落，形成凹陷性溃疡或空洞样，形如火山口。

（4）颈管型：癌灶发生在宫颈外口内，隐蔽在宫颈管，癌瘤可侵入宫颈及子宫峡部的供血层，并向盆腔淋巴结转移。

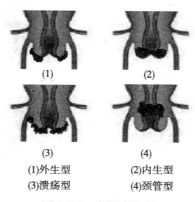

(1)外生型　　(2)内生型
(3)溃疡型　　(4)颈管型

图 9-2-2　宫颈癌类型

显微镜检查可分为镜下早期浸润癌和浸润癌。

2. 宫颈腺癌，占 5％～15％。

大体检查：腺癌来自宫颈管并浸润宫颈管壁、随着癌灶增大可突向宫颈外口，常侵及宫旁组织或向宫颈管内生长，宫颈管膨大如桶状。

显微镜检查：可见有黏液腺癌、恶性腺瘤（又称微偏腺癌）和鳞腺癌三种。鳞腺癌预后较差。

宫颈癌以鳞状细胞癌为最多见，其次是宫颈腺癌、鳞腺癌。

（四）转移途径

主要是直接蔓延及淋巴转移，血行转移较少见。

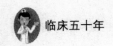

1. **直接蔓延**: 最常见。癌组织向邻近器官、组织扩散，向上可经宫颈管累及子宫腔，向下蔓延到阴道，向两侧蔓延至主韧带、阴道旁，甚至延伸到骨盆壁，阻塞输尿管，向前、后方蔓延到膀胱、直肠，甚至形成生殖道瘘。

2. **淋巴转移**: 癌瘤侵入淋巴管内，形成的癌瘤栓子随淋巴液扩散到不同部位的淋巴结。

3. **血行转移**: 少见，可转移至肺、肾、脊柱等。

（五）临床分期

国际妇产科联盟（FIGO）2000 年修订的临床分期（见图 9-2-3）

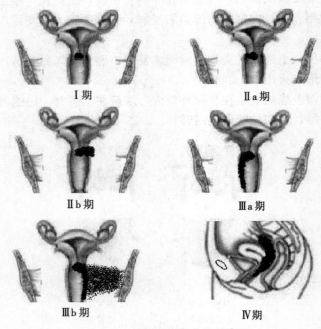

图 9-2-3 宫颈癌临床分期示意图

0 期：原位癌（浸润前癌）；

Ⅰ期：癌灶局限在宫颈（包括累及宫体）；

Ⅱ期：癌灶已超出宫颈，但未达盆壁，癌累及阴道，但未达阴道下 1/3；

Ⅱ期 a：癌瘤累及阴道为主，但未达阴道下 1/3；

Ⅱ期 b：癌瘤累及宫旁为主，但未达盆壁；

Ⅲ期：癌瘤扩散到盆壁或累及阴道下 1/3，导致肾盂积水或肾无功能；

Ⅳ期：癌瘤扩散超出真骨盆，有远处转移，或癌浸润膀胱、直肠黏膜。

（六）临床表现

——问题 76 ：宫颈癌早期症状是什么？

1. 症状

早期宫颈癌常无症状，也无明显的体征，与慢性宫颈炎无明显区别，甚至宫颈光滑，尤其是老年妇女宫颈已萎缩者。患者一旦出现症状，主要表现为：

（1）阴道出血：早期常为接触性出血，如性交出血，妇科检查时出血或便后出血。出血量可多可少，病变到了晚期可有大量的出血，甚至是致命的大出血。年轻患者也可表现为经期延长、周期缩短、经量增多等，老年患者可出现绝经后不规则出血。出现出血的早、晚，量的多少与癌瘤的早晚期、类型、病灶大小、侵及血管等情况有关。

（2）阴道排液：阴道排液增多，白色或血性，稀薄如水样，有腥臭味，晚期因癌组织破溃、坏死、感染等，有大量脓性或米汤样恶臭分泌物。

（3）晚期癌症状：癌灶侵犯的部位、范围而出现继发性的症状，如尿频、尿急、肛门坠胀、便秘、里急后重、下腹肿痛。严重时发生输尿管梗阻、肾盂积水、尿毒症。到了疾病末期，患者有消瘦、贫血、发热、全身衰竭等恶病质表现。

2. 体征

早期宫颈无明显病灶，局部光滑或似宫颈糜烂、宫颈炎的表现。随着癌瘤浸润、发展，根据不同类型，局部检查所见也不同。如外生型，宫颈表面呈息肉状、乳头状突起或形成菜花状赘生物，若有感染时，表面覆盖有灰白色渗出物，触之易出血；内生型者，宫颈肥大、质硬，颈管膨大如桶状。晚期由于癌组织坏死、脱落形成溃疡、空洞，坏死组织呈灰褐色，恶臭。癌灶浸润阴道壁，见阴道壁有赘生物，向宫旁浸润时，作妇科检查其两侧增厚、结节，甚至形成冰冻骨盆。

（七）诊断

根据病史、临床表现，尤其是有接触性出血，应警惕有宫颈癌的可能，应该进行全身检查及妇科双合诊或三合诊检查，并采用三阶梯的辅助检查。

1. 子宫颈细胞学检查

——问题 77 ：宫颈刮片防癌检查有哪两种？

是宫颈癌普查、筛查首选方法，也是发现宫颈癌前病变、早期宫颈癌的主要方法。

（1）宫颈刮片细胞学检查：普遍用于筛检宫颈癌。即用小脚刮板于宫颈外口、宫颈移行带区取材，涂片用巴氏染色，进行巴氏Ⅴ级分类法：Ⅰ级正常，Ⅱ级炎症（Ⅱa级细胞为炎症变化，Ⅱb级细胞有核异质不典型改变），Ⅲ级可疑癌

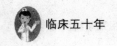

症，Ⅳ级高度可疑癌，Ⅴ级为癌。

巴氏Ⅱ级尤其是Ⅱb者，先给予抗炎治疗，4～6月后复查刮片，或直接作TCT检查。

巴氏Ⅲ级以上者，应重复作刮片复查或作 TCT 检查，并作进一步检查如阴道镜、宫颈活组织检查等。

目前对传统的涂片，也主张用 TBS 描述性诊断法进行报告，来替代巴氏分级式的诊断（详见第十九章"妇科特殊检查"）

（2）TCT 超薄细胞学检查：提高阳性检出率。

2. 人乳头瘤病毒（HPV）检测

宫颈癌与人乳头瘤病毒感染直接有关，因此细胞学检查异常者作 HPV 检测。

3. 碘试验

2‰碘溶液涂于宫颈、阴道壁，观察其着色情况。正常鳞状上皮含糖原，与碘结合后呈深赤褐色或棕色。如果不染色为阳性，提示局部不含糖原，为异常或有病变，便于识别病变危险区，确定取组织的部位。

4. 阴道镜检查

宫颈刮片细胞学检查Ⅲ级或Ⅲ级以上者，或上皮细胞分析有异常、HPV 阳性者应作阴道镜检查，通过阴道镜（放大 6～40 倍）观察宫颈上皮、血管变化，在异常部位取下组织作活检，提高活检的准确率和早期宫颈癌变的诊断率。

5. 宫颈及宫颈管活组织检查

是确诊宫颈癌、宫颈癌前病变的最可靠、不可缺少的方法。即在宫颈鳞－柱交接部多处取组织作活检，或在阴道镜下作醋白试验（宫颈涂 3‰～5‰醋酸）明显异常区、碘试验不着色区、上皮血管异常区或肉眼观察可疑癌变部位，多处取下组织送作病理检查。怀疑腺癌或刮片细胞学检查为Ⅲ级或Ⅲ级以上者，作颈管搔刮术送作病理学检查，以便确定宫颈癌是否已侵犯宫颈管。

6. 宫颈锥形切除术

当宫颈刮片多次检查为阳性，而宫颈活检为阴性或活检为原位癌，但不能除外浸润癌等情况下，可作宫颈锥切术。现在由于普及了阴道镜检查，加上宫颈管搔刮术，大多数已代替了诊断性宫颈锥切术。

7. 宫颈环状电挖术（Leep）及移形带大的环状切除术（LLETZ）

这是一种新的、较为成熟的宫颈癌前病变（CIN）及早期浸润癌的诊断、治疗方法。

确诊宫颈癌后，应根据具体情况，进一步作胸部 X 线拍片，或淋巴造影、膀胱镜、输尿管逆行造影及直肠镜检查等，以确定其临床分期。

（八）鉴别诊断

需要鉴别诊断有如下疾病，宫颈炎、宫颈息肉、宫颈结核、宫颈乳头状瘤、子宫内膜异位症（有的宫颈呈多个息肉样病变，甚至波及穹隆部），子宫内膜癌转移到宫颈等。

（九）预防

主要应做好以下工作：

1. 普及防癌知识，提倡晚婚、少育，开展性卫生教育。有性生活、已婚妇女尤其是围绝经妇女月经异常或中、老年妇女性交后出血者，应警惕生殖道癌的可能，要及时就诊。

2. 定期开展宫颈癌的疾病筛查（二级预防）和普查普治，每1～2年普查一次。30岁以上妇女到妇科门诊就诊时，应常规作宫颈刮片或TCT，有异常者须作进一步检查。以便做到早发现、早诊断、早治疗。

3. 积极治疗中、重度宫颈糜烂，及时诊断、治疗宫颈癌前病变，以便阻断发展为宫颈癌。

——问题 *78* ：救命的体检

有一位42岁的钢铁厂女工，在工厂组织女工作定期体检时拒绝参加。她认为自己身体很好，还能承担男工的工作。后来经过多次的动员解释，才勉强去检查。

妇科检查见宫颈光滑无异常，但作宫颈刮片巴氏染色检查为巴氏Ⅳ级，高度可疑癌。进一步检查，取了宫颈组织，病理检查确诊为宫颈癌。这时这位女工才同意做了宫颈癌的手术治疗。

这个案例告诉我们定期作妇科体检、防癌检查是非常必要的。千万不要过分"自信"。

——问题 *79* ：宫颈癌疫苗有几种？

我国HPV疫苗处在临床实验阶段，疫苗有两种，一种为四价，针对6型、11型、16型和18型HPV，批准于9岁至24岁女性接种，有望扩展到45岁以下女性接种；另一种疫苗为二价，针对16型HPV和18型HPV。

（十）处理

根据临床症状、疾病临床分期、患者年龄、有无生育要求、全身状况、医疗设备、医疗技术水平等决定治疗方案、措施。常用的方法有手术、放疗和化疗。

1. 手术治疗：适用子宫颈癌Ⅰ期～Ⅱa期患者。手术包括有全子宫切除术、子宫次广泛切除术、子宫广泛切除术及盆腔淋巴结清扫，即为宫颈癌根治术。卵巢正常者，尤其是年轻患者应保留卵巢。

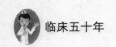

2. 放射治疗：适用于宫颈癌Ⅱb期、Ⅲ、Ⅳ期和不能耐受手术的患者。放疗包括腔内及体外照射两种。

3. 手术及放疗综合治疗：适于病灶较大者，先放疗使癌灶缩小后手术，或术后证实淋巴、宫旁有转移，切除残端有癌细胞残留，行放疗作为术后的补充治疗。

4. 化疗：主要用于癌瘤晚期或复发转移的患者。近年来，也用化疗作为手术或放疗的辅助治疗，用于治疗局部巨大的肿瘤。

（十一）预后

预后与临床分期、病理类型、治疗方法有关。早期行手术治疗与放疗效果相似，腺癌放疗不如鳞癌，无淋巴结转移者预后好。病的晚期，主要死亡原因有尿毒症（肿瘤压迫双侧输尿管所引起）、出血、感染、恶病质、全身重要器官转移或全身衰竭。

（十二）随访

1. 随访时间：出院后1个月行第1次随访，以后每隔2～3个月复查一次。出院第2年每3～6个月复查一次。第3～5年，每半年复查一次。第6年开始每年复查一次。

2. 随访内容：妇科检查、阴道残端细胞学、HPV检查、胸片、血常规及肿瘤标记物SCC（鳞状上皮细胞癌相关抗原）检测。

第三节　子宫肿瘤

一、子宫肌瘤

——问题 80 ：女性最常见的良性肿瘤是什么？发病率有多高？

子宫肌瘤是女性生殖器最常见的良性肿瘤，也是人体最常见的肿瘤。是雌激素依赖性肿瘤。

总发病率为4%～11%，育龄妇女发病率为25%～40%，多见于30～50岁妇女，以40～50岁最多见，20岁以下者少见。

根据尸体检查资料，35岁以上妇女约20%有子宫肌瘤，即5个妇女中就有1个患有子宫肌瘤。

（一）病因

确切病因尚不十分清楚。

1. 与雌、孕激素有关：好发于生育年龄的妇女，妊娠期肌瘤增大，绝经后停止生长、甚至萎缩；用激素替代疗法的妇女，可增加肌瘤的发病率，服用抗雌激素药物后肌瘤缩小；肌瘤常常和子宫内膜增生、内膜息肉或内膜癌同时存在；

用孕激素拮抗剂米非司酮也会使肌瘤缩小；子宫肌瘤的雌、孕激素受体及雌二醇含量比正常子宫肌层高。

2. 与遗传因素有关：细胞遗传学研究，提示 25％～40％的子宫肌瘤存在细胞遗传学的异常。

3. 子宫肌瘤的组织发生：每一个肌瘤都是来源于单克隆的平滑肌细胞的增殖而成，所以肌瘤多表现为多发性子宫肌瘤。

（二）分类

按肌瘤所在的部位分为子宫体肌瘤（占 92％）和宫颈肌瘤（占 8％）。根据子宫体肌瘤与子宫肌壁的关系分为 3 类，即位于子宫肌壁的肌瘤，可向外或向内不同方向发展而形成 3 种类型的肌瘤。（见 9-3）

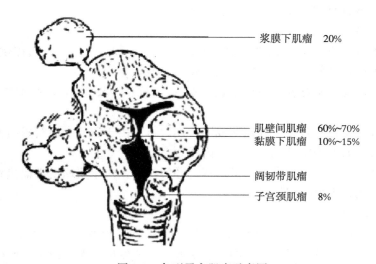

浆膜下肌瘤　20％

肌壁间肌瘤　60%~70%
黏膜下肌瘤　10%~15%

阔韧带肌瘤
子宫颈肌瘤　8%

图 9-3　各型子宫肌瘤示意图

1. **肌壁间肌瘤**：肌瘤位于子宫肌壁内，周围被肌层包绕，占 60％～70％。

2. **浆膜下肌瘤**：肌瘤向子宫浆膜层，即向外生长，突起于子宫表面，肌瘤表面仅仅覆盖着子宫浆膜，约占 20％。若肌瘤继续向外生长，仅有一个蒂与子宫肌壁相连称之为带蒂浆膜下肌瘤，如果蒂部血液供应不足，使局部变性、坏死、断裂，而脱落形成游离性或寄生性肌瘤，如果肌瘤位于子宫体侧壁且向宫旁生长，突入阔韧带两叶之间称之为阔韧带肌瘤。

3. **黏膜下肌瘤**：肌瘤向内向子宫腔黏膜生长，突出于宫腔，肌瘤表面由黏膜覆盖，称为黏膜下肌瘤，占 10％～15％。黏膜下肌瘤容易形成蒂。同时刺激子宫引起子宫收缩，导致肌瘤被挤出，经宫颈突入于阴道内。肌瘤蒂供血不足，使肌瘤表面的内膜易变性、溃疡、出血、感染等。

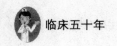

（三）病理

典型的肌瘤为实质性球形结节，表面光滑、大小不等，常常是多发，散在分布，肌瘤周围的平滑肌层受压形成了一层疏松区的假包膜，容易手术摘除肌瘤。肌瘤的颜色、软硬度与肿瘤中所含的平滑肌组织、纤维组织的多少有关，如果平滑肌多，则呈略红色、质较软；纤维组织多者，肌瘤色白质硬。剖开看，可见旋涡状结构。

——问题 *81* ：子宫肌瘤变性有几种？ 它常见于什么情况？

（四）肌瘤变性

当肌瘤增大、压迫血管、供血发生障碍、导致肌瘤营养不良，失去原有典型结构，发生各种继发的变性。

1. 良性变性

（1）玻璃样变：又称透明变性，是最常见的一种变性。由于肌瘤供血减少，导致组织水肿、变软，被均匀的透明样物质所取代。

（2）囊性变：常继发于肌瘤玻璃样变后，组织坏死、液化形成囊腔，内含清亮的液体。

（3）红色变性：多见于妊娠期或产褥期。可能由于肌瘤小血管退行性病变引起血栓、溶血而变为暗红色，像生牛肉状。

（4）脂肪变性：较少见。多发生在绝经后妇女。由于肌瘤变性而呈黄色。

（5）钙化：多见于绝经后妇女。

2. 恶性变性

肌瘤恶变称为肉瘤变，较少见，其国外发生率约 $0.2\%\sim1\%$，国内约为 $0.4\%\sim0.8\%$。可见于肌瘤在短期内迅速增大，或发生在年龄较大、绝经后妇女肌瘤有增大趋势者，应警惕肌瘤恶变。恶变的肌瘤呈灰黄色，似生鱼肉样。

（五）临床表现

1. 症状

小的肌瘤常无明显症状，临床症状常与肌瘤部位、大小、生长速度、有无变性有关。常见症状有如下：

（1）月经改变：是最常见的症状，约占 $30\%\sim50\%$。表现为经量增多，经期延长，周期缩短或不规则出血等。

（2）白带增多：肌瘤使宫腔内膜面积增大，内膜腺体分泌增多、盆腔充血等使白带增多，若有感染可呈脓性。

（3）腹部肿块：肌瘤长大到相当于妊娠 3 个月大小时，下腹部扪及硬的肿块，尤其是在清晨膀胱充盈时。

（4）腹痛、腰酸、下腹坠胀：症状在经期加重。若浆膜下肌瘤蒂扭转或肌瘤发生红色变性，可出现急性腹痛或腹部剧痛伴发热。

（5）压迫症状：若肌瘤压迫膀胱，可出现尿频、排尿障碍、尿潴留；压迫输尿管导致肾盂积水；压迫直肠可引起便秘、排便困难；巨大肌瘤压迫盆腔静脉可造成盆腔淤血、下肢水肿等。

（6）不孕或流产：不孕、流产发生率约为 25％～40％，主要由于肌瘤压迫输卵管，使之扭曲或使宫腔变形，影响受精卵着床。

（7）继发贫血：长期月经量过多而致贫血，重者伴有乏力、头晕、气短、心悸等。

2. 体征

与肌瘤大小、位置、数目、有无变性等有关。

妇科盆腔检查：多数患者子宫增大、表面不平、结节状突起、质硬，有蒂的浆膜下肌瘤可活动；黏膜下肌瘤，子宫多呈均匀增大，有时宫口扩张，肌瘤位于宫颈口内或脱出于阴道内，呈红色实质，表面光滑，若有感染，表面有渗出物或溃疡形成，分泌物有臭味。

（六）诊断与鉴别诊断

1. 诊断

根据病史特点、症状及体征，可以作诊断。若肌瘤小、症状不明显，诊断有困难者，可作以下辅助检查。

（1）B 超检查：了解肌瘤大小、数目、生长部位、有无变性等。

（2）诊断性刮宫：探针探测宫腔深度、方向、宫腔形态等，并刮出子宫内膜送作病理检查，除外内膜病变。

（3）宫腔镜检查：观察宫腔形态及黏膜下肌瘤的大小、位置，若肌瘤小可同时摘除。

（4）腹腔镜检查：如需要与卵巢、盆腔肿瘤鉴别时，可在腹腔镜下直接观察子宫大小、形态、肌瘤生长部位等。

（5）子宫输卵管造影：可显示宫腔内有没有突起的占位性病变。

2. 鉴别诊断

需要鉴别诊断的疾病如下：

（1）子宫增大的疾病，如妊娠子宫、子宫腺肌症、腺肌瘤、子宫肥大症。

（2）子宫畸形，如双子宫或残角子宫。

（3）卵巢肿瘤，主要与浆膜下肌瘤、阔韧带肌瘤、肌瘤变性等相鉴别。

（4）盆腔炎性包块。

（5）子宫恶性肿瘤，如子宫颈癌、子宫内膜癌、子宫肉瘤等。

（七）治疗

治疗原则：需要根据患者年龄、生育要求、症状、肌瘤大小、部位、有无合

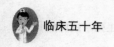

并症等综合全面考虑。

1. 随诊观察

子宫肌瘤小、无症状、年龄大近绝经者，一般不需要治疗，可3～6个月随访复查一次。

2. 药物治疗

子宫增大如小于妊娠子宫2个月大，症状不明显或较轻，近绝经年龄，或有严重合并症、全身情况不能承受手术者，可试用药物治疗。因出血多，导致贫血，需要行手术治疗者，于手术前用药治疗2～3个月，纠正贫血或使肌瘤缩小后再行手术。以便减少或避免输血，有利于手术操作，减少并发症的发生，但在用药前应除外子宫内膜癌或肌瘤恶变的可能。

目前常用的药物多数是有抗雌激素作用的药，可减少出血，缩小肌瘤，缓解症状，保留生育功能，但不能彻底治愈。

（1）雄激素

对抗雌激素作用，减少出血，对近绝经者可能提前绝经。常用的有：

①丙酸睾丸酮：25mg，每周肌肉注射2次，6～8周为1个疗程，或于经期肌肉注射25～100mg，连续3天。但是每个月总量不能超过300mg，以防引起男性化。

②甲基睾丸素：5mg，每天舌下含服2次，从月经第5天开始，持续含服20天。

单用雄激素疗效较差，用药后复发率高，目前主张作为辅助、联合用药。

（2）促性腺激素释放激素类似物（GnRH-a）

可抑制垂体、卵巢功能，降低雌激素，使卵巢分泌激素降到自然绝经水平。

①抑那通（亮丙瑞林）：3.75mg/1支，每4周皮下注射一次，连续使用3～6个月。

②诺雷得（戈舍瑞林）：3.6mg/1支，每28天皮下注射一次，连续使用3～6个月。

用药者月经量减少或闭经，可纠正贫血，肌瘤也能缩小，但停药后肌瘤又逐渐增大。用药副作用、不良反应是可出现围绝经期综合征，如潮热、出汗、阴道干燥及骨质疏松，所以需要给予反向添加治疗，即给予雌激素或雌、孕激素治疗，反向添加治疗不会影响原有的药物治疗作用。

（3）米非司酮（息隐，RU-486）：拮抗孕激素药物，服药后使体内孕激素、雌激素水平下降，诱发闭经，使肌瘤缩小，每天服10mg，连续服用3～6个月。不良反应表现为低雌激素血症，如潮热等，个别患者肝功能升高，停药后，可降为正常。

（4）他莫昔芬（三苯氧胺，TAM）：目前很少应用。

（5）中药：桂枝茯苓胶囊，一次 3 粒，一天 3 次；龙血竭片（肠溶衣），一次 4～6 片，一天 3 次。

3. **手术治疗**

（1）手术适应证：有出现下列情况之一者应考虑作手术治疗，如肌瘤使子宫增大，若大于如妊娠 10 周的子宫大小；肌瘤引起经量多、贫血、服药保守治疗无效，尤其是黏膜下肌瘤；肌瘤压迫膀胱、直肠引起尿频、排尿、大便困难、盆腔痛等；肌瘤增长迅速、变软、疼痛，怀疑肌瘤恶变或退行性病变；肌瘤蒂扭转或红色变性引起急性腹痛；肌瘤位置特殊，如宫颈肌瘤或阔韧带肌瘤；肌瘤于绝经后反而增大者等。

（2）手术方式

①肌瘤切除术：适于 35 岁以下，希望保留生育功能的患者。

②子宫切除术或子宫次全切除术：适用于肌瘤较大，无生育要求者。年龄小于 50 岁或 50 岁以上、未绝经、卵巢外观正常者应考虑保留卵巢。

（3）手术途径

分为剖腹、腹腔镜下或宫腔镜下或经阴道切除肌瘤。

4. **髂内动脉介入治疗**

动脉导管插至子宫动脉，注入永久性颗粒，阻断子宫肌瘤的供血使肌瘤萎缩。要求保留生育功能者禁用此疗法。

5. **放射治疗**

主要适用于肌瘤引起出血过多，导致严重贫血，患者又有严重的内、外科等合并症，不能耐受手术者，进行卵巢照射，达到卵巢去势（似同于切除了卵巢）、人工绝经的目的。

（八）预后

子宫肌瘤切除术后复发率为 25％～35％。

（九）预防

1. 定期作妇科检查。

2. 子宫肌瘤者：小肌瘤应每 3～6 个月复查一次，大肌瘤者应积极治疗。

3. 肌瘤剔除术者，建议术后避孕一年可妊娠。

二、子宫内膜增生与子宫内膜癌

（一）子宫内膜增生与子宫内膜癌前病变

子宫内膜增生是指子宫内膜层细胞异常过度增长，是子宫内膜的一组增生性病变。

1. **病因**

子宫内膜增生是雌激素依赖性病变，雌激素作用分为内源性和外源性两种。

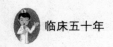

（1）内源性雌激素作用：没有排卵或不规则排卵，非孕期妇女、肥胖妇女（脂肪储存雌激素的量增加了）由于长期受到雌激素作用，而又缺乏孕激素保护作用致内膜增生。

（2）外源性雌激素作用：妇女尤其是绝经后妇女，在接受激素替代治疗时，如果未同时服用孕激素，单一的应用雌激素可使内膜增生。

2. 分类

目前常用的是世界卫生组织 WHO（1994/2003）分类法。

（1）子宫内膜增生分为单纯性增生和复杂性增生，均属于良性病变。

（2）子宫内膜非典型增生，属于癌前病变。可同时伴有单纯性或复杂性增生。

3. 临床表现

（1）可发生于任何年龄的妇女，年轻者常常伴有无排卵性月经、不孕症和多囊卵巢。中年妇女常伴有肥胖、子宫肌瘤或较长期服用单一的雌激素而未同时服用孕激素。

（2）阴道不规则出血是最常见的症状，少数患者也可有月经稀发，或停经后阴道大出血。

（3）妇科检查无特殊异常，有的子宫稍大、稍软。

4. 诊断

（1）根据阴道不规则出血等病史，结合年龄，应提高警惕。

（2）妇科检查无特殊异常，主要靠辅助检查方法诊断。

①B超检查：常见子宫内膜明显增厚，绝经后内膜厚≥5mm 者，应警惕内膜增生和内膜癌。

②分段诊断性刮宫：先刮宫颈管一周，以后再刮子宫腔四周壁及两侧子宫角。刮宫时警惕发生大出血、子宫穿孔。术后按宫颈管和宫腔刮出物，分别送作病理学检查。

③宫腔镜检查：可直视下观察到病变情况，在异常部位取活体组织送作病理检查。

④血清肿瘤标记物：抽血查 CA125，CA199、CEA 等，有一定参考价值。

⑤内膜组织病理学检查：是确诊的依据。

5. 鉴别诊断

主要与功能性子宫出血、子宫内膜息肉和子宫内膜癌进行鉴别。鉴别方法主要靠 B 超、刮宫和组织病理学检查。

6. 治疗

根据患者年龄、内膜增生的类型、有无生育要求、有无发生子宫内膜癌的高危因素，而采用不同的治疗方案。

（1）子宫内膜增生：属于良性病变，主要给予药物治疗。

①年龄≤40岁者：单纯性增生在刮宫后常可治愈，但应随访观察。复杂性增生者选用孕激素周期性治疗3～6个月，用药后再进行刮宫。常用孕激素如甲羟孕酮（安宫黄体酮，MPA）每天10mg，共服10天；或甲地孕酮（妇宁MA），每天40mg，共服10天。

②围绝经或绝经者（＞40岁）：主要用孕激素治疗3～6个月后，刮宫取内膜送作病检。如果治疗无效或有家族史、高血压、肥胖等高危因素，也可行全子宫切除术。

（2）子宫内膜非典型增生：属于癌前病变，应提高警惕。

①生育年龄者：恶变率低可保守治疗，约30%年轻患者经治疗后，疾病治愈并怀孕。常用大剂量孕激素治疗，如甲羟孕酮，每天服250～500mg；或甲地孕酮，每天服160mg；或己酸孕酮，每天肌注250～500mg。用药3个月后行诊刮术，追踪。治疗无效者，可考虑切除子宫。

②围绝经或绝经者，因恶变率高，原则上应行手术治疗，切除子宫。

7. 预后

子宫内膜增生预后较好，经治疗后，85%患者呈可逆转变，仅少数患者于10年左右发展为癌。子宫内膜非典型增生，是癌前病变，随访11年，有23%患者发展为癌。

（二）子宫内膜癌

子宫内膜癌，也称为子宫体癌，是女性生殖道三种常见恶性肿瘤之一，约占20%～30%。发病率有地区性差异，近年来有增高和年轻化趋势。2011年有资料报导，北京、上海等城市，子宫内膜癌发病率已超过宫颈癌，跃居妇科恶性肿瘤的第一位。

发病年龄，从生育年龄到绝经后的中、老年妇女。好发年龄为50～69岁，平均年龄为60岁左右，90%患者年龄大于45岁。

1. 病因

尚不明确，一般认为与高雌激素刺激、无孕激素抵抗有关。常见于无排卵性疾病（无排卵性功血、闭经、多囊卵巢综合征、不孕、不育、绝经晚，或合并有肥胖、高血压、糖尿病、长期服用雌激素的绝经后妇女，或服用他莫昔芬（三苯氧胺）的乳腺癌患者。

另外也有遗传因素，20%患者有家族遗传史，以及癌基因、抑癌基因的突变。有乳腺癌、结直肠癌家族史的女性也属于高危人群。

——问题*82*：发生子宫内膜癌的危险因素是什么？常见于哪些妇女？

一般认为子宫内膜癌的发生与高水平的雌激素的刺激有关，常见于闭经、多

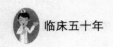

囊卵巢综合征、无排卵型月经不调、不孕、不育、少育、绝经晚、长期服用雌激素又未加服足够的孕激素、肥胖、高血压、糖尿病和有子宫内膜癌、乳腺癌、结直肠癌家族史的妇女。

2. 子宫内膜癌分为两型

Ⅰ型为雌液素依赖型，约占 80％～90％，主要与高雌激素状态有关，多发生于子宫内膜过度增生，绝经晚（＞50 岁），肥胖合并有高血糖、高脂血症的患者。孕激素治疗疗效好，预后好。

Ⅱ型为雌激素非依赖型，约占 10％，多见于绝经后萎缩的子宫内膜，对孕激素治疗没有反应，恶性度高，易复发、转移，预后差。

3. 转移途径

多数内膜癌生长缓慢，转移较少。

（1）直接蔓延：癌瘤向两侧可侵入子宫肌层，沿内膜向上可蔓延到输卵管、卵巢，达盆腹腔及大网膜，向下蔓延经宫颈、阴道到盆腔。

（2）淋巴转移：是肉膜癌最主要的转移途径。

（3）血行转移：晚期癌可经血行转移到肺、肝、骨骼等。

4. 临床表现

（1）病史

①常与高雌激素水平疾病相伴存，如无排卵型功血、多囊卵巢综合征。

②常伴有肥胖、高血压、糖尿病、未婚、不孕、少产、绝经晚等发生内膜癌的高危因素，称为子宫体癌综合征。

③家族肿瘤史。

（2）症状：早期患者常无症状、随病程进展可出现如下症状。

①阴道出血：最为常见，如经量增多、经期延长、不规则出血，或停经、绝经后出现持续性或间歇性出血。

②阴道排液：白带增多，合并感染者，呈脓血性白带，伴有臭味。

③疼痛：因宫腔积液、积脓，腹腔转移等引起腹痛。

④全身症状：腹腔转移可出现腹部包块、腹胀、腹水、贫血、消瘦、恶病质等。

（3）妇科检查：子宫增大、变软。晚期患者子宫固定、盆腔内触及不规则包块。

5. 诊断

（1）病史：中、老年妇女，尤其是绝经后出血的妇女，并伴有子宫体癌综合征者，应警惕有患子宫内膜癌的可能。

（2）辅助检查

①B超检查：子宫内膜增厚、回声不均或有不规则回声增强光团。

②分段诊刮：先后分别刮取宫颈管及宫腔，其组织分别送作病理学检查。

③宫腔细胞学检查：从宫口吸取分泌物，或用宫腔吸管、宫腔刷吸取分泌物、涂片作细胞学检查。

④宫腔镜检查：在直视下观察病灶，并取活组织检查。

⑤肿瘤标记物检查：检测 CA125、CA19-9、CEA、CP2 等，有一定参考价值。

⑥CT 检查：可正确诊断子宫肌层浸润的深度及腹腔脏器、淋巴结转移。

⑦MRI 检查：能准确显示病变范围，肌层受侵程度和盆腔淋巴结转移情况。

⑧雌激素受体（ER）、孕激素受体（PR）免疫组化检查：Ⅰ型子宫内膜癌者 ER 和 PR 多为阳性。Ⅱ型子宫内膜癌者 ER 和 PR 多为阴性。

6. 鉴别诊断：需要与下列疾病作鉴别。

（1）良性疾病：围绝经期（更年期）功血、老年性阴道炎、子宫内膜炎、黏膜下子宫肌瘤、内膜息肉等。

（2）恶性肿瘤：子宫颈癌、子宫肉瘤、输卵管癌、卵巢癌等。

7. 治疗

根据子宫内膜癌侵犯累及范围的临床分期、子宫内膜癌手术病理分期和患者全身情况而定。

（1）手术治疗：是首选的治疗方法。根据患者情况行全子宫及双附件切除；广泛或次广泛子宫和双附件切除、盆腔及腹主动脉旁淋巴结切除术；或肿瘤细胞减灭术，即大网膜、子宫、双附件及盆腔和腹主动脉旁淋巴结切除手术等，尽可能切除癌瘤病灶。

（2）放射治疗：腺癌对放疗不敏感，可作为与手术联合治疗，或适于不能耐受手术、不宜手术者。放疗包括手术前和手术后的放射治疗。

（3）化疗：内膜癌对化疗药物敏感性差，因此主要用于晚期癌或癌瘤复发者进行化疗。

（4）孕激素治疗和抗雌激素治疗：

①孕激素：大剂量孕激素治疗主要用于晚期癌、复发者，或患者年轻、癌瘤早期、要求保留生育功能者。一般用药 3～6 个月，或 1 年以上。

常用的孕激素：醋酸甲羟孕酮（安宫黄体酮、MPA），每日服 200～500mg；醋酸甲地孕酮（妇宁），每日服 160mg；己酸孕酮，每日肌肉注射 250～500mg，连续 3～6 个月。

②他莫昔芬（三苯氧胺）是激素受体选择剂药物，具有微弱的雌激素作用，可以与雌二醇竞争雌激素受体，起到抗雌激素作用，使孕激素受体水平升高。每日服 10～20mg，用药 3～6 个月。对雌、孕受体阴性者，可与孕激素每周交替使用。

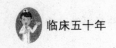

8. 预防

（1）普及防癌知识，进行定期防癌检查，有学者建议，45 岁以上妇女进行定期筛查。

（2）有内膜癌高危因素的子宫体癌综合征者，应注意及时、定期检查。

（3）更年期妇女月经紊乱，绝经后妇女不规则出血者，应行分段诊刮，除外恶性病变后再对症治疗。

（4）正确指导使用激素替代治疗，有子宫者在服雌激素同时，每月服用孕激素不能少于 10 天。

（5）乳腺癌术后服用三苯氧胺者，应定期作妇科检查和 B 超检查，子宫内膜≥5mm 或不规则出血者，应及时诊刮。

9. 预后

子宫内膜癌生长缓慢、转移晚、症状明显，多数能早期发现，所以预后较好。5 年生存率为 60%～70%。

10. 随访

（1）随访时间：术后 1 年内，每 1～3 个月复查一次；第 2 年每 3～6 个月一次；术后 3～5 年每 6～12 个月一次。

（2）随访内容：妇科检查、阴道断端细胞学涂片检查、盆腔 B 超。必要时行胸片、腹部 B 超、血清学 CA125 检查、CT 或 MRI 检查。

三、子宫肉瘤

子宫肉瘤较少见，约占子宫恶性肿瘤的 2%～6%，多发生于 40～60 岁，绝经前后的中老年妇女，肿瘤恶性程度很高，预后较差，5 年存活率为 20%～50%，复发率高达 60% 左右。

第四节 卵巢肿瘤

——问题 83：卵巢恶性肿瘤为什么不容易早期发现？

卵巢肿瘤是妇科常见的肿瘤，各种年龄都可以发生，其恶性肿瘤发病率占女性生殖道癌瘤的第二位，仅次于宫颈癌。但死亡率却属第一位，由于卵巢位于盆腔深部，不容易摸到，等到患者有自觉症状就诊时，70% 以上患者已属晚期，其 5 年生存率为 25%～40%。

一、发生卵巢肿瘤的高危因素

（一）环境因素： 如工业污染、接触滑石粉等，工业发达国家卵巢癌发病率高，高胆固醇饮食也是发病因素。

（二）遗传因素： 约 20%～25%卵巢恶性肿瘤患者有家族史。

（三）内分泌因素： 持续排卵、服诱发排卵药、卵巢上皮受损伤、月经初潮早、绝经晚、初次分娩年龄大于 35 岁。激素替代疗法，乳腺癌、子宫内膜癌合并卵巢癌较一般妇女高 2～3 倍。

二、组织学分类

——问题 *84*：人的身体内发生肿瘤类型最多、最复杂的是哪一个器官组织？

卵巢虽小（略小于核桃）但是组织复杂，是全身各脏器肿瘤组织类型最多的部位，已有数十种组织类型。世界卫生组织（WHO）对卵巢肿瘤组织学分类法，进行了多年、多次的补充和修正。主要分为卵巢上皮肿瘤、生殖细胞肿瘤、性索间质肿瘤、转移性肿瘤，其他还包括有脂质细胞瘤、性腺母细胞瘤、非卵巢特异性软组织肿瘤、未分类肿瘤、瘤样病变等。

三、常见的卵巢肿瘤

（一）卵巢上皮性肿瘤

卵巢上皮性肿瘤是卵巢肿瘤中最常见的一种，约占 2/3（50%～70%），其中恶性肿瘤占原发卵巢恶性肿瘤的 75%～90%。发病年龄约为 30～60 岁。由于上皮的分化，导致卵巢上皮性肿瘤的多样性，形成浆液性肿瘤、黏液性肿瘤、子宫内膜样肿瘤、透明细胞肿瘤等。

上皮性肿瘤又分为三种，即良性、恶性和界于良性和恶性之间的交界性肿瘤。

1. 良性卵巢上皮性肿瘤

（1）浆液性囊腺瘤：占卵巢良性肿瘤的 25%，常见于 30～40 岁的妇女，肿瘤大小不等，表面光滑，多为单侧，囊内为淡黄色液体。单房者囊壁多呈光滑，而囊内为多房者，在囊壁上可见有乳头突起。

（2）黏液性囊腺瘤：占卵巢良性肿瘤的 20%，多见于育龄妇女。多为单侧、表面光滑、灰白色，囊壁厚常为多房，囊腔内充满胶冻样黏液，体积较大或巨大，引起压迫症状。

（3）纤维上皮瘤（勃勒纳瘤）：占卵巢肿瘤的 0.5%～1.7%。绝大多数为良性。多为单侧、实性、质硬，表面灰白色，大小不一。

（4）子宫内膜样肿瘤：较少见。

2. 恶性卵巢上皮性肿瘤（上皮性癌）

可发生于任何年龄的妇女，死亡率较高。

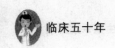

（1）浆液性囊腺癌：最为常见，约占卵巢恶性肿瘤的 40%～60%。多为双侧、体积较大、呈灰白色，大部分为囊实性，乳头位于瘤的内壁，可向外生长，伴坏死、出血，囊液呈血性浆液。5 年存活率为 20%～30%。

（2）黏液性囊腺癌：占卵巢恶性肿瘤的 10%～20%，多单侧，瘤体较大呈囊实性，囊壁可见乳头，腔内有浑浊性液体，或呈血性。

（3）卵巢内膜样癌：占卵巢恶性肿瘤的 10%～20%，多为单侧、中等大小，呈囊性或实性。包膜光滑或有乳头，瘤内有乳头，液体清亮或血性。5 年存活率为 40%～50%。

（4）透明细胞癌：占原发卵巢恶性肿瘤的 6%。呈囊实性。

（二）卵巢生殖细胞肿瘤

卵巢生殖细胞肿瘤占卵巢肿瘤的 20%～40%。患者以青少年为多，占 60%～90%，绝经后仅占 4%。

1. 良性肿瘤

畸胎瘤（成熟性畸胎瘤）：又称为皮样囊肿，占卵巢肿瘤的 10%～30%。可发生于任何年龄，多为 20～40 岁，以单侧多见，肿瘤中等大小，直径约 10cm，圆形或椭圆形，包膜薄，光滑呈灰白色、棕黄色。内含油脂、毛发、牙齿或骨质，可发生扭转，引起急性腹痛。

2. 恶性肿瘤

恶性生殖细胞肿瘤多见于青少年女孩，15 岁以前幼女发现的肿瘤，80% 为恶性。包括有无性细胞瘤、内胚窦瘤（卵黄囊瘤）、未成熟畸胎瘤、胚胎癌等。

（三）卵巢性索间质肿瘤

1. 良性

（1）纤维瘤：较常见，约占卵巢肿瘤的 2%～5%，多发生于中年妇女。多为单侧、实性质硬、呈灰白色、肿瘤中等大，容易发生扭转。有时伴有胸水、腹水，称为 Meigs（麦格斯）综合征。肿瘤切除术后，胸腹水自行消失。

（2）泡膜细胞瘤：占卵巢肿瘤的 0.5%～1%，是卵巢具有内分泌功能的肿瘤，最常见的肿瘤可分泌雌激素，有女性化作用。肿瘤多为单侧、大小不等、灰白色。多见于绝经期前后，可出现月经过多，绝经后出血，常合并子宫内膜增生、内膜癌。恶性的泡膜细胞瘤<1%。

2. 恶性

（1）颗粒细胞瘤：颗粒细胞瘤占卵巢肿瘤的 3%～6%。多发生于 30 岁以前，多为单侧，肿瘤直径约为 12cm，呈囊实性。肿瘤可分泌雌激素，导致青春期患者出现假性早熟；生育期、中年妇女可有月经紊乱，绝经后出现不规则出血，伴子宫内膜增生、内膜癌。肿瘤恶性度低，5 年存活率达 80% 以上。

（2）睾丸母细胞瘤：睾丸母细胞瘤是卵巢肿瘤最常见的男性化瘤，多见于

40 岁以前的妇女。多为单侧、实性。多为良性，10%～30%为恶性，5 年存活率为 70%～90%。

（四）卵巢转移性肿瘤

身体任何部位的恶性肿瘤都可以转移到卵巢，约占卵巢肿瘤的 5%～10%。常见的原发性癌瘤有乳腺、胃肠道、生殖道、泌尿道及其他脏器等。其中库肯勃瘤是特殊的转移性腺癌，原发部位在胃肠道，肿瘤为双侧、实性、中等大小，多数保持卵巢原来形状或呈肾形，常伴有腹水，预后极差。

四、临床表现

（一）良性肿瘤

1. 症状

肿瘤发展缓慢。小的肿瘤一般无症状，肿瘤增大到一定大小时（多为中等大）可出现症状。

（1）腹胀痛，下腹不适、下坠感。

（2）盆腹腔包块，自觉腹部增大，可摸到下腹部肿块，逐渐增大。

（3）内分泌紊乱，月经不调，阴道不规则出血。

（4）肿瘤压迫症状：肿块大者可引起排尿、排便困难，气短、心跳等。

2. 体征

多数在子宫的一侧触及球形肿块，多呈囊性、表面光滑、界限清楚、活动性良好。肿块增大时，活动度差，叩诊呈实音，无移动性浊音。

（二）恶性肿瘤

任何年龄都可以发生卵巢恶性肿瘤。卵巢上皮癌多见于 40 岁以上中老年妇女，生殖细胞肿瘤好发于年轻妇女及儿童。卵巢恶性肿瘤病程短，迅速增大，在病的早期常无症状，一旦出现症状，多数已属于病的晚期。

1. 症状

（1）腹胀痛、腰痛、腹部不适、消化不良、食欲差、体重下降。

（2）腹部肿块，自觉腹部增大、腰围增粗，在腹部摸到肿块，下肢疼痛，下肢水肿。

（3）月经不调、内分泌功能紊乱，月经量增多或月经量减少以及发生绝经后出血。

（4）压迫症状：由增大的肿块或腹水所引起。

（5）消瘦、严重贫血等恶病质。

2. 体征

妇科检查：子宫旁触及包块多为双侧，呈实性或囊实性，表面凹凸不平，活动性差，直径大于 5cm，后穹窿处触及结节。

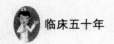

全身检查：腹部膨隆常可扪到肿块，有的叩及移动性浊音，有时在腹股沟、腋下或锁骨上触及肿大的淋巴结。

五、并发症

（一）蒂扭转

为妇科常见的急腹症，约10%卵巢肿瘤发生蒂扭转。好发于瘤蒂长、肿瘤中等大，活动度好，重心偏于一侧的肿瘤，当患者突然改变体位、腹压改变，如排尿、妊娠期、产褥期子宫位置改变时易发生蒂扭转。蒂由卵巢固有韧带、骨盆漏斗韧带、输卵管组成。蒂扭转程度轻者可以复原，出现腹痛后可缓解。如果扭转程度严重，可发生一侧下腹突然急性剧痛，常伴恶心、呕吐等。由于蒂扭转影响血液回流，而引起肿瘤充血增大、血管破裂出血、组织坏死，甚至出现肿瘤破裂、继发感染。检查腹部，有压痛、轻度肌紧张、反跳痛。

妇科检查：患侧可摸及张力大的肿块，压痛明显。一旦确诊，即行急诊手术，术时在蒂的根部夹住钳子后切除，夹、切前不应该回复扭转的蒂，以防栓子脱落进入血液循环，引起不良后果。（见图9-4）

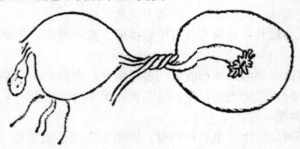

图9-4　卵巢肿瘤蒂扭转

（二）破裂

卵巢良、恶性肿瘤均可发生破裂，破裂率约为3%。破裂原因分为外伤性和自发性两种。外伤性可见于腹部受到重击、挤压、分娩、性生活、妇科检查、穿刺等，自发性破裂多见于恶性肿瘤生长过快。破裂后出现症状的轻重，与破裂口的大小，流入腹腔内囊液性质、量的多少有关。可表现为轻度腹痛或腹剧痛，伴恶心、呕吐，有时出现内出血、腹膜炎、休克等。

检查腹部有压痛、反跳痛、肌紧张，叩诊有移动性浊音。原来摸到的肿块变小或消失。疑有肿瘤破裂者应立即剖腹探查手术。

（三）感染

多发生于肿瘤扭转、破裂后，或邻近器官发炎，扩散而引起。表现为发烧、腹痛、腹肌紧张、压痛、反跳痛、肿块压痛、白细胞升高等，应积极给予抗生素消炎治疗，然后手术，短期内感染不能控制者应即刻手术。

（四）恶变

卵巢良性肿瘤可发生恶变，多见于肿瘤生长迅速者，应尽早手术。

六、恶性肿瘤转移途径

（一）直接蔓延和种植：转移的主要途径是直接蔓延和肿瘤穿破包膜，直接种植于腹腔邻近器官、腹膜、大网膜、横膈等。

（二）淋巴转移：是重要的途径。

（三）血行转移：较少见，晚期癌可经血转移到肝、肺、骨骼、脑等。

七、诊断

目前仍缺乏有效的早期诊断方法。

（一）诊断要点：根据病史、临床表现、妇科及全身检查的特点进行诊断，盆腔包块与卵巢癌三联征（年龄大于 40 岁，有胃肠道症状和卵巢功能障碍）同时存在时，应高度怀疑卵巢恶性肿瘤的可能，需要进行必要的辅助检查。

（二）辅助检查

1. 超声检查：最好行阴道彩色多普勒超声检查，使阴道探头与卵巢之间距离近，而且可测定肿瘤血流情况，有助于诊断。B 超检查临床诊断符合率＞90％，但实性肿瘤直径＜10mm 者不易测出。

2. 肿瘤标记物：有助于恶性肿瘤的诊断及治疗效果的随访观察，多项肿瘤标记物联合应用效果更好。常用的有 CA125（癌抗原）、CA19-9（糖链抗原）、AFP（甲胎蛋白）、CEA（癌胚抗原）、HCG（绒毛膜性腺激素）、雌激素、雄激素等，详见第十九章《妇科常用的特殊检查》。

3. CT 检查：比较准确，显示病变范围及与周围组织关系，有无淋巴结转移等，但对早期诊断帮助不大。

4. 磁共振 MRI：显示病变范围，对软组织的对比优于 CT，但不能作定性诊断。

5. 细胞学检查：取腹水或经后穹窿穿刺，作细胞学检查，查找癌细胞。

6. 腹腔镜检查：可在直视下观察肿瘤，盆腹腔器官、横膈等情况。在可疑部位，多点取下组织或抽吸腹腔液体，进行病理细胞学检查。对巨大肿瘤或肿瘤粘连者，禁忌行腹腔镜检查。

八、鉴别诊断

（一）卵巢良性肿瘤与恶性肿瘤的鉴别

卵巢良性肿瘤：逐渐长大，病程较长，多呈囊性，表面光滑，活动度好，

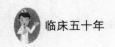

5％为双侧性，腹水偶见，全身情况良好。

恶性肿瘤：长大较快，病程较短，多呈囊实性或实性，表面不光滑或呈结节状，后穹窿可触及结节，活动性差，70％为双侧性，常伴有腹水，全身状况较差，容易出现恶病质。

——问题 85：妇科肿瘤伴有腹水都属于恶性肿瘤吗？

卵巢纤维瘤患者的 Meigs（麦格斯）综合征或卵巢－腹水－胸水综合征，其症候群是指所有卵巢良性肿瘤合并有胸腹水，当肿瘤切除后，胸腹水即可消失。所以，卵巢肿瘤伴有腹水，不一定都是恶性肿瘤。

——问题 86：B 超检查发现盆腔积液提示什么问题？

如果少量积液，一般属于正常的，可防止盆腹腔内的脏器发生粘连；或是炎症渗出液，有症状者可给于消炎治疗；如果液体量较多应除外肿瘤。

（二）卵巢良性肿瘤的鉴别

1. 卵巢瘤样病变：有 10 多种，常见的有滤泡囊肿、黄体囊肿，多为单侧、囊壁薄、直径很少大于 5cm，多数在 2～3 个月内自行消失。一般没有症状，肿瘤标记物正常。此外还有多囊卵巢、输卵管卵巢囊肿（炎性囊块）、子宫内膜异位囊肿（又称卵巢巧克力囊肿）、卵巢冠囊肿等。

2. 子宫肌瘤：有蒂的浆膜下肌瘤、子宫肌瘤囊性变，不易与卵巢肿瘤鉴别。

3. 妊娠子宫：妊娠早期，子宫增大、宫体变软，易将子宫体误诊为卵巢囊肿。

4. 充盈的膀胱：妇科检查前未排尿或慢性尿潴留者（自述能排尿），易造成误诊。

5. 腹水：巨大卵巢囊肿者，平卧时腹部中央隆起，叩诊浊音，腹部两侧鼓音，无移动性浊音，妇科检查可触及肿块。内科疾病引起的腹水，平卧时，腹部两侧突出如蛙腹，叩诊腹部中央鼓音，两侧实音，有移动性浊音，妇科检查未触及肿块。

（三）卵巢恶性肿瘤的鉴别

卵巢恶性肿瘤需要进行鉴别的疾病，如子宫内膜异位症、盆腔结缔组织炎症、结核性腹膜炎、子宫内膜癌、绒毛膜癌和直肠、乙状结肠癌等生殖道以外的肿瘤相鉴别。

九、治疗

（一）卵巢良性肿瘤

1. 手术指征：卵巢实性肿瘤或囊肿大于 5cm 者，应考虑手术治疗。育龄妇女不能除外卵巢瘤样病变时，应行定期检查，2～3 个月复查一次或在月经期前、后作 B 超检查，作对比观察，或作腹腔镜检查确诊。观察期间也可以服用桂枝茯苓胶囊，一次 3 粒，一天 3 次；龙血竭片（肠溶衣），一次 4～6 片，一天 3 次。

2. 手术范围：根据年龄、生育要求及两侧卵巢情况而定。年轻患者为单侧肿瘤时，行患侧附件切除术，若对侧卵巢有其他病变或有肿瘤时，可作肿瘤剥除术，以便保留部分正常卵巢组织，维持卵巢功能。绝经前后妇女行全子宫及双侧或一侧附件切除术。术后均送作病理检查，以便确定肿瘤的性质。

（二）卵巢恶性肿瘤

治疗原则为尽早做手术，同时辅以化疗、放疗的综合治疗。

十、预防

发生卵巢恶性肿瘤的原因尚不清楚，难以预防，可采取下述措施。

（一）高危因素的预防：减少环境污染、避免高胆固醇饮食，高危妇女可口服避孕药等。

（二）开展普查、普治：30 岁以上妇女每年作一次妇科检查，高危人群最好半年查一次，以排除卵巢肿瘤。有条件者可作 B 超，查肿瘤标记物，如 CA125、AFP 等。

（三）早发现、早处理：卵巢实性肿瘤或囊肿直径＞5 cm 者，应及时手术。服避孕药的妇女，若发现卵巢肿大，应考虑为卵巢肿瘤，盆腔包块未确诊或治疗无效者，应作腹腔镜或剖腹检查。乳腺癌、胃肠癌等患者应随访，定期作妇科检查、超声检查。

——问题 *87*：什么叫做绝经后卵巢可触及综合征？ 应警惕什么问题？

成年妇女卵巢大小约为 4cm×3cm×1cm。绝经后卵巢逐渐缩小。绝经 2～5 年后可能缩小一半。因此，绝经 2～5 年后仍能触及卵巢，或妇科检查未能触及卵巢，但是 B 超、CT 检查发现卵巢较绝经后萎缩的卵巢大，均为绝经后卵巢可触及综合征，属于不正常现象，应警惕可能为卵巢肿瘤。

十一、预后

卵巢良性肿瘤，预后均较好，但确诊后应及时治疗，警惕恶变的可能。
卵巢交界性肿瘤，较恶性肿瘤好，5 年生存率 95％。
卵巢恶性肿瘤，预后差，5 年生存率仅为 30％左右。

——问题 *88*：女性生殖道常见的三大恶性肿瘤是什么？ 死亡率最高的
是哪一种？

女性生殖道常见的三大恶性肿瘤依次为宫颈癌、卵巢恶性肿瘤、子宫内膜

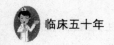

癌。近来有资料报道，北京、上海等城市，子宫内膜癌发病率已经跃居妇科恶性肿瘤的首位。死亡率最高的是卵巢恶性肿瘤。

十二、恶性卵巢肿瘤的随访与监测

卵巢癌治疗后容易复发，复发高峰期在术后 2～3 年，应终生定期复查。

（一）随访时间：术后第 1 年内每个月 1 次；术后第 2 年，每 3 个月 1 次；术后第 3 年，每 6 个月 1 次；3 年以上者，每年 1 次。

（二）监测内容：每次复查应了解症状，作妇科三合诊检查、全身检查、肿瘤标记物检测、B 超检查，必要时作 CT 或 MRI 检查。

第五节　输卵管肿瘤

输卵管肿瘤发病率极低、良性肿瘤更罕见。手术前很难诊断。多见于 40～60 岁的妇女，对有输卵管癌"三联征"即阴道排液、盆腔肿块、腹痛，或"二联征"即阴道排液和盆腔包块者应提高警惕，作进一步检查，5 年生存率约为 20％～77％。

——问题 *89*：如何警惕卵巢癌、输卵管癌的发生？其三联征是指什么？

当盆腔有包块并出现卵巢癌"三联征"时，应高度怀疑卵巢恶性肿瘤的发生。其"三联征"为年龄大于 40 岁、有胃肠道症状和卵巢功能障碍。输卵管癌"三联征"指阴道流液、盆腔包块和腹痛，"二联征"为阴道排液和盆腔包块。当出现输卵管癌"三联征"或"二联征"时，应警惕输卵管癌的发生。

第十章　妊娠滋养细胞疾病（GTD）

妊娠滋养细胞疾病（GTD）是一组来自胎盘绒毛滋养细胞的疾病，根据组织学的差异将其分为葡萄胎、侵蚀性葡萄胎、绒毛膜癌（即绒癌）和胎盘部位滋养细胞肿瘤四种，除了葡萄胎，其他三种疾病统称为妊娠滋养细胞肿瘤，绝大多数继发于妊娠。

由于胎盘部位滋养细胞肿瘤非常少见，和极少数来自卵巢或睾丸生殖细胞的非妊娠性绒毛癌，均省略。

第一节　葡萄胎

葡萄胎（又称水泡状胎块）是良性的滋养细胞疾病，是指怀孕后绒毛滋养细胞增生、间质水肿，形成大小不同的水泡，并由蒂相连成串，外观像葡萄而称之为葡萄胎，它又分为完全性（恶变率高）、和部分性（恶变率低）葡萄胎两种。

一、病因、发病因素

病因尚不完全清楚。

（一）流行病学调查表明，发病与种族、地区有关。亚洲、拉丁美洲国家发病率较高，我国 23 个省市的调查，平均每 1000 次妊娠发生葡萄胎的为 0.78 次，其中浙江省最高为 1.39，山西省最低为 0.29。

（二）营养、社会经济、年龄因素：饮食中缺维生素 A、胡萝卜素和动物脂肪者发病率明显升高。年龄大于 40 岁和小于 20 岁的妇女，以及曾经患过葡萄胎的妇女是发生葡萄胎的高危人群。

（三）细胞遗传学研究，提示空卵受精或正常卵子的双精子受精引起发病。

二、临床表现

（一）**停经后阴道出血**：为最常见症状，约占 97%，一般在停经 2～3 个月出现阴道出血，出血量多少不定，可反复发作导致贫血、感染，流出的血液中可混有水泡状组织，大出血者可休克、死亡。

（二）**子宫异常增大、变软**：约半数以上患者子宫大于停经月份，1/3 患者子宫大小与停经月份相符，少数患者子宫比停经月份小。

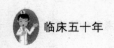

（三）腹痛：多为阵发性下腹痛，若卵巢黄素化囊肿扭转、破裂，可出现急性腹痛。

（四）妊娠呕吐及妊娠高血压疾病：出现时间一般比正常妊娠早、且症状重、持续时间长，于妊娠24周之前出现高血压、水肿、蛋白尿等。

（五）卵巢黄素化囊肿：大量的HCG刺激卵泡内膜细胞发生黄素化形成囊肿，多为双侧、大小不等、表面光滑、活动度好、囊壁薄，内含清亮液体。一般无症状，妇科检查不容易发现囊肿，主要通过B超检查作出诊断。在葡萄胎清除2~4个月后，可自行消退。

（六）甲状腺功能亢进征象：如心动过速、皮肤潮湿、震颤等。

（七）咯血：在葡萄胎排空后可自行消失。胸片常无异常改变，应警惕可能以后发生恶变。

三、诊断与鉴别诊断

（一）诊断

停经后不规则阴道出血、腹痛、妊娠呕吐重。妇科检查，子宫大于停经月份，停经5个月仍无胎动，摸不到胎体，听不到胎心。

1. 绒毛膜促性腺激素（HCG）测定

正常妊娠时HCG随妊娠周数增加而逐渐上升，到怀孕10~12周达高峰，以后逐渐下降。葡萄胎患者HCG含量高于相应的妊娠周数的正常值，而且孕12周后，继续上升。但是有少数患者HCG升高不明显。

2. B超检查

是诊断葡萄胎重要的辅助检查。超声影像显示子宫大于停经月份，无妊娠囊或胎心搏动，宫腔内呈"落雪状"，子宫外侧常可探测到两侧或一侧的卵巢囊肿。

3. 多普勒胎心测定：仅能听到子宫血流杂音，无胎心音。

（二）鉴别诊断

应与流产、双胎、羊水过多相鉴别。

四、治疗与处理

（一）清宫：葡萄胎一旦确诊，应及时清除宫腔内容物。术中可能发生出血多、子宫穿孔、肺栓塞，应采取预防的措施，子宫大于妊娠12周或手术未刮净者，手术后一周行第二次刮宫，每次刮出物必须送作病理组织学检查。

（二）卵巢黄素化囊肿的处理：葡萄胎清宫后囊肿会自然消退，一般不需要处理。若发生扭转可在B超或腹腔镜下作穿刺抽液，囊肿可能自然复位，若扭转时间长、组织坏死、可行患侧附件切除术。

（三）预防性化疗：一直存在有争议。目前认为，具有发生恶变高危因素和随访有困难者，可考虑在葡萄胎排空后进行预防性化疗，一般用氨甲蝶呤、氟尿嘧啶或放线菌素 D，单用一种药物化疗一疗程。

（四）子宫切除术：年龄大于 40 岁，有高危因素，无生育要求者可行子宫切除术。

五、预后

良性葡萄胎恶变率约为 14.5％。具有以下高危因素者、恶变率较高。

（一）年龄大于 40 岁的患者。

（二）子宫大小明显大于相应正常妊娠的月份。

（三）血 HCG＞40 000IU/L；尿 HCG＞100 000 IU/L。

（四）吸出的葡萄胎为小的水泡，二次刮宫仍可见增生活跃的滋养细胞。

（五）有咯血史。

（六）住在远处不容易随访者。

六、随访

定期随访可早期发现滋养细胞肿瘤。

——问题 *90*：*葡萄胎患者如何进行随访？在随访期间应注意什么？*

（一）HCG 定量测定：葡萄胎清除后每周查一次，直到降为正常水平，并持续随访 3 个月；3 个月后，每 2 周 1 次；半年后改为每个月 1 次，持续半年；第 2 年，为每 3～6 个月 1 次，共随访 2 年。

（二）随访应注意月经是否正常，有无异常阴道出血、咳嗽、咯血及其他转移症状。并作妇科检查，必要时作 B 超，拍胸片。

（三）随访期间必须严格避孕一年，首选用避孕套。

（四）妊娠者在早孕期查 HCG、B 超，以便明确是否是正常的怀孕，产后继续随访查 HCG 至阴性。

第二节　侵蚀性葡萄胎

侵蚀性葡萄胎，是良性葡萄胎组织侵入到子宫肌层或转移到子宫以外。多见于葡萄胎清除后半年内。恶性程度不高，预后较好。

一、临床表现

（一）原发灶表现

多发生在葡萄胎排空后半年内。最常见为不规则阴道出血或正常月经后又出

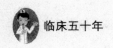

现异常阴道出血。妇科检查，清宫后 4～6 周子宫未恢复到正常的大小，卵巢黄素化囊肿持续存在，若子宫病灶继发感染、穿破子宫，可引起腹痛、腹腔内出血等症状。

（二）转移灶表现

病灶转移到肺，患者可能出现咳嗽；转移到阴道，在局部可见到蓝紫色结节，破溃后可有大量出血；转移到脑，可出现头痛、呕吐、抽搐、偏瘫、昏迷等。

二、诊断

葡萄胎清宫后半年内出现异常阴道出血或转移灶症状，结合妇科检查及辅助检查就可以作出判断、诊断。

（一）血 HCG 测定：葡萄胎清宫后 HCG 逐渐下降，一般在清宫后 8～12 周恢复正常，若持续呈阳性或下降正常后又上升，临床上已经除外了葡萄胎残留、卵巢黄素化囊肿和再次妊娠，诊断就可成立。

（二）B 超：子宫壁间肿瘤病灶呈棉花团样光团、光点。

（三）组织学诊断：诊断性刮宫，刮出物送作病理检查，见有绒毛结构组织。

三、治疗及随访见绒癌。

第三节　绒毛膜癌

绒毛膜癌简称为绒癌，是一种高度恶性的滋养细胞肿瘤。50％绒癌是发生于葡萄胎清宫后，多见于清宫后 1 年以上。发生于流产、足月产后各占 25％，少数见于异位妊娠（宫外孕）。绒癌多发生于育龄妇女，少数发生于绝经后妇女。

一、病理

绒癌多数原发于子宫，少数原发于输卵管、宫颈、阔韧带等，子宫肌层或子宫腔内外可见紫红色结节，伴有出血、坏死。镜下见高度增生的滋养细胞，但是没有绒毛结构。

二、临床表现

多发生于葡萄胎清宫后 1 年或发生于流产、足月产后。

（一）阴道出血：表现为持续性不规则阴道出血或正常月经，停经后阴道出血量多少不定，有的可继发贫血。

（二）假孕症状：由于肿瘤分泌 HCG、雌激素、孕激素，导致乳房增大、乳晕着色等。

（三）腹痛： 一般无腹痛，当癌瘤导致子宫穿孔或病灶坏死、感染、破裂时，可出现急性腹痛，甚至发生腹腔内出血、休克。

（四）妇科检查： 子宫可增大、形状不规则、变软，子宫旁可能摸到不规则肿块或卵巢黄素化囊肿。

（五）转移癌的表现

1. 肺转移：可出现胸痛、咳嗽、咳血、呼吸困难、肺栓塞等症状。转移灶小的患者可无症状，仅靠胸片或作 CT 检查，作出诊断。

2. 阴道转移：多见于阴道前壁下段紫红色结节突起，破溃后可引起阴道不规则出血或大出血。

3. 肝转移：多伴有肺转移。患者可出现黄疸、上腹部或肝区痛，如果病灶穿破肝包膜可出现腹腔内出血。

4. 脑转移：多伴有肺、阴道转移。常表现一过性脑缺血症状，如突然跌倒、暂时性失语、失明、眩晕、半身麻木等。以后可出现头痛、喷射性呕吐、偏瘫、抽搐、昏迷、死亡等。是绒癌死亡的主要原因。

5. 其他脏器转移：如脾、肾、消化道、骨骼等。

三、诊断

葡萄胎清宫后 1 年或流产、分娩、宫外孕后，出现异常阴道出血及转移灶等症状、体征，应考虑绒癌的可能，可进一步作以下检查。

（一）β-HCG 测定

葡萄胎清宫后 9 周以上或流产、足月产、异位妊娠后 4 周以上，血 HCG 持续高水平或下降到正常水平后又升高，已排除妊娠物残留或再次妊娠者，可诊断为绒癌。可疑脑转移者，可测脑脊液 HCG 含量。

（二）B 超： 子宫正常大或不同程度增大，子宫肌层或整个子宫呈异常回声。

（三）X 线、胸片： 是诊断肺转移的重要检查方法。

（四）CT 和 MRI 检查： CT 有利于肺、脑、肝等部位的转移灶诊断。MRI 主要用于脑和盆腔病灶的诊断。

（五）组织学诊断： 送检的组织切片标本中，仅见有滋养细胞浸润及坏死、出血，而无绒毛结构。

四、治疗

治疗原则：以化疗为主，手术和放疗为辅的综合治疗。

（一）化疗： 常用药有甲氨蝶呤（MTX）、放线菌素 D、氟尿嘧啶（5-Fu）、环磷酰胺、长春新碱、依托泊苷、顺铂等。

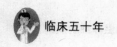

（二）**手术为辅助治疗**：主要为控制大出血等并发症，便于减少肿瘤、消除耐药病灶，有利于缩短化疗疗程，可行全子宫或次广泛子宫切除术或肺叶切除术。

（三）**放疗**：主要用于脑转移或肺部转移灶耐药者。

五、随访

随访时间，第一年每月随访 1 次，第 2～3 年每 3 个月 1 次，以后每年 1 次，共 5 年。

随访内容同葡萄胎，随访期间要严格避孕。

——问题 *91*：妇产科肿瘤中癌瘤家族有什么特点？

妇产科肿瘤中，有一部分肿瘤具有明显的家族遗传性，有的患者或其亲属可能同时发生其他的肿瘤。

遗传性乳腺癌－卵巢癌综合征：是指乳腺癌患者，其母亲或同胞姐妹中有两个或两个以上发生卵巢癌。

遗传性卵巢癌综合征：表现在一个家族内有多个成员发生卵巢癌，但没有发生乳腺癌或结肠癌等遗传性综合征。

子宫内膜癌患者可伴随发生遗传性非息肉性结肠、直肠癌综合征。

子宫颈癌：有报道一个家族中 3 个姐妹发生宫颈原位癌，另有一家，在 7 个姐妹中有 3 个患宫颈浸润癌。

妊娠滋养细胞肿瘤：有报导一对双胞胎姐妹中，一个患葡萄胎，一个患绒癌。另有报道 3 个家庭的姐妹都发生了妊娠滋养细胞疾病。

第十一章　月经异常—生殖内分泌疾病

第一节　功能失调性子宫出血（DUB）

一、定义与病因

功能失调性子宫出血（DUB）简称功血。机体受到各种因素的影响，并通过大脑和中枢神经系统，使调节生殖系统的神经内分泌功能紊乱（主要是下丘脑－垂体－卵巢轴），而引起异常子宫出血，是妇科的常见病。

病因：包括有内因和外因，如精神过度紧张、应激、恐惧、忧伤、环境和气候的改变。

长期过度疲劳、代谢紊乱、营养不良、贫血、甲状腺或肾上腺皮质功能异常、多囊卵巢综合征、产后、流产等，均可引起月经不调或不排卵。

二、分类

卵巢主要有内分泌功能（分泌雌、孕激素和少量的雄激素）和生殖功能（排卵，并形成功能正常的黄体）。

根据卵巢功能状态不同，可分为无排卵型功血和有排卵型功血两种。

（一）无排卵型功血

约占 70%～85%。

1. 病理生理变化

无排卵型功血是由单一雌激素的作用，由激素波动所引起。在雌激素持续刺激下，子宫内膜过度增生，当雌激素水平突然下降，子宫内膜失去了雌激素的支持，而剥脱发生撤退性出血。

（1）青春期功血：主要由于下丘脑性调节中枢功能不够成熟，使生长的卵泡发育到一定程度就发生退行性变，导致雌激素对垂体反馈作用未能出现黄体生成激素（LH）的高峰，不能排卵。

（2）围绝经期（更年期）功血：由于卵巢功能逐渐衰竭，产生雌激素的量明显减少，雌激素对垂体反馈作用减弱，往往卵泡刺激素（FSH）比黄体生成激素（LH）更高，不能形成排卵前的 LH 高峰，所以不能排卵。

2. 子宫内膜的病理变化

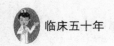

根据体内雌激素含量水平的高低，作用时间的长短，以及子宫内膜对雌激素反应的敏感性，子宫内膜可表现出不同的增生性变化。

（1）增生期子宫内膜。

（2）子宫内膜增生症：即子宫内膜增生过长，又分为单纯性增生即囊腺型增生过长、复杂性增生即腺瘤型增生过长、不典型增生即内膜癌前病变。

（3）萎缩型子宫内膜，较少见。

3. 临床表现

（1）症状：月经周期紊乱，月经周期、出血间隔时间长短不一，短者数日，长者可数月，常误诊为闭经或流产，经期持续时间长短也不同，出血量多少不一，少的呈点滴状出血，多者可大量出血，导致贫血或休克，出血期间一般无腹痛。

出血量多少一般与雌激素含量有关，当雌激素水平低至发生突破性出血时，由于内膜修复慢，所以出血多呈时间长、间断性少量出血，即"淋漓出血"，而高的雌激素水平突破性出血，表现在闭经后大量、较长时间的出血，即中医说的"血崩"。

（2）妇科检查：无异常发现。

4. 诊断

必须首先除外生殖器及全身器质性病变引起的异常子宫出血。

（1）病史：应注意患者年龄、月经史、婚育史及避孕措施；异常子宫出血发病诱因、病情及治疗经过，有无引起异常子宫出血的生殖道或全身性的器质性病变；有无不当地应用性激素或避孕药引起的出血。

（2）体格检查：包括妇科检查和全身检查。

（3）辅助检查：

①血常规，出凝血时间、血小板等，了解贫血情况，除外血液系统的疾病。

②血或尿 β-HCG，除外与妊娠有关的病。

③基础体温测定：呈单相型表示无排卵。详见第十九章"妇科常用的特殊检查"。

④超声检查：了解子宫内膜厚度，宫腔有无包块、赘生物等。

⑤诊断性刮宫（D&C）：简称诊刮，具有止血治疗和诊断的两种作用。对于出血时间较长的已婚育龄妇女或绝经过渡期妇女应常规进行诊刮，诊刮时间的选择与刮宫目的有关，如为了尽快减少大量的出血，可以随时刮宫；若要了解有无排卵或黄体功能，可在月经来潮 24 小时内刮宫；如果为了确定是否有子宫内膜不规则脱落，须在月经第 5 天诊刮。刮出的组织应作病理学检查。

未婚或青春期患者，一般不作刮宫，可采用药物性刮宫，即给黄体酮，10～20mg，肌肉注射，每天 1 次，共 5 天。停药 3～5 天会出现撤退性出血，所以不适用于比较严重贫血的患者。个别未婚患者因出血多，药物等保守治疗疗效不佳，确实需要诊刮的，必须在诊刮术前征得患者本人及家属的知情同意。

⑥宫腔镜检查：直接观察宫颈管及子宫内膜等宫腔情况，有无早期或小型的病变，如内膜息肉、内膜癌、黏膜下肌瘤等，在可疑病变处取组织送检，或行宫腔内手术治疗。

⑦宫颈黏液结晶检查：月经前仍可见羊齿状结晶，未见椭圆体结晶，提示无排卵。详见第十九章"妇科常用的特殊检查"。

⑧生殖内分泌测定：酌情查卵泡刺激素（FSH）、黄体生成素（LH）、雌二醇（E2）和孕酮（P）。

5. 鉴别诊断

需要鉴别的，如与妊娠有关的疾病、生殖道肿瘤、炎症、外伤、性激素药物或避孕药使用不当、宫内节育器及全身性疾病（如血液病、肝脏、甲状腺病）等，引起子宫异常出血。

6. 治疗

根据患者年龄、有无生育要求和病情、子宫内膜病检结果而定。

青春期、生育期患者以止血、调经、促排卵为主，绝经过渡期患者以止血、调经、预防子宫内膜病变为主。

常用的药物有性激素、中药，出血期可加用促凝血、抗纤溶药物，促进止血。

（1）一般治疗

注意休息，避免劳累和剧烈运动等，贫血者应加强营养，补充铁剂、维生素C等补血药，必要时输血。出血期给促凝血、止血药，如服用安络血（又称卡巴克洛或肾上腺色腙片），2.5～5.0 mg，每天3次；维生素K_4，4mg，一天服2～3次；维生素C等补血药和止血敏（酚磺乙胺），0.5g，肌肉注射，一天1～2次或立止血（血凝酶）1Ku/支，肌肉注射等。长期出血者服用消炎药、抗生素预防感染。

（2）性激素药物治疗

①止血：尽可能使用最低有效量。如果为了尽快止血而用量较大时应严密观察并及时调节用量，大量出血者，应该在用药6小时内见效，24～48小时内基本止血，若96小时仍未止血，应考虑有器质性病变的可能。

Ⅰ．雌激素

大量雌激素促使子宫内膜增生、修复创面而止血。适用于贫血、血红蛋白低于7g/L者，主要用于青春期功血。可选用结合雌激素（妊马雌酮）1.25～2.5mg，每6小时服一次，止血后每3日递减1/3量，直到维持量，每天0.625～1.25mg。也可服用己烯雌酚（乙底酚），1～2mg，每6～8小时一次，止血后每

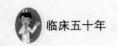

3 日递减 1/3 量，维持量为每天 1mg。服己烯雌酚若有明显的胃肠道反应，可改用苯甲酸雌二醇，每天 4～8mg，分两次肌肉注射，逐日减量 2mg 至每天 2mg，以后用己烯雌酚维持量，每天 1mg。以上各种给药方法，均在止血后持续用药 20 天才停药。当止血后 2 周，血红蛋白大于 7g/L 时，开始加用孕激素，使子宫内膜转化为分泌期变化，如服甲羟孕酮 6～10mg，每天一次，共服 10 天或用黄体酮 10mg，每天一次，肌肉注射共用 7～10 日停药。雌、孕雌素同时停药、撤退，一般在停药 3～7 天发生撤退性出血。

——问题 *92*：应用雌激素调经止血，应该注意什么？

用药应严格按用药说明或遵守医生医嘱，否则会出现副作用，如递减药量不能超过 1/3，如果超过 1/3 就可能出现出血等。

——问题 *93*：应用己烯雌酚对第二代女孩可能产生什么副作用？

妇女在妊娠期间应用过己烯雌酚（DES），她生育的女孩在青春期后可能发生生殖道腺病或畸形，如阴道腺病、阴道或宫颈透明细胞癌、阴道横隔、先天性宫颈糜烂、宫颈假息肉、子宫发育不良、T 型子宫腔、单角子宫等，即为第二代女孩产生的综合征。

有资料报道，孕早期接受己烯雌酚治疗者，女孩患病的发病率可高达 73%，孕 4 个月后用药者，女孩发生阴道腺病为 7%，孕 18 周以上用药者，未发现发病。由于己烯雌酚的这种副作用，目前发达国家不用己烯雌酚，代之以用天然的雌激素。

Ⅱ. 孕激素

孕激素使雌激素作用下增生的子宫内膜转化为分泌期改变，停药后内膜脱落较完全，所以又称为"药物性刮宫"。适用于血红蛋白大于 7g/L 者。可给黄体酮 10～20mg，每天肌肉注射 1 次，共 3～5 天；或服甲羟孕酮，每天 6～10mg，共 7～10 天。近绝经期患者用药的最后 3 天，可同时加用丙酸睾酮 25～50mg，每天肌肉注射 1 次，能减少撤药性出血量。合成孕激素常用于绝经过渡期功血，控制大量出血的用药如炔诺酮（妇康片）5～7.5mg，或甲地孕酮（妇宁片）8mg，或甲羟孕酮（安宫黄体酮）8～10mg，每 6 小时给药 1 次，给 3～4 次后改为 8 小时一次。根据出血情况逐渐减量，每 3 天减量 1/3，直至每天服用的维持量，即炔诺酮每天 2.5～5mg，甲地孕酮每天 4mg，或甲羟孕酮每天 4～6mg，维持量用至止血后 20 天左右停药，停药 2～7 天发生撤药性出血。

Ⅲ. 雄激素

有对抗雌激素、减轻盆腔充血而减少出血量，于月经期给于丙酸睾丸酮，每天肌肉注射 25～50mg，用药 1～3 天，单独用药止血效果不佳。

Ⅳ. 联合用药

青春期、生育期功血：可用孕激素占优势，雌、孕激素联合应用的口服避孕药，每 6～8 小时服 1 片，止血后每 3 天减 1/3 量，直至维持量每天服 1 片，共 21 天停药。

绝经过渡期功血：可用三合激素（黄体酮 12.5mg、雌二醇 1.25mg、睾酮 25mg）2ml，肌肉注射，每 12 小时 1 次，止血后递减至每 3 天一次，用至 20 天停药。

②调整月经周期

用性激素止血后必须调整月经周期，一般连续用药 3 个周期为一个疗程。

Ⅰ. 雌、孕激素序贯疗法：即人工周期，模拟自然月经周期中，卵巢雌、孕激素的变化给予用药，适用于青春期、生育期功血患者。

雌激素自撤药性出血第 5 天起用药，每晚一次，连服 20～21 天，自服药第 11 日起，每日加服孕激素，两种药同时用完，停药后 3～7 天出血。常用的雌激素，如戊酸雌二醇 2mg 或结合雌激素 1.25mg 。孕激素药，如甲羟孕酮（安宫黄体酮）8～10mg 或黄体酮 10mg，肌肉注射或服用雌、孕激素已搭配好的药，如克龄蒙（前 11 片含戊酸雌二醇，后 10 片含戊酸雌二醇和醋酸环丙孕酮）。

Ⅱ. 雌、孕激素联合法：适用于育龄期或绝经过渡期功血。可服用口服避孕药，从撤药性出血第 5 天起，每晚 1 片，连服 3 周为一个周期，连续 3 个周期，对停药后未建立正常月经周期者，可重复用药。

Ⅲ. 孕激素后半周期疗法：适用于青春期或内膜病检为增殖期功血者。于月经周期的后半期（即撤药性出血的第 16～25 天），服用甲羟孕酮，每天 10mg 或黄体酮 20mg，每天肌注一次，连用 10 日为一周期，3 个周期为一疗程。

Ⅳ. 放置释放孕激素药物的宫内节育器，如曼月乐含有孕激素的 T 形节育器。

Ⅴ. 雄激素：适于绝经过渡期患者。甲基睾丸素（甲睾酮）每次 5mg，每天 2 次，舌下含服。于月经第 5 天开始，共含服 20 天，连用 3 个周期，经量多时，可肌注丙酸睾丸酮，一天 25～50mg，共 1～3 天。一个月总量不能超过 300mg。

③促进排卵：适用于有生育要求的无排卵型功血患者。（详见第十三章"不孕症"）

（3）手术治疗

①刮宫术或诊刮术：适用于大出血，内膜癌高危因素的功血或绝经过渡期患者。对未婚的青春期功血者，在刮宫术前应征得患者及家属的同意。

②子宫内膜切除术：适用于绝经过渡期功血或激素治疗无效者。在宫腔镜下通过物理方法使子宫内膜组织凝固、坏死，全面破坏子宫内膜，也称子宫内膜消

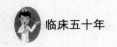

融术。

③子宫切除术：适用于年龄超过 40 岁，用药物治疗无效者。

（二）排卵型功血

约占 20％～30％，多发于育龄期妇女。分为黄体功能不全、黄体萎缩不全和围排卵期出血。

1. **分类与临床表现**：患者有排卵，但黄体功能异常。

（1）黄体功能不全：月经周期有卵泡发育、排卵，但在黄体期孕激素分泌不足或黄体过早衰退，导致子宫内膜分泌不良和黄体期缩短。

临床表现为月经前期少量阴道出血，称为"经前淋漓出血"，月经周期可缩短或正常，不容易怀孕或容易发生早期流产。基础体温测定呈不典型双相型，即体温上升＜0.3℃，上升慢或持续时间＜10 天。详见第十九章"妇科常用的特殊检查"。

（2）黄体萎缩不全：在月经周期中，患者有排卵，黄体发育良好，但萎缩过程延长，导致子宫内膜不规则脱落。

临床表现为月经期延长可达 8～10 天，月经量增多，经后少量出血（经后淋漓），不容易怀孕，容易流产。基础体温呈双相型，经前体温下降缓慢。月经第 5 日刮宫，子宫内膜仍呈分泌期反应。

2. **治疗**

（1）孕激素：有生育要求者，应用天然孕激素。在月经周期第 16 天开始用黄体酮，每天 10～20mg，肌肉注射 5～10 天。也可服氯米芬。无生育要求者，可用合成孕激素，如在月经周期第 16 天开始服甲羟孕酮，每天 10mg，共 10 天，也可口服避孕药。

（2）绒促性素：绒毛膜促性腺激素（HCG）有类似黄体生成激素（LH）的作用，可促进、支持黄体功能。在月经周期第 16 日即在排卵或基础体温上升后，隔日肌肉注射 HCG 2 000～3 000U，共 5 次。使血浆孕酮水平明显上升，有利于恢复正常的月经周期。

第二节 闭 经

闭经是妇科疾病中一种常见的症状，不是一种疾病。

一、定义

年龄满 14 岁，没有来月经，第二性征不发育；或年龄满 16 岁，尚无月经来潮，不论其第二性征发育是否正常；或曾经来过月经，但是月经停止 3 个周期或超过 6 个月没来月经。

二、分类

（一）根据是否来过月经分为原发性闭经和继发性闭经两种。

（二）根据闭经发生的原因，分为生理性和病理性闭经两种。

1. 生理性闭经：青春期前、妊娠期、哺乳期和绝经期的闭经，均属于正常生理现象。

2. 病理性闭经：按调节、控制月经的程序、部位分为四大区域，即下生殖道和子宫为一区病变，卵巢为二区病变，垂体前叶为三区病变，中枢神经系统、下丘脑为四区病变。

三、病因

（一）下生殖道和子宫性闭经

患者的下丘脑—垂体—卵巢轴功能正常，第二性征发育正常。

1. 处女膜闭锁（无孔处女膜）：闭锁的处女膜使经血不能排出，而出现逐渐加重的周期性、痉挛性腹痛。

2. 阴道发育异常：先天性无阴道和女性生殖道畸形综合征，即先天性无阴道合并无子宫或仅有子宫痕迹，常伴缺少一侧肾脏或盆腔异位肾。常常因为青春期后无月经或婚后性交困难来就诊。

3. 子宫未发育或子宫发育不全：如先天性无子宫、始基子宫、实质子宫和幼稚子宫。常因原发性闭经而就诊。

4. 子宫内膜粘连：常见于人工流产、流产或产后出血刮宫损伤了子宫内膜导致子宫内膜广泛粘连、宫腔闭锁而闭经，称为 Asherman 综合征，也可见于结核性、化脓性子宫内膜炎。

5. 雄激素不敏感综合征：又称睾丸女性化综合征，性腺为睾丸，位于腹股沟或腹腔内，体内缺乏睾酮受体，是一种遗传病。表现为青春期乳房发育丰满，但乳晕苍白、乳头小，无腋毛、阴毛，外生殖器正常，阴道呈凹陷状、无子宫、无输卵管。查染色体核型为 46，XY。

（二）卵巢性闭经

卵巢功能异常，对垂体分泌的促性腺激素不能产生反应，并导致卵巢不能合成性激素。

1. 特纳综合征（Turner's syndrome）：是一种染色体异常的病，染色体核型常为 45，X。临床表现为原发性闭经，身材矮小，第二性征发育不良，蹼状颈，盾胸，后发际低，肘外翻。促性腺激素升高、雌激素下降。

2. 单纯性腺发育不全：染色体为 46，XX，或 46，XY。表现为原发性闭经。内外生殖器幼稚型，内生殖器呈条索状、无卵泡存在。

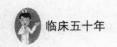

3. 卵巢早衰（POF）：妇女在 40 岁以前，由于卵巢功能衰竭引起高促性腺激素性闭经。常见于育龄妇女出现月经紊乱，月经稀少，直至闭经，并出现围绝经期症状，内外生殖器呈萎缩改变。此外，卵巢切除手术、放射治疗、化疗和卵巢发生严重的感染，也可导致卵巢早衰。

4. 多囊卵巢综合征（PCOS）：表现为月经不调、闭经、不孕、多毛、肥胖、双侧卵巢增大呈多囊样改变。（详见第三节）

（三）垂体性闭经

1. 垂体肿瘤：垂体前叶不同腺细胞增殖后，可能形成不同类型分泌功能亢进的垂体肿瘤，如垂体泌乳素腺瘤（导致发生闭经泌乳综合征）、生长激素腺瘤（导致巨人症或肢端肥大症）、促肾上腺皮质激素腺瘤（导致库欣病）等。

2. 垂体梗死：常见为席汉综合征（Sheehan's syndrome），是由产后出血、休克引起的。表现为闭经、无乳汁分泌、体弱、怕冷、头痛、头晕、贫血、消瘦、毛发脱落、低血压等。

3. 空蝶鞍综合征：先天性蝶鞍膈缺损或垂体萎缩。多见于中年肥胖妇女，临床表现为头痛、闭经、溢乳。

（四）中枢神经系统及下丘脑性闭经

精神紧张、剧烈运动、下丘脑肿瘤等可导致不排卵及低促性腺激素闭经。

1. 功能性下丘脑闭经：多见于年轻妇女，以精神性闭经最多见，如精神受刺激、情感变化、剧烈运动、劳累、紧张、过度恐慌、忧郁、寒冷等，表现为继发性闭经、消瘦、营养不良等。

2. 神经性厌食症：是一种精神神经内分泌紊乱性疾病，可能与遗传精神因素、心理障碍、营养状况低下有关。多见于 10～30 岁妇女，在情感剧烈矛盾或为了保持体形而强迫节食时发生。表现闭经、第二性征有不同程度的消退，子宫、卵巢缩小，消瘦明显。

3. 药物性闭经：长期应用某些甾体类避孕药、吩噻嗪衍生物如奋乃静、氯丙嗪（冬眠灵）、利血平等。表现闭经、泌乳，一般停药后 3～6 个月自然恢复。

四、诊断

闭经是一种症状，诊断时必须首先寻找闭经的原因。

（一）病史

详细了解月经史、婚育史、家族遗传病史等。

（二）体格检查

注意全身发育情况，如神志、身高、体重、营养、毛发、第二性征等。

妇科检查，注意内外生殖器有无异常、畸形。

（三）辅助检查

1. HCG：育龄妇女，首先查 HCG 除外妊娠。

2. B 超检查：了解子宫大小、形状、内膜，及双侧卵巢大小、有无肿物、多囊等。

3. 卵巢及垂体功能检查

（1）基础体温测定。

（2）阴道脱落细胞学检查。

（3）宫颈黏液检查，详见第十九章"妇科常用的特殊检查"。

（4）血激素测定

了解卵巢、下丘脑－垂体－卵巢轴的功能状态，是否有排卵和黄体功能，检测的内容包括有：催乳激素（PRL）、促卵泡素（FSH）、促黄体素（LH）、雌二酮（E2）、睾酮（T）、雄烯二酮（A）、孕酮（P）等共 7 项。

若 E2、P 持续低水平，而 FSH＞40 IU/L，提示卵巢功能衰竭。T、A 轻度升高，LH/FSH 比值大于 2，提示 PCOS 的可能，可进一步测定血、尿 17-羟、17-酮类固醇，必要时作 ACTH 试验。雄激素异常升高，提示可能有男性化肿瘤、睾丸女性化综合征等。月经周期第 2～3 天测 FSH，如果大于 20 IU/L，提示卵巢储备量下降，卵巢功能不足，为卵巢性闭经。FSH、LH 均小于 5 IU/L，提示下丘脑－垂体功能低下（可进一步作 GnRH 刺激试验）。PRL 明显升高，提示垂体泌乳素腺瘤，需进一步检查证实。

——问题 94：查血激素要注意什么问题？

妇科血激素的化验，要求近 3 个月未用任何激素类药物。有时选择在月经周期的某阶段查，如测 FSH、LH、E₂，一般在月经第 2～4 天；测 P 在排卵后 5～7 天；查 PRL 要求清晨空腹取血查。

（5）B 超监测排卵

正常月经周期者，于月经第 8～10 天，可观察到优势卵泡，排卵时卵泡约为 20～24mm。另外观测内膜厚度、形态、对预测妊娠有作用。

（6）子宫内膜病理检查：详见第十三章"不孕症"。

（7）垂体兴奋试验：又称促性腺激素释放激素、GnRH 刺激试验。

GnRH100μg 静脉注射，在注射前及注射后 15、30、60、90、120 分钟，分别抽血查 FSH 和 LH。若 30～90 分钟，LH 升至用药前 3 倍，而 FSH 无明显改变，提示垂体功能良好；若 LH 无反应，提示垂体功能不良；FSH、LH 反应均亢进或 FSH 反应比 LH 亢进，提示卵巢功能衰退。

4. 宫腔镜检查及诊断性刮宫：宫腔镜检查可了解子宫有无畸形，宫颈管、宫腔有无粘连。诊刮、子宫内膜病理检查，可了解有无排卵、黄体功能、有无子宫内膜异常增生、结核等。

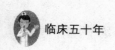

5. **染色体检查**：适用于疑有先天性畸形者，染色体核型 45，X，提示为特纳综合征；46，XX 或 46，XY，提示性腺发育不全；46，XY 多为睾丸女性化综合征。

6. **影像学检查**：疑有垂体瘤、空蝶鞍综合征者，作蝶鞍 X 线检查；阴性者作 CT 或 MRI 检查，便于早期发现垂体微腺瘤，直径＜10mm；大腺瘤直径＞10mm。

7. **药物撤退试验**

（1）**黄体酮试验**

黄体酮每天肌注 20mg，连续 5 天，或每天服甲羟孕酮 10～20mg，连续 5 天，停药后 3～7 天出现撤药性出血，为黄体酮测验阳性，提示患者体内有一定的雌激素，但排卵障碍，为Ⅰ度闭经。若 7 天后仍无出血，提示黄体酮测验阴性，提示患者体内雌激素水平低下，对孕激素无反应，需要进一步作雌激素试验。

（2）**雌激素试验**

也就是雌、孕激素序贯试验（人工周期）。如每天服妊马雌酮 1.25mg，连续 20 天，后 5 天同时加服甲羟孕酮 10 mg，停药 3～7 天出血者，为反应阳性即为Ⅱ度闭经，提示子宫内膜功能正常，闭经原因不在子宫。若无撤药性出血，为阴性反应，提示子宫内膜功能异常，为子宫性闭经。

8. **其他检查**

若考虑闭经与甲状腺或肾上腺功能有关，则分别测定甲状腺功能 T3、T4、TSH 或查肾上腺功能，测定皮质醇、尿 17-酮类固醇、血 17-羟类固醇（孕酮）等。

五、治疗

针对病因及有无生育要求制定具体治疗分类。

（一）先天性畸形的治疗

处女膜闭锁者，将处女膜行"X"形切开并引流积血。先天性无阴道无子宫，并希望结婚者，于结婚前半年作人工阴道成形术。子宫未发育或发育不全者，应尽早给于适量雌激素，促进子宫发育。常用雌、孕激素序贯疗法，即作人工周期治疗（详见第一节"功血"）。雄激素不敏感综合征患者，于青春期者切除双侧睾丸以防恶变，术后应长期服用雌激素维持第二性征。

（二）子宫内膜粘连的治疗

通过扩宫或刮宫分离粘连，术后立即服用大剂量雌激素 2 个周期，如每天服妊马雌酮 2.5mg，共服 21 天，最后 7 天加服甲羟孕酮 10mg，为防止术后再发生宫腔粘连，可放置宫内节育器。

（三）低促性腺激素性闭经的治疗

1. **无生育要求者**：首选人工周期雌、孕激素周期疗法，一般 3 个周期为一疗程（详见第一节《功血》）。

2. 有生育要求者：首先选用克罗米酚（CC），又称氯米芬或氯米酚胺。此外还可应用绒毛膜促性腺激素（HCG）或尿促性腺激素（HMG）（详见第十三章"不孕症"）。

3. 其他治疗

合并雄激素升高者，应用泼尼松（强的松、去氢可的松）5mg，或地塞米松 0.25～0.375mg，每晚口服，降低雄激素水平，提高氯米芬疗效。泌乳素高者，服用溴隐亭。

（四）正常促性腺激素性闭经的治疗：这类闭经以 PCOS 为主，详见第三节 "PCOS"。

（五）高促性腺激素性闭经的治疗

1. 无生育要求者：行雌、孕激素替代治疗（详见第六节"围绝经期综合征"）

2. 有生育要求者：促排卵治疗（详见第十三章"不孕症"）。

（六）垂体肿瘤的治疗

多数患者可应用药物治疗，首选药物应用溴隐亭。溴隐亭与多巴胺受体结合，可抑制泌乳素 PRL 的合成与分泌，缩小肿瘤，每天服用 2.5～5mg，一般服药 5～6 周能使月经恢复。肿瘤较大者，应行手术治疗。

（七）中药

桂枝茯苓胶囊，1 次 3 粒，一天 3 次；龙血竭片（肠溶衣），1 次 4～6 片，一天 3 次。

第三节　多囊卵巢综合征（PCOS）

PCOS 是育龄妇女最常见的、多系统的、慢性的内分泌紊乱和代谢异常的疾病之一，是引起不排卵不孕的主要原因。育龄期妇女发病率为 6%～10%，有的种族可高达 21%。

一、病因

病因至今尚不十分清楚。有提出遗传学说，表现在 PCOS 家族群居现象；非遗传学说，青春期患有贪食等饮食障碍的女性常发生 PCOS。

二、临床表现

（一）月经不调：是主要症状，表现为闭经、月经稀发、经量少，少数患者表现为功能性子宫出血。

（二）不孕：排卵障碍（不排卵或稀发排卵），是无排卵不孕最常见的原因。

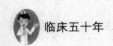
（三）男性化表现：多毛、痤疮（青春痘）为主要表现，多毛常见于口唇上方、乳晕周围、脐下腹正中线、大腿内侧及肛门周围。痤疮多分布在额、颧部及胸背部。

（四）肥胖：约有 50％患者，体重指数（BMI），即体重（kg）/身高（m²）≥25 为肥胖。

（五）黑棘皮症：当雄激素过多合并胰岛素抵抗者，常出现黑棘皮症，在颈背部、腋下及阴唇处，皮肤呈灰褐色，皮肤增厚。

（六）卵巢增大：妇科检查有时可触及一侧或双侧卵巢。

三、内分泌激素改变

（一）雄激素水平高：血清睾酮（T）、雄烯二酮（A）水平升高。

（二）促性腺激素变化：促黄体素（LH）与促卵泡素（FSH）之比，LH/FSH≥2～3。

（三）雌激素改变：由于雌酮明显增高，所以雌酮（E1）与雌二醇（E2）之比高于正常周期。

（四）泌乳素（PRL）：约 10％～15％患者有轻度或中度的高泌乳素血症。

（五）高胰岛素血症及胰岛素抵抗（IR）：IR 是指机体组织对胰岛素敏感性下降，约占患者的 50％～60％，有发展为Ⅱ型糖尿病的危险。

四、诊断与鉴别诊断

（一）诊断：根据临床表现、血激素化验及超声检查综合判断。

2003 年 PCOS 国际协作组制定了"PCOS 鹿特丹诊断标准"，即在下列 3 项中有 2 项者：

1. 稀发排卵或不排卵。

2. 高雄激素血症或高雄激素临床表现，如多毛、痤疮等。

3. 超声检查：在月经周期或黄体酮撤退后出血的 3～5 天进行，显示双侧卵巢均有 ≥12 个、其直径 2～9mm 的小卵泡和（或）卵巢体积增大。（见图 11-1）

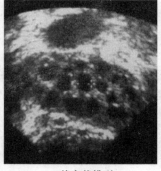
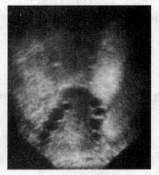

A.蜂窝状排列　　　　　　　B.周边排列

图 11-1　多囊卵巢综合征

（二）鉴别诊断

——问题 95：PCOS 患者当雄激素高时应警惕或除外什么病？

与其他原因引起高雄激素疾病相鉴别。

1. 产生雄激素的卵巢肿瘤：患者出现男性化表现，如有喉结、阴蒂增大、雄激素升高，可作 B 超、CT 协助诊断。

2. 肾上腺皮质增生：多数患者皮质醇合成减少、血雄激素、17α-羟孕酮、尿 17-酮类固醇水平升高，促肾上腺皮质激素（ACTH）兴奋试验反应亢进（血 17-羟孕酮升高）。

3. 库欣综合征：表现为满月脸、水牛背，向心性肥胖、皮肤紫纹、多毛、痤疮等。

五、治疗

（一）一般治疗
肥胖的 PCOS 患者应加强锻练、控制饮食、降低体重。

（二）药物治疗
1. 促排卵药物的应用

近年来，对氯米芬抵抗的 PCOS 患者应用来曲唑促排卵，在月经周期的第 3～7 天，每天服 2.5mg。（详见第十三章"不孕症"）。

2. 多毛治疗

（1）口服避孕药：内含雌、孕激素可降低雄激素的合成。对治疗多毛、痤疮有效，但需服用较长时间，如达因-35，从月经周期或撤药性出血的第 1～5 天开始，每天服 1 粒，共服 21 天，为一个周期，连服 3 个周期，可降低雄激素，连服 6 个周期，可改善多毛状况。其他避孕药，如妈富隆、优思明。

（2）螺内酯（安体疏通）：每日服 50～200mg，治疗多毛，约需服用 6～9 个月。

（三）体外受精、胚胎移植（详见第十三章《不孕症》）

（四）手术治疗

1. 腹腔镜手术：适用于对促排卵药治疗无效者。在腹腔镜下应用电凝或激光对多囊卵巢行穿刺、打孔，每侧卵巢打孔 4 个为宜，部分患者在术后 1～6 个月妊娠。但是，手术后可能发生盆腔粘连，偶尔导致卵巢萎缩。

2. 卵巢楔形切除术：切除卵巢约 1/3，降低雄激素，提高妊娠率。但在术后可能发生盆腔粘连，影响卵巢功能。因此，目前已基本上不采用。

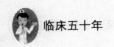

六、易感疾病（PCOS 患者容易发生的疾病）

——问题 *96*：多囊卵巢综合征者容易发生什么病？

（一）Ⅱ型糖尿病：对肥胖者、有糖尿病家族史或父亲有早秃者，应查血糖，作糖耐量试验（OGTT）和胰岛素释放试验（IRT），以便及早发现糖尿病，必要时服二甲双胍，一天 2 次，一次 250mg。

（二）子宫内膜癌：发生率比正常人群多 10 倍。对年龄＞35 岁、经期长、不规则出血者应刮宫取内膜送检，便于及早发现内膜病变；可服用避孕药、孕激素及促排卵药防止子宫内膜增生。

（三）血脂紊乱、高血压、心血管疾病

第四节　痛　　经

痛经是指月经期及经期前后出现下腹部、痉挛性疼痛，影响了工作和生活。常发生在年轻女性，发生率约为 20%～50%。

一、分类

（一）原发性痛经：也称为功能性痛经，即指痛经不伴有明显的妇科盆腔疾病。

（二）继发性痛经：也称为器质性痛经，即指痛经是由妇科盆腔疾病所引起，常见于子宫内膜异位症、子宫腺肌症、慢性盆腔炎、宫腔粘连、生殖道畸形、子宫肌瘤等（详见有关章节）。以下重点讨论原发性痛经。

二、病因

子宫异常收缩，子宫合成、释放前列腺素（PG）异常或血管加压素，缩宫素升高均可导致子宫缺血，引起痛经。其他因素，如患者为未产妇，宫颈可发生痉挛或患者抑郁、焦虑、内向等精神因素。

三、临床表现

——问题 *97*：痛经能自然消失吗？

多见于青少年期的年轻女性，于月经初潮后 1～2 年内发病，30 岁后发生率下降。疼痛常发生于月经快来期之前或月经来潮后，下腹部出现痉挛性痛，持续 1～3 天，经血外流后腹痛减轻。有的患者在痛经时伴有腰酸、头痛、头晕、恶心、呕吐、腹胀、腹泻、乏力等，剧痛时面色苍白、手足冰冷，甚至晕厥、晕倒。婚后、产后痛经可消失。妇科盆腔检查无异常发现。

四、诊断及鉴别诊断

原发性痛经主要根据病史、妇科检查，必要时作辅助检查，如 B 超、腹腔镜、宫腔镜等，以便除外继发性痛经的妇科病变，另外，还要与慢性盆腔痛、流产、异位妊娠（宫外孕）等相鉴别。

五、治疗

（一）**一般治疗**：向患者解释月经期轻度不适是生理现象，疼痛重时可休息、热敷下腹部、注意经期卫生，必要时服止痛、镇静、解痉药或阿托品 0.5mg，皮下注射。

（二）**药物治疗**

1. 激素治疗：抑制排卵治疗痛经，如炔诺酮（妇康片），每天 1.25～2.5mg 或甲羟孕酮，每天 10mg，于月经第 5 天起连服 22 天或服短效避孕药。

2. 前列腺素合成酶抑制剂：于月经来潮前 1～2 天开始服用，如吲哚美辛（消炎痛）25mg，1 天服 2～3 次或芬必得 0.3g，每天 2 次。或用吲哚美辛栓一枚，放入肛门。

3. 中药：桂枝茯苓胶囊，一次 3 粒，一天 3 次；金刚藤胶囊，一次 4 粒，一天 3 次；龙血竭片（肠溶衣），一次 4～6 片，一天 3 次。

（三）**手术治疗**

1. 扩张宫颈：适用于已婚、宫颈狭窄者，用扩宫棒扩张宫颈至 6～8 号，利于经血畅流。

2. 腹部子宫悬吊术：适用于子宫极度后倾、后屈的重度痛经患者。

3. 骶前神经切除：适用于以上治疗均无效的、顽固痛经患者。

第五节　经前期综合征（PMS）

经前期综合征（经前期紧张征）是指在月经前期（黄体期）反复出现影响日常生活和工作的躯体、精神及行为方面改变的症候群。发病率为 2.5％～5％。

一、病因

尚不清楚。可能与精神、神经因素，个人的精神心理特征，中枢神经递质、5-羟色胺，或卵巢雌、孕激素失调等有关。

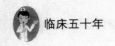

二、临床表现

多发生于育龄妇女，25～45岁。症状出现于月经前1～2周，来月经后症状减轻、消失。

精神症状：焦虑、紧张、情绪不稳定、易激惹、孤独、健忘、注意力不集中、工作效率低，疲乏、头晕、心悸以及饮食、睡眠、性欲改变。

躯体症状：头痛、乳房胀痛、腹胀痛、下肢肿等。

三、诊断与鉴别诊断

（一）诊断：国际上，常用美国精神协会APA的诊断标准，暂时性的与月经周期有关的症状，于月经周期的最后1周开始，月经来潮后消失。确诊至少需要下列症状中的5个和前4个症状中的1个：①情感失常，如突然爆发悲伤、哭泣、愤怒等；②持续、显著的愤怒和易激惹；③显著的焦虑或紧张；④显著的抑郁，对生活失去信心，对日常活动没有兴趣；⑤易疲劳或明显的体力不足；⑥主观感觉精力难以集中；⑦明显的食欲改变，食欲极强；⑧嗜睡或失眠；⑨身体不适，如乳房触痛、头痛、关节肌肉痛、水肿、体重增加；⑩症状干扰了正常的工作、日常活动或人际关系。

（二）鉴别诊断：需与轻度的精神病及心、肝、肾等疾病引起的浮肿相鉴别。

四、治疗

（一）一般治疗：以心理支持治疗为主，给于安慰、疏导，应保持乐观的精神状态，合理的饮食、营养，适当限制盐，避免进食刺激辛辣食品，适当的身体锻练。

（二）药物治疗

前列腺素抑制剂：缓解头痛，如服吲哚美辛，25mg，每天2～3次。

抗抑郁剂：氟西汀（百优解），每天20mg，全月经周期服用。

抗焦虑剂：阿普唑仑（佳静安定），1片0.4mg，每天2～3次。

达那唑：抑制卵巢激素的释放，可使PMS的多种症状减轻。每天服用200mg。

对症治疗：如维生素B6，利尿剂等。

第六节　围绝经期综合征（更年期综合征，MPS）

围绝经期综合征是指妇女在绝经前后，由性激素减少所引起的一系列躯体及精神心理症状。

一、绝经及其相关术语的简介

1994 年世界卫生组织有关绝经问题的会议，建议采用以下的术语定义。

（一）绝经

——问题 98：几个月不来月经叫做绝经？

1. 定义

绝经是指女性卵巢功能衰退导致月经完全停止，并连续 1 年，即持续 12 个月不来月经者，称为绝经。

2. 分类

（1）自然绝经：由于卵巢内卵泡自然耗竭或剩余的卵泡对促性腺激素的刺激丧失了反应，卵泡不再发育和分泌雌激素，因此不能刺激子宫内膜生长，导致月经永久停止。

（2）人工绝经：指手术切除双侧卵巢或治疗性终止卵巢功能，如化疗、放疗等。单独切除子宫而保留一侧或双侧卵巢导致绝经者，不能列为人工绝经。没有月经，如何判定绝经呢？主要根据临床表现与激素的测定，当促卵泡素 FSH＞40IU/L，雌二醇 E2＜150pmol/L 为绝经。

（二）绝经前：指最后一次月经前的整个有生育力的时期。

（三）绝经后：指最后一次月经后至生命终结的生命阶段。约占妇女生命时光的 1/3～1/2。

（四）绝经过渡期：指月经周期发生明显变化到绝经的一段时期，一般常在 40 岁后开始，平均持续约 4 年。

（五）围绝经期：是指围绕绝经的一段时期，即从 40 岁以后开始出现与绝经有关内分泌、生物学和临床特征的表现至停经 12 个月（绝经 1 年）内的时期。（见图 11-2）

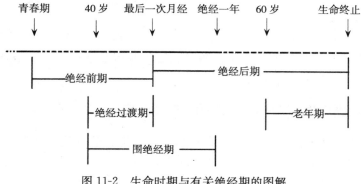

图 11-2　生命时期与有关绝经期的图解

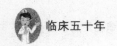

（六）**更年期**：指妇女从有生育能力到无生育能力的过渡阶段。包括绝经前、绝经和绝经后。更年期含义笼统，不十分明确。1994 年 WHO 建议停用该词，以避免混淆，但是更年期一词，自 1896 年提出以来，已沿用 100 多年，而且形象、生动、简练、容易理解，便于医患变流，因此，在日常生活或临床实践中还常常提到此词。

二、绝经年龄

——**问题 99**：多大年龄就进入围绝经期（更年期）？

人类绝经年龄相对比较稳定。正常绝经年龄为 40～55 岁，平均为 48 岁，城市妇女平均绝经年龄为 49.5 岁，农村妇女为 47.5 岁。绝经年龄大于 55 岁为晚发绝经，绝经年龄小于 40 岁为过早绝经，称之为卵巢早衰，为病理性闭经。影响绝经年龄的因素，有遗传因素、卵泡发育数量、卵泡消耗量、居住地区、环境、吸烟、子宫切除等。有报道，服用避孕药、多次妊娠可推迟绝经。绝经年龄与月经初潮年龄的关系说法不一。

三、围绝经期的生理变化——性激素的变化

（一）雌激素

在绝经过渡期，由于卵泡发育不规则，导致雌激素含量变化也不规则，而且个体差异大。绝经后卵巢分泌的雌激素量非常少，肥胖者转化率高，易患子宫内膜癌。体型瘦的妇女外周转化少，易患骨质疏松症。

（二）孕激素

围绝经期随着排卵的停止，孕激素不再产生，因此经前期综合征的症状随之消失。

围绝经期和绝经后的妇女由于缺乏孕激素，因此不能对抗雌激素对子宫内膜的刺激，容易发生功能性子宫出血，也是子宫内膜癌高发的原因之一。

（三）雄激素

卵巢产生的雄激素是睾酮（T）和雄烯二酮（A）。绝经前，50％的雄烯二酮和 25％睾酮来自卵巢。绝经后来自卵巢和肾上腺的雄激素减少，其中，20％的雄烯二酮和 40％的睾酮来自卵巢。

四、围绝经期综合征的发生原因和有关因素

疾病的发生及其严重程度，主要与激素内分泌功能有关，其次与个体体质、健康状况、个性特征、家庭社会环境等因素有关。

（一）内分泌因素

卵巢功能衰退是围绝经期出现症状的主要原因。卵巢功能主要有内分泌功能和生殖功能两种。出现生殖功能的衰退早于内分泌功能的衰退，临床上表现为月经紊乱、不排卵型功血、生育力下降（妇女生育能力于 30～35 岁开始下降，近 40 岁时明显下降），经历一段时间、数年后月经停止。卵巢激素的变化可导致中枢神经系统、下丘脑、自主神经系统功能失调，并出现临床症状。

（二）中枢神经因素

性激素与神经递质、神经多肽（儿茶酚胺、5-羟色胺、内源性阿片肽）之间的复杂相互作用，可导致自主神经功能紊乱。

（三）家庭、社会环境因素

妇女进入围绝经期，由于家庭、社会环境的变化，可能加重身体及精神的负担，导致疾病的发生或使症状加重。如患者的双亲年老、多病或去世；夫妻双方或一方工作、地位改变，工作不顺心，人际关系紧张，体弱有病，家庭生活不和睦、失落等；子女长大成家或离家而思念、担心等；照看第三代孙子辈小孩责任大、思想负担重等。

（四）个性特征与精神因素

妇女在绝经过渡期前有神经质或精神状态不稳定者，当进入绝经过渡期后容易出现心悸、头昏、抑郁、情绪激动等。

五、临床表现

约有 2/3 的围绝经期妇女出现临床症状，文化水平高的妇女，出现症状的比例明显高于一般人群。根据对北京市 5134 名妇女的分析，在绝经前、绝经时和绝经后出现症状，分别占 56.1%、15.6% 和 28.3%。症状严重，影响生活和工作约占 10%～15%，持续时间长短不一，一般为 1～5 年，严重者持续 10～15 年，甚至长达 20 年。

（一）围绝经期和绝经早期的临床表现

——问题 *100*：更年期妇女月经改变形式有几种？

1. 月经改变：月经不规律是绝经过渡期的先兆，月经改变大致分为三种形式。

（1）月经频发或月经不规律：月经周期<21 天，常伴经前点滴出血或月经周期不规则，经期延长、经量多。

（2）月经稀发：月经周期延长 > 35 天，或间歇性停经，常伴经期缩短、经血量减少。

（3）月经突然停止。

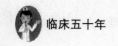

90％的妇女经历前二种不同类型的月经改变后，逐渐进入闭经，少数妇女突然闭经。月经改变的形式与卵巢功能的变化密切相关。

2. 血管舒缩功能不稳定症状

血管舒缩症状是典型的围绝经期症状，表现为潮热、出汗。潮热是更年期最常见的症状，典型的表现为上半身突然发热，可伴有皮肤潮红，并由前胸涌向头颈部、面部、双上肢。有时伴有头痛、头胀、眩晕、心悸、胸闷、烦躁等，持续数秒至 30 分钟不等。潮热消失前常有出汗、畏寒怕冷，夜间出汗较明显、常称之为"夜汗"，可影响睡眠，甚至失眠、睡眠中断，导致乏力、注意力不集中、记忆力下降等。平均每天发作 5～10 次，轻者数日发作一次，重者在一天中可发作 30～50 次。上述症状的主要原因是雌激素水平下降。因此在绝经前 1～2 年至绝经后 1～3 年症状最重，尤其是绝经前切除卵巢的妇女，经过一段时间后，由于自主神经系统的调节和适应，使症状逐渐减轻至自然消失。

3. 心理与精神神经症状

兴奋型：表现为神经过敏、情绪不稳定、烦躁、易激动、情感难以自我控制、注意力不集中、失眠等；

抑郁型：表现为焦虑、多疑、恐怖感、心神不定、记忆力下降、对事物反应迟钝、缓慢、缺乏自信、情绪低落、对外界淡漠、厌世感等。

血管舒缩症状和精神神经症状的发生，与地区、国家、种族、月经等因素有关，临床表现有差异。

4. 心血管症状。

5. 骨质疏松症状。

6. 体重增加、肥胖、体型变化： 妇女在 48 岁以后，基础代谢率每 10 年下降 4％～5％，绝经前后体重平均增加 5 斤。脂肪呈向心性分布，腰围与臀围的比例增加，内脏脂肪也增加，因此增加了发生心血管疾病、高脂血症和糖尿病的风险。

间接测量身体脂肪和体脂分布的方法如下。

——**问题 101**：身体质量指数（BMI）如何推算？什么指数提示是正常的？

（1）身体质量指数估测（BMI）又称体重指数，即体重（kg）/身高（m²）。BMI 20～25 为正常，＞25 为超重，＞30 为肥胖，＞35 为"高危险"、＞40 为"非常高危险"。亚洲地区 BMI 比西方人低，BMI ＜ 18.5 为消瘦，18.5～22.9 为正常，23.0～24.9 为超重，25.0～29.9 为Ⅰ度肥胖，≥30 为Ⅱ度肥胖。中国标准，18.5～23.9 为正常，＞24 为超重，＞28 为肥胖。

（2）身体周径测量

男性腰围 ＞ 90cm，女性 ＞ 80cm，为具有显著危险。中国标准，男性腰围

＞85cm，女性＞80cm，为肥胖。

BMI正常者还应该警惕隐性肥胖，即脂肪所占比例过大。

（二）绝经远期的影响、症状和疾病

1. 骨质疏松及骨质疏松症

（1）定义及诊断

①骨质疏松：妇女从围绝经期开始，骨质吸收速度快于骨质的生成，使骨量丢失导致骨质疏松。骨量丢失的速度比同年龄的男性快得多，绝经后数年内丢失得更快，其发生与雌激素下降有关。围绝经期妇女约有25％患有骨质疏松。

②骨质疏松症：一般发生在绝经后5～10年。是指骨量减少、骨的微结构改变失常，导致骨脆性增加、容易发生骨折的全身性骨骼疾病，被形容为"悄无声息"的疾病。多数妇女在病变早期没有明显的临床症状，当发生骨折拍X片后才发现有骨质疏松症。（见图11-3）

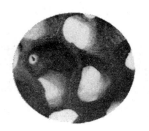 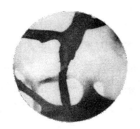

正常骨量　　　　　　　　　　骨量减少

图 11-3　骨质疏松

③诊断：作骨矿含量（BMC）或骨密度（BMD）测定，当BMC或BMD低于正常年轻人均值（$\bar{x}$）1个标准差（S）以内，为正常骨量；低于正常年经人均值的1.0～2.5 S为低骨量；低于2.5 S以上者，诊断为骨质疏松症；BMC或BMD达到骨质疏松症诊断标准，并伴有骨折时，诊断为严重骨质疏松症。我国女性骨质疏松症诊断标准为≤2.0标准差。

（2）发病率：骨质疏松症是常见的老年病，居世界常见病、多发病的第七位。＞60岁妇女发生率为25％～50％，发病率的差异与性别、年龄、地区，种族、生活方式、饮食习惯等因素有关。

——问题 *102*：什么因素影响骨质疏松症的发生？

①性别：绝经后骨质疏松症及其骨折的发生率均明显高于同龄的男性，约高3～4倍，主要原因是女性骨峰值低于男性（约25％），骨丢失率高于男性（绝经后5～10年内，每年骨丢失5％，而男性平均丢失率为1％），女性骨脆性比男性

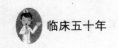

高（骨丢失后女性骨小梁易断裂，而男性骨小梁变细，不容易断裂）。

②年龄因素：骨质疏松症及骨折的发生率、好发部位与年龄有关，绝经后3～10年，即50～60岁绝经妇女骨质疏松变化显著，骨折好发于脊柱和腕部；70岁以上易患髋部骨折。

③种族遗传因素：黑种人骨峰值、骨密度较白种人高，所以骨质疏松症、骨折发病率明显低于白种人，黄种人发病率低于或与白种人相近。

④地区因素：骨质疏松症及其骨折发生率差异很大，如欧洲各国之间相差达10倍之多。

（3）病因：骨重建是骨组织通过不断地进行骨吸收和骨形成的代谢更新。在30岁以前骨形成大于骨吸收，使骨骼长大、骨量不断增加；当30～35岁时骨量增加达到顶峰值，约在35岁后骨吸收与骨形成基本相等，保持骨量不变；约在40岁后骨代谢转换加速，特点是骨吸收大于骨形成，因此骨量丢失；绝经后骨转换进一步加速，使骨小梁逐渐变细、断裂，形成骨质疏松症。

影响骨峰值、骨丢失的因素：

①种族、遗传因素：黑种人的骨含量最高，黄种人骨量高于或与白种人相近。双卵双胞胎骨含量差异大于单卵双胞胎。

②性别因素：女性骨峰值比男性低10%～25%，而骨量丢失率女性（50%）高于男性（30%），因此女性骨质疏松症发生病率高于男性，约为2：1，发病年龄女性（50岁左右）比男性（55岁后）早。

③年龄与绝经因素：是骨丢失最重要的因素。妇女从40岁开始持续的骨丢失，平均每年丢失率为1%，绝经后3年内，丢失率为2%～3%，甚至高达25%，持续5～10年后骨丢失率开始减慢。

④营养因素：营养缺乏，维生素D摄入量低，高钠、高磷饮食等影响骨峰值，加速骨丢失。

⑤运动：坚持适当运动、锻练、晒太阳可减少骨丢失。

⑥激素因素：主要与雌激素、甲状旁腺激素、降钙素、活性维生素D、细胞因子等有关。雌激素具有保护骨矿含量的作用，即与骨的生成和对抗甲状旁腺骨的吸收作用直接有关。

⑦不良嗜好：大量吸烟、酗酒、喝过量的咖啡，致骨吸收增强并降低骨的形成。

（4）临床表现

腰酸、背痛、四肢关节痛、下肢抽筋、腿乏力，翻身、行走、弯腰、下蹲等活动受到限制或困难。由于骨质疏松引起骨骼压缩，导致身材变矮，一般缩短4～9cm，重者可缩短10～15cm，容易发生骨折，常见于桡骨远端、股骨颈、椎体等部位。有的呈驼背、脊柱侧弯、鸡胸等，影响胸腔多个脏器功能，尤其是呼吸系统变化影响更为突出。（见图11-4）

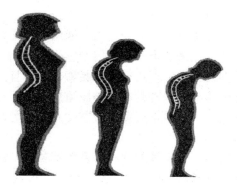

图 11-4 正常与骨质疏松者的身材

2. 心血管症状及心血管疾病

约 25％围绝经期妇女感到心悸、心前区不适，尤其是在潮热时，可伴有心动过缓或过速，称为"假性心绞痛"，血压升高或波动，尤其是收缩压升高、波动明显为特征。血压变化与遗传、年龄、性别、烟酒、精神、心理等因素有关。

资料表明，从 50 岁开始，女性心血管疾病发病率开始升高，60 岁明显升高，70 岁与男性一致，80 岁后高于男性。从围绝经期开始，由于雌激素的缺乏，加重脂代谢的紊乱，妇女的总胆固醇（TC）、甘油三脂（TG）、低密度脂蛋白（LDL）升高、高密度脂蛋白（HDL）降低，容易发生心血管疾病。绝经后中老年妇女冠心病发生率的增加与雌激素缺乏有一定关系。

3. 泌尿生殖道萎缩及疾病

泌尿生殖道是雌激素敏感的靶器官。由于雌激素的减少，约 1/2～1/3 妇女在绝经 4～5 年后出现泌尿生殖道萎缩症状，甚至引发疾病，病程漫长、容易复发，难言苦衷的症状影响了绝经后妇女的生活质量。

（1）外阴炎及老年性阴道炎：表现为外阴干、瘙痒、烧灼感、性交痛，或阴道分泌物增多，有异味，呈黄水状、脓性或血性，重者阴道出血或性交出血。

妇科检查，外阴阴毛稀少，皮肤黏膜萎缩，阴道萎缩、充血、小出血点、浅溃疡甚至溃疡面粘连，导致阴道变短、狭窄，有时未能触及宫颈。详见第七章第二节"老年性阴道炎"。

（2）阴道壁膨出及子宫脱垂。详见第十五章"女性生殖器官损伤性疾病"。

（3）老年性尿道炎、膀胱炎：表现尿频、尿急、排尿困难、反复发生尿道感染。发生率约为 33％。老年妇女由于尿道黏膜萎缩，排尿功能降低，加之女性尿道短，导致尿失禁或排尿困难，伴有排尿不净，而发生尿潴留，容易发生尿路感染。女性细菌尿的发生率高于男性，约为 2∶1。年轻妇女发生率约为 1％～3％，绝经后妇女的发生率随着年龄的增加而升高，65 岁以前发生率不足 6％，65 岁以后升至 20％，80 岁后可高达 23％～50％。

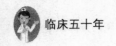

（4）尿道肉阜及尿道黏膜膨出

雌激素的缺乏，使阴道黏膜萎缩变短向内回缩，尿道口向内牵拉，尿道后缘黏膜外翻、充血水肿，形成尿道肉阜。当组织进一步萎缩、松弛时，尿道黏膜可部分或全部从尿道口向外脱出，形成尿道黏膜膨出，甚且嵌顿。

尿道肉阜及尿道黏膜膨出，常常需要与尿道息肉、尿道癌相鉴别。

（5）张力性尿失禁。详见第十五章第三节"女性压力性尿失禁"。

4. 子宫内膜病变

少数绝经后妇女，由于子宫萎缩变小、宫颈管狭窄，甚至堵塞，而导致宫腔积血或宫腔积液（老年性子宫内膜炎）。多数绝经后妇女，由于缺乏雌激素，促使子宫内膜萎缩变薄，有的内膜腺体呈囊性扩张、内膜息肉等。

5. 皮肤萎缩性变化：皮肤老化、萎缩与年龄增长密切相关，而皮肤、毛囊均为雌激素的最终靶器官，因此妇女在绝经后加剧了皮肤老化过程。表现为皱纹增多、毛发脱落，面部、手臂色素沉着，皮肤干痒易受损。

6. 乳房萎缩、下垂：乳腺是雌激素的靶器官，中老年妇女由于雌激素减少，乳腺萎缩、弹性下降，导致乳房萎缩、下垂。

7. 视力下降：绝经后视力下降，眼睛干，反复出现干性眼炎。

8. 雌激素与脑的功能及老年性痴呆：妇女在绝经后大脑出现一定的变化，性激素的缺乏可能加重这种变化，甚至引发老年性痴呆。老年性痴呆是一种神经退行性疾病，表现为脑功能逐渐衰退，导致记忆力下降、识别能力下降、失认、失语、定向判断障碍等，并严重地影响日常生活。

六、预防和治疗

（一）一般治疗和预防：让围绝经期综合征患者及其家属、同事了解到围绝经期是自然的生理过程，症状虽多、难受，但应积极应对，多想些高兴的事情，参加文体娱乐活动，自我调理情绪，缓解心理压力，亲友多给予理解、同情、关心、疏导和鼓励支持。必要时可服用调节自主神经功能的药，如谷维素，10～20mg，一天3次；抗焦虑剂、镇静剂，如阿普唑仑（佳静安定）0.4mg，1天1～2次，地西泮（安定）2.5mg；中成药，如更年安，1次6片，一天2～3次；坤宝丸，每次50粒，每天2次等。口服避孕药，进入绝经过渡期时仍可继续服用，既可达到避孕目的，又可预防围绝经期综合征的发生。

尽可能避免切除或过早地切除卵巢，患者若在40岁之前切除了卵巢，由于性激素突然并急剧下降，因此在手术后不久可能出现症状，而且病情往往比自然绝经者重，所以在术后尽早开始补充激素。若患者接受手术切除子宫时已绝经或53岁以上未绝经的患者可考虑同时切除卵巢，避免将来发生卵巢肿瘤，但在术后要及时发现缺乏性激素的症状，并补充性激素治疗围绝经期综合征，推迟骨质疏松症、冠心病的发生。

对肥胖的治疗主要是运动、锻炼和控制、调节饮食。

——问题 *103*：围绝经期综合征不治疗行吗?

围绝经期综合征症状轻者，可以不治疗或通过自我调节顺利度过更年期；如果症状严重还是治疗为好，以便提高生活质量。

（二）性激素替代治疗（HRT）

性激素疗法（HT）或性激素替代治疗（HRT），是指妇女由于体内缺乏性激素而给予补充外源性性激素，以便于改善因缺乏激素所引起的症状，是预防治疗受其影响的早期、晚期疾病的一种措施。最常用于围绝经期综合征，随着绝经时间延长，骨质疏松症、心血管疾病、泌尿生殖道萎缩、老年性痴呆等发病率上升，影响了患者的生活质量，应用性激素治疗有利于提高妇女的生活质量。

——问题 *104*：激素替代治疗在什么情况下可以用（适应证）或不能用（禁忌证）?

1. HRT 的适应证

调节月经周期、绝经过渡期月经紊乱，卵巢早衰，40 多岁妇女在绝经早期要求来月经者，围绝经期综合征（更年期综合征），未绝经妇女切除卵巢或切除子宫术后，老年性外阴炎、阴道炎、尿道炎、尿道肉阜、膀胱炎，骨质疏松症等。

2. HRT 的禁忌证

原因不明的子宫出血，有雌激素依赖性肿瘤如乳腺癌、子宫内膜癌，雌激素或孕激素可能促进生长的肿瘤如脑膜瘤、黑色素瘤、肝肾肿瘤等，子宫内膜非典型增生，严重肝肾功能不全，近 6 个月内患有血栓栓塞疾病，心肌梗死，脑血管病，胆汁淤积性疾病，血卟啉症，红斑狼疮，耳硬化症，妊娠及哺乳期等。

3. 慎重用药

乳腺增生、子宫肌瘤、子宫内膜异位症、子宫腺肌症、高血压、糖尿病、高脂血症、慢性肝病、胆囊病、胆结石、甲亢、癫痫、偏头痛、哮喘、静脉曲张、视网膜和脑膜疾病、肝血管瘤、垂体泌乳素瘤，有乳腺癌家族史，待定的手术前 1 个月~1.5 个月。有上述情况者，经权衡利弊和知情同意后，可慎用 HRT，并选择适当的制剂、剂量及给药途径和加强监测。

4. HRT 的药物种类、常用的制剂及其用法

药物种类很多，应尽量选用天然的激素，和最低的有效剂量，剂量要个体化。

（1）雌激素

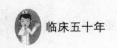

①天然雌激素：包括雌二醇、戊酸雌二醇、结合雌激素、雌酮和雌三醇，雌二醇生物活性最强。

戊酸雌二醇（E2V）：又称为补佳乐，每片含 1mg，1 盒有 21 片，每天饭后服 1~2mg，每月服 21 天，停药 7 天后，开始下一疗程。

妊马雌酮（结合雌激素、共轭雌激素，CE，商品名为倍美力）：系从孕马尿中提取的天然雌激素，主要成分为雌酮，另有成分具有孕激素、雄激素活性，是多种成分组成的复杂混合物，建议每天服用 0.3~0.625mg。

苯甲酸雌二醇软膏（商品名为意泰丽）：外用，每天 1 次，每次 1 支（1 支为 1.5 克），涂于干净皮肤上（如手臂内侧、下腹部、腰、臀和大腿等部位），可避免肝脏首过代谢作用，每月连用 24 天，停药 6~7 天。

倍美力软膏，欧维婷（雌三醇）栓剂或霜剂等，可于外阴、阴道用药。

②半合成雌激素：如炔雌醇（EE）等，肝内代谢缓慢、增强了肝脏首过效应，不宜用于 HRT。

③合成雌激素：如尼尔雌醇（CEE）又称维尼安，是雌三醇衍生物。每半个月服 1~2mg，或每月服 2~5mg。

（2）孕激素

有子宫的妇女，接受 HRT 时，必须加用孕激素，而且每周期用药的天数要达到 10~14 天，才能起到保护子宫内膜作用，若单用雌激素替代治疗，发生子宫内膜癌的危险增加 8~10 倍。

①天然微粒化孕酮：如安其坦胶囊，也称孕烯二醇。已绝经妇女，在服用雌激素的同时，每天服一粒 100mg，连用 25 天，停用 5 天；尚未绝经的妇女，于月经周期第 5 天开始服用雌激素，连用 25 天，并于用药的第 14 天开始服用安其坦，每天 200~300mg，共服 12 天。

②合成孕激素分两种：17α-羟孕酮衍生物，如甲羟孕酮（MPA，又称安宫黄体酮、普维拉），接近于天然孕酮，一天服 2~10mg；19-去甲基睾酮衍生物，如炔诺酮（妇康片），一片含 0.625mg，一天服 0.35~3mg。

（3）雄激素

天然雄激素制剂：睾酮（T）、雄烯二酮（A）、去氢表雄酮（DHEA）。

合成雄激素：甲基睾丸素（甲睾酮）。雄激素极少用于 HRT。

（4）复合制剂：如克龄蒙，一盒 21 片，前 11 片每片含戊酸雌二醇 2mg，后 10 片每片含戊酸雌二醇 2mg 和醋酸环丙孕酮 1mg，于月经周期第 5 天起，每天服一片，共服 21 天，停药 7 天为一个周期。适于周期性序贯法补充雌孕激素。

（5）7-甲基异炔诺酮（利维爱、替勃龙）：具有组织特异性和兼有雌激素、孕激素和雄激素活性的仿性腺甾体激素。利维爱不能抑制体内产生雌激素，因此适用于卵巢停止产生雌激素后的绝经妇女，对有子宫的妇女服用利维爱 2.5mg

时，一般不刺激子宫内膜，出血率低，因此不需加用孕激素。若服用量超过2.5mg 时，可能引起阴道出血，则需定期加用孕激素，如每 3 个月服用孕激素 10 天。利维爱，一般用量每天服 1.25～2.5mg，或隔日服 2.5mg，有的患者每天服 1/4 片也有效。

（6）选择性雌激素受体调节剂（SERMs）

选择性作用于骨骼和心血管系统，对乳腺和子宫内膜呈现拮抗雌激素作用，而无致癌的副作用，但可能加重围绝经期综合征症状。药物制剂，如三苯氧胺（他莫昔芬，TMX）、雷洛昔芬，目前主要用于防治绝经后骨质疏松症和乳腺癌。若长期使用三苯氧胺可能导致子宫内膜增生、增加子宫内膜癌的发生率。

6. 用药途径及其优缺点

（1）肠道给药：口服用药方便，是 HRT 主要、首选的用药途径。有肝首过效应，能改善血脂水平，即口服雌激素可调整血脂构成，增加对心血管系统有益的高密度脂蛋白（HDL），降低对心血管不利的低密度脂蛋白（LDL）。但是，口服雌激素血中含量波动较大，同时肝脏首过效应使甘油三酯合成增加，还可能刺激凝血因子合成增加，增加了血栓疾病的危险性。

（2）非肠道吸收

①经皮肤给药

采用涂凝胶、贴膜片等方式给药，使雌激素经皮肤吸收进入血液，避免了肝首过效应对激素的降解作用；而且用药剂量是口服用药量的 1/10；经皮肤释放激素恒定，使血中雌激素水平稳定。经皮肤用药能降低血甘油三酯水平、减少肾素底物合成、增加胰岛素受体的敏感性，因此，有利于高甘油三酯血症、高血压、糖尿病患者。适用于胃肠、肝胆、胰腺疾病等。

②经阴道给药

是较常用的方法。经阴道给予霜、栓、片剂，阴道缓释环等，局部作用强，能迅速改善老年性阴道炎症状，有利于预防老年妇女的泌尿系统反复感染。目前提倡，绝经妇女仅有泌尿生殖道萎缩症状时，局部用药即可。

③皮下埋植：主要成分为雌二醇，其作用可维持 3～6 个月，缺点是停药时难以去除。

7. 用药时间

（1）短期用药：主要治疗围绝经期综合征症状，一般用药 1 个月起效，4 个月可稳定地缓解症状，视症状缓解情况决定停药时间，也可用药 1～3 年。

（2）长期用药：主要为了防治骨质疏松症，至少持续 3～5 年，有学者主张用药 5～10 年。

8. 用药方案及适用的对象

（1）雌、孕激素联合应用：适用于有子宫的妇女，加用孕激素是为了对抗雌

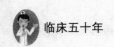

激素刺激子宫内膜的增生，起保护子宫内膜的作用。

①周期序贯法：适用于围绝经期、卵巢早衰患者。以 28 天为一个治疗周期，第 1～21 天每天给予雌激素，第 11～21 天给予孕激素，第 22～28 天停药。停药后可发生撤药性出血。发生出血者可于出血第 5 天，而无出血者可于停药 7 天，开始下一个周期用药。

②连续序贯性：适用于围绝经期症状严重，或在周期性序贯法的停药期间又出现潮热、出汗等症状的患者。以 28 天为一个治疗周期，每天不间断地应用雌激素，于周期第 15～28 天应用孕激素。

③连续联合法：适用于年龄较大、绝经多年的妇女或不愿意有周期性出血的妇女。每天均给予雌激素和孕激素。有研究提示，可能轻度增加了发生乳腺癌的危险性。（见图 11-5）

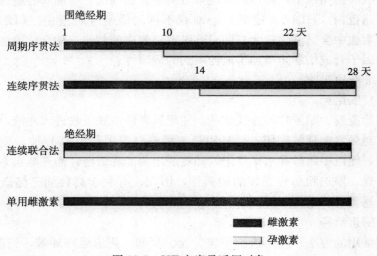

图 11-5　HT 方案及适用对象

（2）单用一种激素

①单用雌激素治疗：适用于子宫切除术后或先天性无子宫、卵巢功能低下者。方法：每天给予雌激素，可按月给药或长期连续用药。

②单用孕激素治疗：适用于围绝经期症状严重，且有雌激素禁忌证的妇女。

（3）加用雄激素治疗：在 HRT 中加入少量雄激素，可以改善情绪和性欲。

①雌、雄激素联合应用，适用于无子宫的患者。

②雌、孕、雄激素联合应用，适用于有或无子宫的患者。

上述给药方案可根据病情的需要和病人知情同意来选用。

9. HRT 的利与弊

（1）HRT 的益处

①调整月经周期；②防治围绝经期综合征（更年期综合征）；③延缓、减轻、预防绝经后骨质疏松症及其骨折的发生；④防治老年性阴道炎、缓解或消除泌尿生殖道症状；⑤口服雌激素降低总胆固醇（TC）、低密度脂蛋白（LDL），升高高密度脂蛋白（HDL）、甘油三酯（TG），经皮肤吸收雌激素和服用利维爱可降低甘油三酯（TG）。

（2）HRT 的不良反应及危险性

①子宫阴道出血：在 HRT 中，发生不规则或淋漓出血，应作诊断性刮宫，以便排除子宫内膜病变。若 HRT 中出现撤药性出血，行 B 超检查，子宫内膜厚度≥5mm 时，作宫腔镜检查，了解内膜情况。一般绝经时间越长发生出血的可能性越小，作 HRT 治疗 6 个月后出血的可能性较小。

②性激素不良反应：雌激素剂量若过大，可引起乳房胀、白带多、头痛、水肿、色素沉着等，可适当减量，减少不良反应。孕激素不良反应如乳房胀、抑郁、易怒、水肿，可改换孕激素药品的种类，以减少不良反应。少数妇女用 HRT 后，因水钠潴留而水肿、体重增加，一般增加 1～4 kg 。当停用 HRT 后，体重下降，浮肿消失。

③偏头痛：曾患有偏头痛的妇女，在绝经后症状缓解或自愈者，当用 HRT 时可能使偏头痛复发。为此，HRT 用量应小，或用药初期用小剂量，然后逐渐增加剂量，可有效预防偏头痛的复发。

④高血压：HRT 一般不影响血压，少数妇女在 HRT 期间血压可能升高，因此，血压大于 160/90mmHg 者，应慎用。

⑤血脂代谢：雌激素可改善绝经后妇女的脂代谢，但有升高甘油三酯（TG）的作用，因此患有高甘油三酯血症的妇女应慎用雌激素，当 TG ≥300mg/dL 时慎用，TG≥750mg/dL 时应禁用雌激素，以防发生急性胰腺炎。孕激素可削弱雌激素对血脂代谢的有利作用，雄激素对血脂代谢可能有不利的影响。

⑥血栓性疾病：血栓性疾病者禁服避孕药，因此多数学者认为，血栓性疾病也是 HRT 的禁忌证。但有临床资料报道，绝经后妇女应用 HRT 3 个月后可明显降低纤维蛋白原水平，其他的凝血参数无明显变化。目前主张用最小有效量的 HRT，其剂量比避孕药少得多，其雌激素剂量仅为 1/7，不增加血栓形成的危险性。因此有血栓病史的患者应区别对待，慎重使用，并禁止肠道给药。

⑦胆囊疾病、胆结石：雌激素使胆汁中鹅脱氧胆酸含量降低，胆固醇饱和度升高，导致胆石症发病率上升。另有资料报导，认为 HRT 不增加胆囊疾病的风险，因此主张慎用。

⑧糖尿病：HRT 对糖代谢的影响说法不一，因此应慎用，且用小的剂量、以通过皮肤途径给药优于肠道给药。

⑨恶性肿瘤：HRT 与恶性肿瘤危险性的关系，可分三种情况。

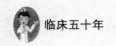

Ⅰ. 降低发生恶性肿瘤的危险性：如结肠癌。

Ⅱ. 不增加发生恶性肿瘤的危险：见于生殖道的鳞状细胞癌，如子宫颈癌、外阴癌和阴道癌。

Ⅲ. 可能增加或增加恶性肿瘤的危险性：如卵巢癌、子宫颈腺癌、子宫内膜癌和乳腺癌（HRT 时间＜5 年者，不增加乳腺癌的危险性）。

10. HRT 应用的注意事项

（1）用药前详细询问病史，进行体格检查，尤其是乳腺检查、妇科检查，宫颈涂片防癌检查（TCT）、B 超检查了解子宫、卵巢、子宫内膜厚度，查激素水平、肝肾功能、空腹血糖、血脂等。

（2）严格掌握好 HRT 的适应证和禁忌证。

（3）根据个体化治疗原则，按病情选用不同的药物、制剂、配伍方式和用药途径。

（4）随访时间：用药初期可 1～3 个月随访一次，了解病情变化、疗效、用药情况、调整剂量等。以后每半年至 1 年随访一次。每 1～2 年重复一次用药前的检查项目。用药期中，出现异常情况随时就诊。

（三）植物药用于治疗围绝经期综合征

莉芙敏是黑升麻根茎异丙醇提取物，为欧洲 OTC 药物，应用于临床已有半个多世纪。该药物不具有雌、孕、雄三种性激素活性，不属于植物雌激素，不影响妇女体内性激素水平，可有效治疗围绝经期综合征症状，对子宫内膜和乳腺安全。因此适用于有 HRT 禁忌证（如乳腺癌等）、拒绝使用 HRT 者或应用促性腺激素释放激素（GnRH）后出现的围绝经期综合征症状者。每天服 2 次，一次一片，20mg。

国内妇科应用激素替代治疗起步较晚，90 年代，世界上用 HRT 掀起了第二个高峰，国内用 HRT 的妇女也多了，有的妇女听了医药厂家的宣传或看了广告介绍后就买药、服药。但是，很多患者不掌握用药的适应证和禁忌证，因此，通过听宣传、看广告来自我治疗是非常不安全的。

——问题 *105*：治疗更年期综合征，可以不作妇科检查吗？

少数患者到医院就诊时，自己认为有更年期症状，仅要求直接开药，不愿意作妇科检查。这是一种误解，看病不作检查，容易延误病情，并影响医生对用药的选择。是药三分毒，没有检查结果，医生就不能很好掌握用药的适应证和禁忌证。

——问题 *106*：围绝经期综合征患者在就诊时应注意避免什么情况发生？

更年期综合征，在临床表现出的症状多种多样，繁多复杂，而且与许多临床器质性疾病相似，如心内科的高血压、心脏病，内分泌科的甲状腺功能亢进，精神科的焦虑症、抑郁性精神症、神经衰弱，骨科的骨质疏松症等。因此在就诊时要避免两种倾向，即作出不正确的判断，按不同症状分别到多个科室进行诊治；或贻误其他科室的器质性疾病的诊断，仅在妇科治疗。

——问题 *107*：服激素会发胖吗?

妇科用于激素替代疗（HRT）的药物主要是性激素，服用后，一般不会发胖。人到中年，部分妇女容易发福、变胖，少数更年期妇女服用激素后可能睡眠好了，食欲增加了或由于体内水、钠潴留，所以可能使体重增加了，但是一般可能增加 1～4 公斤，不会增加很多。而且在停 HRT 后，体重下降。与发胖有关的激素主要是肾上腺皮质激素中的糖皮质激素类药物，如可的松、氢化可的松、泼尼松（强的松）和地塞米松等。

（四）合并其他相关症状、疾病的预防、治疗和处理

1. 异常阴道出血的处理与治疗

引起围绝经期或绝经后中老年妇女阴道出血、子宫异常出血原因是多种多样的。如围绝经期出血，应除外妊娠因素有关的疾病，给予查尿或血 HCG。引起出血的其他原因如患有子宫内膜增殖症、子宫内膜息肉、子宫内膜癌、黏膜下子宫肌瘤、宫颈息肉、宫颈癌、卵巢癌、输卵管癌等，绝经后出血还可见于老年性阴道炎、子宫内膜萎缩等，应进行宫颈刮片防癌检查（TCT），作超声检查了解子宫、子宫内膜、卵巢等情况。分段诊断性刮宫是围绝经期妇女主要的诊断和治疗措施之一，为了避免分段诊刮术中对宫腔息肉或黏膜下肌瘤的漏诊，最好在宫腔镜下进行检查和诊刮。绝经后出血，子宫内膜厚度小于 5mm 时，发生子宫内膜增生可能性极小，排除子宫内膜癌的可能性可高达 95%，必要时作宫腔镜检查便于明确诊断。

防治围绝经期功能性子宫出血可服用避孕药。有的学者建议用到 50 岁，闭经半年停药，有利于调节月经、避孕、改善围绝经期症状、预防骨质疏松。但对于 35 岁以上、吸烟的妇女不应服用避孕药，以防增加心肌梗死的发生率。此外，还可周期性服用孕激素，于月经后半周期服甲羟孕酮 10 天，每天 10mg；或服用雄激素；或放置药物释放宫内节育器，如曼月乐含有孕激素。药物治疗无效时，可在宫腔镜下行子宫内膜剥除术，治疗子宫内膜增殖症。

——问题 *108*：绝经后要取环吗?

有部分妇女认为上环多年没有什么不适，不想取环，也减少了取环的麻烦。按规定，放置节育器期限已到或更年期妇女、闭经 1 年以上就应行取环术。若不取出环，此时已失去了上环的目的，留置环的时间长了还可能发生合并症，如出血、环嵌顿等，还可能影响以后作其他检查，如磁共振成像（MRI）检查。

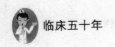

——问题 *109*：绝经后出血常见于什么疾病及其临床特征是什么？

1988 年 8 月至 1995 年 12 月，在北医大三院诊治的绝经后出血患者有 512 例。患者年龄 39～86 岁，绝经年龄 35～61 岁，绝经年限 1～44 年。患者于出血 1 天至出血后 1 年多就诊。其结果按病因分类，512 例中恶性肿瘤 61 例，占 11.9％；良性病变 451 例，占 88.1％。恶性肿瘤 61 例中，包括有子宫内膜癌 37 例、宫颈癌 12 例、卵巢癌 9 例、阴道癌 2 例和子宫平滑肌肉瘤 1 例。良性病变 451 例中以生殖道炎症占首位，为 256 例（50.0％），主要为老年性阴道炎、宫颈息肉、宫颈炎等；良性肿瘤占第二位，为 86 例（16.8％），包括子宫肌瘤、卵巢肿瘤和外阴乳头状瘤；功能性改变 37 例（7.2％），包括萎缩性子宫内膜、子宫内膜增生和分泌期子宫内膜等；其他 72 例（14.1％），有子宫内膜腺瘤样增生、子宫内膜非典型增生、子宫内膜息肉、内膜炎、内膜结核、宫内节育器、宫颈溃疡、阴道用药后出血、尿道口肉阜等。临床特征：年龄越大（＞60 岁），绝经年限越长（≥6 年），间断性、不规则出血或出血时间越长（≥7 天），宫腔深度越长（≥6.5cm），子宫内膜越厚（≥7mm），其恶性肿瘤的可能性越大。结果说明：绝经后出血是一个症状，其病因很复杂，是生殖道恶性肿瘤的一个信号，要作全面检查，积极寻找病因，及时正确地治疗。

——问题 *110*：绝经后出血量少，可以不去看病吗？

患者 64 岁，绝经 2 年少量出血 2 次，自认为出血量少，比年轻时来的月经量少多了，肚子又不痛，不看病。后来查有宫颈息肉，做了息肉摘除术。幸好只是息肉，如果是癌症，不是误了大事吗！

另一患者 58 岁，绝经 2 年，不规则出血 1 年，自认为出血与宫内节育器有关，未及时到医院看病。来我院看病检查时，已属于阴道癌晚期。因此对绝经后出血者，千万不能大意了！

——问题 *111*：绝经后出血一定是妇科病吗？

患者 86 岁，绝经近 40 年，阴道出血 6 天来门诊就诊，查尿道口紫红色凸起的包块约 $3×2×1cm^3$，有血，阴道内未见出血。考虑是尿道黏膜膨出、嵌顿、组织坏死导致出血，建议看泌尿科。患者在泌尿科住院后进行了手术治疗。可见绝经后出血只是一种症状，出血原因涉及多个科室。千万不要放松警惕。

2. 绝经后骨质疏松症的预防和治疗

——问题 *112*：从什么时候开始预防骨质疏松症？

（1）预防分为三级，一级预防即从青少年开始，在骨量形成高峰之前，以利于提高骨峰值；二级预防是在骨高峰形成之后，以便延缓骨量减少的速度，控制骨质疏松的进展；三级预防是在骨质疏松形成之后，防止发生骨折等并发症。因此骨质疏松症的预防应该从出生后直至生命的终止。

（2）治疗

①激素替代治疗是中老年妇女防治骨质疏松症的重要方法。

②补充钙的摄入。我国居民每天摄入钙不足 500mg，我国营养学会于 1988年推荐成年人钙的摄入量每每天为 800 mg，有的推荐老年人每天摄入钙 1 000～1 500mg。补钙以食物为主，辅为钙剂。

食物：以奶制品含钙量最多，100ml 牛乳含元素钙 100mg，不能耐受乳糖者可以喝酸奶。绿色蔬菜（如洋葱、菠菜等）、豆制品（如大豆）、海产品（如小鱼、小虾）、排骨、坚果、芝麻酱、玉米等含钙量较多。并注意饮食的平衡。

钙剂：食补不足的部分给予补充钙剂，不同钙剂含元素钙量不同，应选用含钙量高的制剂，以减少服药量。碳酸钙、乳酸钙、葡萄糖酸钙等含元素钙分别为40%、13%和9%。

——问题 *113*：为什么最好在晚上补钙、喝牛奶？

补钙注意事项：夜间血钙偏低，若在睡前喝一杯鲜奶或服钙剂，有利于在夜间维持血钙的平衡，避免或减少夜间从骨骼内提取钙、使骨钙含量减少。补钙无明显的副作用，少数妇女服大剂量钙剂时可能出现腹胀、便秘、食欲下降。患有高钙血症、高尿钙性肾结石者应禁用钙剂。

③维生素 D

补钙时加用适量的维生素 D 可促进肠道吸收钙，但是，维生素 D 对骨的影响表现为双向性，既可促进骨的生成，同时又可增加骨的吸收，尤其是服用大剂量维生素 D 时，骨的吸收明显增加，因此，服用维生素 D 时，应从小剂量开始，一般同时给予钙剂。绝经后妇女肠道吸收钙下降，户外活动逐渐减少，容易缺乏维生素 D，因此补充适量的维生素 D 可防治骨质疏松症。

Ⅰ.制剂及用量：维生素 D，每天服 400IU；阿法 D3，每天服用 $0.25\mu g$、$0.5\mu g$ 或 $1\mu g$，适用于肾功能不良者；骨化三醇（罗钙全），每天服 $0.25～0.5\mu g$，适用于肝肾功能不良者。

Ⅱ.副作用及禁忌证：服用维生素 D 可能发生高钙血症，因此应监测血钙，调整剂量。患高钙血症者禁用维生素 D。有学者主张，每天户外活动 20 分钟以上者，可以不补充维生素 D。

④双磷酸盐

适用于禁用或不愿意用雌激素的患者。制剂如羟乙磷酸钠（商品名为依磷），

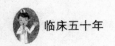

每天服 400mg；阿仑磷酸钠（商品名为福善美、固邦），每天服 10mg。

⑤降钙素

抑制骨吸收并有中枢镇痛作用，主要用于骨折或骨疼痛者。如鲑鱼降钙素，可肌注或喷鼻。

⑥其他防治方法

如用大豆提取物大豆异黄酮、适当日晒、适量运动，妇科手术时尽量保留卵巢，避免或少服用能影响平衡功能的药物如镇静剂，戒烟酒，谨防跌倒，以免发生骨折等。

3. 绝经后生殖泌尿系统症状、疾病的治疗：详见第七章第二节"老年性阴道炎"。

4. 子宫内膜异位症：绝经前因子宫内膜异位症行子宫及双侧附件切除术，术后可单独使用雌激素，如果又出现症状，可应用雌、孕激素连续联合用药，或服用利维爱。

5. 抑郁症：围绝经期是抑郁症高发年龄段。明确诊断后可应用抗抑郁药，常用药物为 5 羟色胺（5-HT），再摄取抑制剂，如氟西汀（百忧解）一天 20mg、帕罗西汀（赛乐特）每天 2mg、舍曲林（左洛复）等。

6. 高脂血症：可同时选用他汀类等降脂药物。

第七节　高催乳素血症（HPRL）

高催乳素血症（HPRL）是指各种原因引起外周血催乳素（PRL）异常升高，达到 1.14nmol/L。不同人群发病率差异较大，可为 0.4%～17%。

——问题 *114*：引起高催乳素血症（HPRL）的原因是什么？

一、病因

（一）生理性

催乳素呈脉冲式分泌，有睡眠、觉醒周期性改变，夜间分泌高于白天。在月经周期中不同时间，妊娠、分娩前后其分泌量均有差异；催乳素是应激激素，在应激情况下 PRL 分泌量增加，如运动、紧张、睡眠障碍、喂奶、刺激奶头等，均可使 PRL 水平升高。

（二）药物作用

凡是干扰多巴胺的药物均可使 PRL 分泌量增加，但一般低于 4.5nmol/L。常见的药，如抗精神病、抗高血压药、胃动力药、镇静药、阿片类制剂等。

（三）病理性

1. 下丘脑病变：如颅咽管病、神经胶质病、结核等。

2. 垂体病变：如垂体瘤、促肾上腺皮质激素瘤、炎症等。

3. 其他疾病：如甲状腺功能低下、严重肝肾病、带状疱疹神经炎等。

（四）特发性

诊断前应除外器质性疾病。PRL 一般＜4.5nmol/L。

二、临床表现

（一）溢乳：是本病特征之一，通常为双侧或单侧乳房流出或挤出非血性乳白色或透明液体。

（二）月经紊乱或闭经：高催乳素可抑制促卵泡素（FSH）和促黄体素（IH）的分泌，直接影响卵巢激素的分泌，导致月经稀少、闭经与溢乳表现，合称为闭经－溢乳综合征。

（三）不孕：月经稀少、闭经、不排卵导致不孕。

（四）头痛、眼花、视觉障碍：见于垂体肿瘤或颅内肿瘤所引起的高催乳素血症。

三、诊断

根据溢乳、闭经或月经紊乱，查血清 PRL 持续异常升高，就可以诊断为高PRL 血症，但要作进一步有关的检查，主要查找病因。

（一）病史采集：了解溢乳时间、月经史、生育史、既往病史、用药情况等。

（二）体格检查：作妇科检查、挤压乳房了解溢乳情况、有无多毛、痤疮、肥胖等。

（三）血液学检查：查 PRL、FSH、LH 等。

（四）影像学检查：头颅、蝶鞍作 CT 或 MRI 检查，有助于明确垂体肿瘤病变。

（五）眼底检查：眼底视野检查，可了解垂体腺瘤的大小、部位等。

四、治疗

（一）药物治疗

1. 溴隐亭（溴麦亭、溴麦角隐亭）：是多巴胺受体激动剂，可降低催乳素，并能治疗垂体催乳素瘤。使闭经－溢乳妇女的月经、生育功能得到恢复，一旦妊娠，应停用溴隐亭。

常用量：一天服用 2.5～5mg。一般从小剂量开始，即一天服 1.25mg，约每 3 天增加 1.25mg，根据病情可增加到每天服用 7.5mg 或 10mg，分次随餐一起进服，以减少恶心、呕吐、腹痛等肠胃道反应。

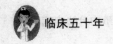
2. 诺果宁：一天口服 0.075mg。适用于对溴隐亭抵抗或不能耐受者。

（二）**手术治疗**：适用于垂体腺瘤压迫神经并出现神经系统症状，或药物治疗无效者。

（三）**放射治疗**：适用于药物治疗无效或不能坚持和耐受药物治疗、不愿意手术或有手术禁忌证者。

第十二章　子宫内膜异位症和子宫腺肌病

子宫内膜异位症和子宫腺肌病是妇科常见病。同样都是由于子宫内膜发生异位、位置改变的疾病，两者可同时合并存在，但其病因、发病机制和临床表现都有差异。

第一节　子宫内膜异位症

子宫内膜异位症在近年来有明显上升趋势，是妇科常见病之一。生育年龄妇女患此病约有 3％～10％，不孕症患者中，约有 25％～35％合并内膜异位症，慢性盆腔痛或痛经患者约有 20％～60％与内异症有关。

一般见于育龄妇女，以 25～45 岁妇女多见。绝经后或双侧卵巢切除后异位的内膜组织逐渐萎缩吸收，怀孕或用性激素抑制卵巢功能可以暂时阻止疾病的发展，所以内异症是激素依赖性疾病。一般极少发生恶性变。

一、发病机制

——问题 115：异位的子宫内膜具有什么能力？

子宫内膜异位症虽然属于良性病变，但是具有类似恶性肿瘤的局部种植、生长浸润和远处转移的能力。其发病原因、机制尚不明确。

二、病理

异位的子宫内膜随着卵巢雌激素的变化发生周期性出血，周围纤维组织增生并形成粘连，病变部位出现紫褐色斑点或小泡，逐渐发展成大小不等的紫蓝色实质结节或包块。若发生于卵巢内的异位子宫内膜随月经周期改变，也反复出血而形成囊肿，以单个多见，称为子宫内膜异位囊肿，因囊内含有暗褐色黏稠状的陈旧血，与巧克力液体相似，所以又称为卵巢巧克力囊肿。

发病部位：异位的子宫内膜可出现在身体许多部位，其中绝大多数位于盆腔内，种植于腹膜、盆腔脏器，如生殖道的子宫、卵巢、输卵管、宫颈、阴道等，消化系统的小肠、结肠等，泌尿系统的膀胱、输尿管等。盆腔外的内膜异位病灶

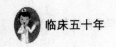

常见于剖宫产和会阴侧切手术的伤口瘢痕处等。（见图 12-1）

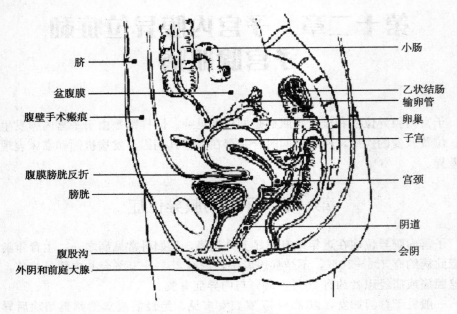

图 12-1　子宫内膜异位症的发生部位

三、临床表现

（一）症状

常见症状为下腹痛、痛经、性交不适、不孕等与病变侵犯的部位、浸润深度有关。约 20％患者无明显症状。

1. 疼痛：痛经是子宫内膜异位症的主要症状，约 2/3 患者有痛经，并表现为继发性、进行性加重，通常在月经来潮前 1～2 天开始疼痛，可持续于整个月经期，疼痛部位主要在下腹部、腰骶部，可放射到肛门、外阴、大腿等。疼痛程度和病灶大小不一定呈正比，而与病变部位、浸润深度有关，部分患者在非月经期也出现疼痛或有性交痛，当子宫内膜异位囊肿破裂时可引起突发性剧烈腹痛，可伴恶心、呕吐等。破裂时间多发生于经期或月经前后。

2. 月经不调：部分患者经量增多、经期延长或月经期前点滴出血。可能与卵巢不排卵或黄体功能不足有关，或与同时合并子宫腺肌病、子宫肌瘤有关。

3. 不孕：内异症者发生不孕率高达 40％，发生不孕原因复杂，可能与盆腔内器官广泛粘连、输卵管蠕动减弱或卵巢黄体功能不足或与未破裂卵泡黄素化综合征（患者卵巢有周期性卵泡发育和卵泡细胞黄素化，但无排卵发生）有关。

4. 相关部位受侵犯症状：如肠道内异症可出现腹痛、腹泻、便秘或便血。

输尿管、膀胱等泌尿系统器官受侵犯时，可出现腰痛、尿频、尿痛、血尿。剖宫产腹壁瘢痕发生子宫内膜异位病灶，在经期局部出现疼痛，并可触及疼痛的包块，月经干净后症状减轻、包块可能缩小，疼痛、包块大小可随月经周期改变、反复发作。

（二）体征

作三合诊妇科检查，典型的内异症，子宫多为后倾、固定，阴道后穹窿、直肠子宫陷凹、子宫后壁下段可触及触痛性硬结，子宫的一侧或双侧附件触及囊性偏实性的不活动的包块，轻压痛。有时在后穹窿、宫颈可见紫蓝色斑点、小结节。

四、诊断、鉴别诊断

（一）诊断

育龄妇女有进行性痛经、不孕史，妇科检查在子宫旁有不活动囊性包块或触痛性硬结，即可作出初步诊断，但须作进一步的辅助检查才能确诊。

1. 超声检查

2. 肿瘤标记物 CA125 测定

轻度子宫内膜异位症 CA125 水平多为正常，中、重度患者 CA125 可能升高。测定 CA125 可了解、监测内异症的治疗效果和复发情况。

3. 腹腔镜检查

是诊断子宫内膜异位症最佳方法、常用的手段，尤其适用于不孕、腹痛而妇科检查、B 超检查均无阳性发现的患者。镜下见到典型病灶，即可确定诊断，对可疑者可以取下活体组织送作病理检查。

（二）鉴别诊断

内异症容易与某些疾病相混淆，应加以鉴别，如卵巢恶性肿瘤、盆腔炎性包块、子宫腺肌病等。

五、临床分期

内异症分期方案较多，现在多采用 1985 年美国生育学会制定的子宫内异症分期法，共分有四期，但必须在腹腔镜或剖腹检查直视下进行才可以确定。

六、治疗

应根据患者年龄、症状、病情的轻重、病变部位范围、有无生育要求等作综合全面考虑。

（一）期待治疗

对无症状或症状轻微，查体无明显体征异常或在子宫骶韧带处仅有一些小结

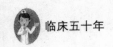

节，可不治疗，每3～6个月随访一次。对希望生育者，鼓励其妊娠促使尽早怀孕，一旦怀孕，病变组织多数会坏死、萎缩，分娩后症状缓解，甚至会消失。随访、观察期间病情加重时，应改为其他治疗方法。

（二）药物治疗

适用于病情较轻、没有明显的子宫内膜异位囊肿者。因为妊娠闭经或绝经都可以避免经血逆流、消除痛经，并且可以导致异位的子宫内膜萎缩退化，所以用类激素药物引起闭经，模拟妊娠和绝经即假孕疗法和假绝经疗法，已成为治疗子宫内膜异位症的主要方法。疗程一般为6～9个月。如果作为手术前后的辅助治疗，疗程可缩短为3～6个月。但是雌、孕激素药物可导致盆腔充血，所以不宜作为术前用药。

1. 内美通或孕三烯酮（三烯高诺酮）：有抗孕激素、雌激素的作用。自月经第1天开始服用，一次2.5mg，每周服2次，如果不闭经可增加到每周服3～4次，连服半年，停药后4～6周月经恢复。用药期间每月检查肝功能。

2. 促性腺素释放激素激动剂（GnRH-a）：长期连续用药后，通过对垂体产生降调作用，使垂体分泌促性腺激素减少，并促使卵巢分泌的雌、孕激素水平下降到绝经期水平，出现闭经，所以此疗法又称"药物性卵巢切除"。

常用的GnRH-a药有戈舍瑞林（诺雷德），1支3.6mg，皮下注射；亮丙瑞林（抑那通），每支3.75mg，皮下注射；曲普瑞林（达必佳），每支3.75mg，肌肉注射。于月经期第1～5天注射一次，每4周注射一针，疗程为6个月，一般用药后第2个月开始闭经。停药2个多月后月经恢复。用药2周后可能出现乳房胀痛，主要副作用是由于雌激素水平低而引起的类似更年期症状。用药若超过6个月，可能导致骨质丢失。所以现在多数主张于用药第2～3个月起，补充小剂量的雌、孕激素，即称之为"反向添加疗法"，如每天服倍美力0.3～0.625mg和甲羟孕酮2～5mg，或每天服利维爱2.5mg。

3. 达那唑（炔睾酮）：有轻度雄激素作用，其治疗为假绝经疗法，自月经期第1～5天开始服用，每次200mg，每天2～3次，连服半年，停药4～6周月经恢复，即可考虑怀孕。用药期间每月查肝功能。由于副反应较重，目前较少应用。

4. 孕激素类药物：如妇康片（炔诺酮）、甲地孕酮（妇宁片）、甲羟孕酮（安宫黄体酮）每天服用5～10mg，连用半年。如果出现突破性出血，每天可加服己烯雌酚0.25～0.5mg，或加服倍美力0.625mg，用药期间定期查肝功能。

5. 口服避孕药：大剂量的孕激素加上少量的雌激素使患者闭经的疗法，称为假孕疗法。由于副作用较大，现在多采用短效避孕药，每天服1～2片，以闭经为准。连服6～9个月。适用于轻度内异症患者。

6. 上曼月乐环。

7. 中药：桂枝茯苓胶囊，一次 3 粒，一天 3 次；龙血竭片（肠溶衣），一次 4～6 片，一天 3 次等。

（三）手术治疗

适用于药物治疗症状不缓解、生育功能未恢复、卵巢巧克力囊肿直径大于 5～6cm 者，可行腹腔镜或腹腔镜协助的经阴道切除或剖腹手术。生殖道以外的子宫内膜异位症，多需要手术治疗。

1. 保守性手术：即保留生育功能手术，保留子宫和卵巢，仅切除子宫内膜异位症病灶。适于年轻、有生育要求的患者。

2. 子宫切除术：即保留卵巢功能手术，切除子宫和盆腔内内异症病灶，至少保留部分卵巢。适于 45 岁以下无生育要求的重症患者。

3. 根治性手术：切除子宫、双侧附件及盆腔内内异症病灶。适于 45 岁以上的重症患者，若子宫周围粘连严重无法切除子宫，可保留子宫，仅仅切除双侧卵巢或双侧附件，手术又称为去势手术。

（四）不孕的治疗

内异症患者用药物治疗一般不提高妊娠率，手术治疗可提高术后妊娠率，以术后第一年妊娠率最高，因此，希望怀孕者术后不宜用药巩固治疗，应行促排卵等治疗，争取尽早妊娠。仍不能怀孕者，应及时使用助孕技术如人工授精和试管婴儿等。

七、预防

因病因不十分清楚，所以预防比较困难，注意以下几点，可起一定的预防作用。

（一）防止经血倒流，如月经期一般不作妇科盆腔检查，若有必要检查，应避免重力挤压子宫。先天性生殖器畸形如无孔处女膜、阴道横隔、宫颈管粘连、残角子宫等易引起经血潴留，应及时手术治疗。

（二）避免手术操作引起的医源性子宫内膜异位症，如人工流产最好不做或少做，并注意正确使用负压；宫颈、阴道手术或各种输卵管通畅试验等均应在月经干净后 3～7 天内进行；妊娠中期或晚期行剖宫取胎术或行会阴侧切术时，应该用纱布垫或纱布保护好子宫、腹壁、会阴侧切伤口，术毕应彻底冲洗伤口等。

第二节　子宫腺肌病

子宫内膜腺体及间质侵入子宫肌层时称为子宫腺肌病。多发生于 30～50 岁的经产妇，约 50％的患者同时合并子宫肌瘤，约 15％～45％的患者合并盆腔子宫内膜异位症。

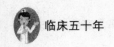
一、病因

尚不十分清楚，根据临床观察、病理切片检查及动物实验，推测发病原因如下。

（一）子宫内膜的基底层侵入肌层生长所致，多次妊娠、刮宫、人工流产、分娩、子宫内膜炎等导致子宫内膜基层损伤，促使内膜侵入肌层。

（二）可能与高水平的雌激素、孕激素及催乳素刺激有关，临床上见子宫腺肌病常合并有子宫肌瘤和内膜增生过长。

二、病理

分为弥漫型和局限型两种。弥漫型常见，子宫呈均匀性增大，一般不超过如12 周妊娠子宫大小。局限型即病灶在肌层中局部生长形成肿块，又称为子宫腺肌瘤。

三、临床表现及诊断

（一）症状：痛经，70％～80％患者有痛经，并呈继发性痛经，进行性加重；月经量过多，约 1/3 患者伴有贫血；不孕。

（二）妇科检查：子宫呈均匀性增大或有局限性结节隆起，质硬、压痛。

（三）辅助检查：B 超检查可见子宫增大，肌层增厚；必要时作磁共振（MRI）；查 CA125 水平升高，升高程度与子宫大小密切相关。

最后确诊是送组织作病理检查。

四、治疗

根据患者病情、年龄、有无生育要求而定。

（一）药物保守治疗

适于年轻、有生育要求或近绝经的妇女。常用药有口服避孕药，内美通或孕三烯酮、达那唑或 GnRH-a，桂枝茯苓胶囊，龙血竭片（肠溶衣）等。详见第一节"子宫内膜异位症"。

（二）手术治疗

1. 子宫切除术：适于年龄较大，无生育要求者。

2. 子宫腺肌瘤挖除术：适于年轻、要求保留生育功能的腺肌瘤患者。术前可用 GnRH-a 治疗 2～3 个月，使病灶缩小有利于手术。

3. 子宫内膜去除术：适于月经过多的患者，术后经量减少，甚至闭经，痛经减轻。

第十三章　不孕症与助孕技术

——问题 *116*：影响人类生活、健康的三大疾病是什么？

不孕症是妇产科常见病之一，其与心血管疾病、肿瘤并列为当今影响人类生活和健康的三大主要疾病。

第一节　不孕症的定义

——问题 *117*：什么是不孕症？新的定义是指什么？

不孕症是指育龄妇女性生活正常，未避孕，同居 1 年内未妊娠者。婚后一直没有避孕又没有怀孕者为原发不孕症；曾经怀孕过，以后未避孕，连续 1 年未怀孕者称为继发不孕症。

不育症是指妇女曾经怀过孕，但没有生育，如怀孕后，发生流产、早产、死胎或死产、宫外孕等，也分为原发和继发不育两种。

2013 年美国生殖医学学会（ASRM）更新了不孕症的定义，指经过 12 个月或 12 个月以上，适当、适时的无保护性交或供精人工受精治疗后，仍未能实现成功妊娠者。

——问题 *118*：结婚半年未孕，要作不孕症检查吗？

结婚半年未孕者不能诊断为不孕症，可先作妇科检查，无异常者通过排卵期性交观察半年，如果仍然未孕应开始作不孕症检查。以避免由于过早检查而发生的问题。

第二节　发病率

由于各个国家不同地区对不孕症诊断年限不同，统计方法、资料来源的不同，其发病率差异较大。20 世纪 80 年代，世界卫生组织（WHO）调查报告，在发达国家不孕症发病率约为 5%～8%，发展中国家一些地区，发病率高达 30%。1992 年 WHO 报告世界范围内为 8%～10%，上海有资料报道，不孕症发

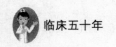

病率 80 年代为 6.89%，最近为 9.3%，说明不孕症发病率呈上升趋势。

第三节 病　　因

——问题 *119*：导致不孕症的主要的原因是女方吗?

一般情况下，怀孕必须具备有正常的卵子、正常的精子和通畅的输卵管。在不孕症患者中，因女方因素和男方因素各约占 45%，原因不明的约占 10%。在女性不孕中因输卵管因素、排卵因素各约占 40%，原因不明的约占 10%，另外 10% 为不常见的因素，包括子宫因素、宫颈因素、免疫因素等。

一、女性不孕因素

（一）输卵管因素：输卵管具有摄取、拾卵子的功能，运送精子和将受精卵输送到子宫腔的重要作用，因此输卵管不通或其作用功能发生障碍，是导致女性不孕的主要原因。可见于急性输卵管炎导致输卵管堵塞引起不孕，或输卵管炎、输卵管周围器官、组织发炎，如阑尾炎、结核性腹膜炎、子宫内膜异位症等，都能影响输卵管功能引起不孕或宫外孕。

（二）排卵因素：卵巢功能异常引起不排卵，如多囊卵巢综合征（PCOS）、黄素化未破裂卵泡综合征（LUFS）、卵巢早衰、特纳综合征（Turner's syndrome）等。垂体性无排卵，如垂体肿瘤、空蝶鞍综合征、席汉综合征等。下丘脑性无排卵，如下丘脑功能低下闭经、神经性厌食等。其他如全身性疾病（甲状腺、肾上腺功能异常等），或卵巢黄体功能不足，血清孕酮低，使子宫内膜发育迟缓、影响胚胎种植于子宫内等。

——问题 *120*：什么叫做黄素化未破裂卵泡综合征（LUFS）?

LUFS 是指未见排卵而有黄体形成的卵泡。LUFS 是指生长的卵泡在 LH 峰后急剧长大，但无破裂、排卵，而有受体形成的卵泡。

（三）子宫、宫颈、阴道等生殖道因素：见于外阴阴道发育异常、子宫畸形；子宫肌瘤、子宫内膜息肉、子宫内膜炎或人工流产等宫腔手术后引起内膜、宫腔粘连；宫颈重度炎症、阴道炎症，不利于精子成活和受精卵种植、着床；服抗雌激素的促排卵药如氯米芬、三苯氧胺影响宫颈黏液分泌等。

（四）子宫内膜异位症：不孕患者中约有 30%～50% 合并有子宫内膜异位症，内异症导致不孕的主要有机械性因素和免疫功能异常。机械性因素，是由于内膜异位病灶反复炎症反应及免疫反应而导致粘连，影响输卵管功能。免疫功能异常，是由于异位的子宫内膜被吞噬细胞吞噬后产生抗子宫内膜抗体，干扰精子和卵子相结合和着床，或异位在盆腔的内膜导致特异的免疫反应使局部吞噬细胞被激活并吞噬精子等。

二、男性不孕因素

生成精子、输送精子发生障碍、免疫因素和内分泌因素均可导致不孕，应该检查外生殖器和精液检查，明确病因。

（一）精液异常： 精液中无精子、精子数量过少，活动力过弱或形态异常、畸形过多、精液液化不全等，均可导致不孕。生成精子障碍或精子异常，可见于先天性睾丸发育不全、双侧隐睾，染色体、基因异常，精神过度紧张，全身慢性病，如长期营养不良、慢性中毒（吸烟、酗酒、癌症化疗、某些药物或特殊食物），局部原因如腮腺炎合并睾丸炎、精索静脉曲张。

—— 问题 *121*：为什么不孕症男女双方都要检查？ 为什么丈夫不坚持离婚的要求了？

临床上常遇到这样的情况，夫妇因为多年不孕而坚决要求离婚。曾有一对夫妇因为不孕，男方认为"是女方有病，要求女方检查，自己没病不查"。所以，这位妇女心情非常不好，精神压力非常大，去医院作检查，结果女方检查正常，这时男方才同意检查，结果是无精症。此时，他的态度发生了180度的改变，请求女方不要离婚，并同意女方与另外男人同居，只要能生个孩子就行了。

所以，不孕症患者一定要男女双方都作检查，以便及时查出病因，得到及时的治疗。当女性遇到不孕的情况时，一定要有这个认识："不一定是我的问题！"更不要背上很重的心理负担。要勇敢地要求男方也查是否有问题。

（二）输送精子障碍： 见于附睾、输精管结核，导致输精管阻塞或先天性无输精管。

（三）性功能异常： 如生理、心理因素引起勃起不足、阳萎、早泄、逆向射精即精液射向膀胱不能射入阴道内。

（四）免疫因素： 正常情况下，精子被血睾屏障隔开，当发生炎症、损伤时，睾丸、附睾、输精管屏障受到损害，可以使精子、精浆（抗原）在体内产生对抗自身的精子抗体，抗精子抗体使精子在阴道内产生凝集，不能穿过宫颈上行，导致不孕。

（五）内分泌功能障碍： 垂体、甲状腺、肾上腺功能障碍，均可影响男性下丘脑-垂体-睾丸轴的调节功能，影响精子生成。

三、男女双方因素

（一）缺乏性生活基本知识

（二）男女双方盼子心切、精神过度紧张

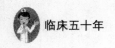

——问题122：小案例——抱养了一个宝宝后都怀孕了！

上个世纪70年代，一对夫妻多年不孕，可是双方检查都正常。由于夫妻两个非常希望养个孩子，所以决定领养一个宝宝。没想到一年后女方怀孕了。

这可能与抱养宝宝后，精神压力放松了，反而容易怀孕了。可能是输卵管不发生痉挛有关。

（三）免疫因素：原因不明的不孕症患者中约占20％是免疫因素。

1. **同种免疫反应**：精子、精浆、受精卵可作为抗原进入阴道或子宫内膜后通过免疫反应，产生抗体物质，使精子不能与卵子相结合，或受精卵不能着床于子宫内膜内。精子、精浆作为抗原，当有炎症或损伤等使睾丸、副睾、输精管屏障受损，可形成自身抗精子抗体，或女性生殖道黏膜损伤，当精子通过女性生殖道上皮屏障，其免疫反应使女方血清中也形成抗精子抗体，使精子与卵子不能相结合。

2. **自身免疫**：不孕症妇女血清含有透明带抗体，可以与卵巢透明带起反应，阻止精子与透明带结合，影响受精。

——问题123：生个宝宝要选择生肖吗？

2004年，有一位不孕症患者，32岁，想在2年内不怀孕，计划在猪年（2007）生。我劝她别等了，一来已经30多岁了，已过生育的最佳年龄了；二来如果多数人都选择属相生孩子，可能会造成小孩上幼儿园、上学，甚至找工作等问题。所以生孩子的时机千万别迷信，还是尊重科学、尊重优生优育。现在这位患者看到这两年猪宝宝上学成了社会问题，非常感谢当年的建议。

第四节　诊　　断

不孕症的诊断必须通过男女双方作全面检查，查找不孕的病因。

一、病史：了解男女双方年龄、结婚年限、性生活情况、月经史、生育史、既往史、手术史，有无慢性病如结核、肝炎、腮腺炎、剖腹手术等，家族史有无遗传病、精神病等。

二、体格检查：计算体质指数，注意第二性征发育情况，乳房有无溢乳；并作妇科盆腔检查，了解内外生殖器情况。

三、特殊检查

（一）卵巢功能检查

1. **基础体温测定**（BBT）：详见第十九章"妇科常用的特殊检查"。

2. 宫颈黏液检查：详见第十九章"妇科常用的特殊检查"。

3. 子宫内膜组织学检查：来月经 12～24 小时内刮取子宫内膜作病理学检查，可了解子宫内膜有无分泌期变化和结核等病变，若内膜为分泌晚期改变，表明曾有过排卵。若内膜呈增殖期改变，提示无排卵。

——问题 *124*：不孕症妇女什么时间取内膜？内膜呈分泌期变化，说明什么问题？

不孕症妇女刮取子宫内膜作病理检查最主要目的是了解有无排卵，月经周期正常者，一般在两次月经中期，即月经第 14～15 天左右排卵，排卵后子宫内膜由增生期转化成分泌期，即月经后半期，相当于月经周期的第 15～28 天为分泌期的内膜。来月经 24 天内取出内膜，若呈分泌期变化，说明有排卵。如果在来月经前数日取内膜，一般不影响是否有排卵的判断，但在刮取内膜时不能肯定妇女是否已经妊娠，有发生错刮的危险，来月经后数日内取内膜，内膜可能开始增生，造成判断的错误。

4. 性激素测定：女性激素中，卵泡刺激激素（FSH）、黄体生成素（LH）、雌二醇（E2）和孕酮（P）在月经周期中呈周期性改变，在月经 2～4 天查血清 FSH、LH、E2，排卵后 5～7 天查孕酮（P）。促黄体素（LH）在排卵前明显上升达到峰值 40～200 IU/L，酶联免疫法测尿 LH 若超过 40IU/升，80％以上妇女在 24 小时内排卵。促卵泡素（FSH）＞40 IU/L 者，提示卵巢内卵泡耗竭，为卵巢性闭经。孕酮（P）水平大于 16nmol/L 提示排卵，黄体中期 P 低于 31.8nmol/L 提示黄体功能不足，雌二醇（E2）在月经周期中分泌量出现两个高峰，卵泡晚期排卵前出现第一个高峰，排卵后迅速下降，在黄体期又形成第 2 个高峰，持续一周后，E2 下降到卵泡早期水平。

——问题 *125*：为什么发生排卵期出血？如何通过月经周期来预测排卵日期？

有的妇女在排卵期，由于卵泡破裂、雌激素水平暂时下降，导致阴道少量出血，可持续 3～4 天，属于正常的生理现象。人类排卵期比较恒定，但是，妇女月经周期个体有差异，波动在 21～35 天。若月经周期正常为 28～30 天者，一般在两次月经中间的日期发生卵泡破裂、排卵。如果月经周期不是 28～30 天，则应先推算出下一次来月经的日期，一般排卵是在下一次来月经前的 14～15 天左右。排卵期性交容易怀孕。

5. B 超检查：了解子宫、卵巢情况。连续 B 超可了解子宫内膜厚度变化及卵泡生长、排卵等情况。排卵时子宫内膜厚度约 0.9～1.2cm，可提高受孕率。月经周期第 8 天可能出现优势卵泡约 8～10mm，以后逐渐增大，排卵时可达 20～

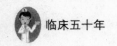

24mm，排卵后卵泡消失。

（二）输卵管通畅检查：常用方法为输卵管通液和子宫输卵管碘油造影。

1. 输卵管通液：应用含有抗生素、地塞米松、糜蛋白酶的生理盐水 20ml，缓慢注入宫腔，若无阻力及液体回流，表明输卵管通畅。如果注入液体为过氧化氢，B超可观察到宫腔内液体向输卵管、腹腔移动，更容易诊断，但患者腹痛重。

2. 输卵管碘油造影：X 线片上可观察子宫及输卵管情况。

3. 宫腔镜检查：将导管插入输卵管开口、注入含 2％利多卡因的生理盐水，检查输卵管通畅与否。

4. 腹腔镜检查：直接观察子宫、输卵管、卵巢情况，并从宫颈注入美兰（亚甲蓝），若从腹腔看到蓝色液体从输卵管溢出，表明输卵管通畅。

（三）精液常规检查

手淫取精液前 3～7 天禁性交。世界卫生组织（WHO）提出的精液常规检测标准，为每次排出精液量≥2ml，一般不超过 6ml，常温下 60 分钟能液化，pH 为 7.2～7.8，精子密度≥$20.0×10^6$/ml，即≥2 千万/ml，精子运动活力分为 "a、b、c、d" 4 级。a：快速前向运动；b：慢速前向运动；c：原地转动；d：不活动。射精 1 小时内前向运动精子数，即（a＋b）≥50％，头形态正常精子数应≥30％，白细胞少于 $1×10^6$/ml。精子密度少于 $20.0×10^6$/ml 为少精；少于 $5.0×10^6$/ml 为严重少精；未检出精子为无精。精子活力（a＋b）＜50％或 a＜25％为弱精，头部形态正常精子少于 30％为畸形精子症。

（四）免疫学检查

性交后试验（PCT），是通过检测宫颈黏液对精子的反应及精子穿透黏液的能力，了解女性生殖道局部抗精子抗体的方法。在接近排卵期时，禁欲至少 2 天，性交后仰卧 30 分钟，并在 2～6 小时内取宫颈及后穹窿黏液检查，每高倍视野（400×）下至少应具有 10 个以上活动精子。精液中抗精子抗体有 IgA 和 IgG 两种，可通过免疫珠或混合球蛋白反应进行检测。

第五节　治疗及辅助生育技术（ART）

治疗原则：针对病因尽早治疗，同时应改善全身状况，增强体质，增进健康，改变不良生活习惯，如戒烟、酒等。掌握生育的基本知识，如学会预测排卵日期，在排卵前 2～3 天至排卵后 24 小时内性交，性交次数适度，以增加受孕机会。一般病因治疗失败时可采用辅助生育技术。

一、病因治疗

（一）治疗生殖道器质性疾病，如妇科肿瘤、生殖器炎症、生殖器先天性畸形、子宫内膜异位症等。

（二）输卵管炎症及阻塞的治疗：根据病因、病情轻重选定治疗方案。

1. 药物治疗：是首选的方法，可依据细菌培养及药敏（药物敏感）试验选用抗生素治疗，由于输卵管炎症常常是需氧菌和厌氧菌混合感染，一般要加用甲硝唑或替硝唑。炎症消退后，输卵管不通或通而不畅者，可行输卵管内注入药物，即经宫腔将含有地塞米松 5mg、糜蛋白酶 4 000U 及妥布霉素 8 万 U，或丁胺卡那 200mg 的生理盐水 20ml，注入输卵管内。每个月从月经干净后 2～3 天开始，每周 2 次至排卵前，连续注药通液治疗共 2～3 个周期。

2. 输卵管成形术：通过显微外科技术，复通、重造输卵管或输卵管造口、吻合成形术，以达到输卵管再通的目的，适用于输卵管管腔狭窄，输卵管结扎、绝育术后或因炎症、子宫内膜异位症引起粘连者。COOK 导丝在宫腔镜下复通输卵管技术，适用于输卵管近间质部的阻塞。

（三）无排卵的治疗：通过内分泌治疗诱发排卵。

1. 氯米芬（CC）：又名为克罗米芬、氯米酚胺、舒经芬或法地兰。

是诱发排卵的首选药物，具有较强的抗雌激素作用和较弱的雌激素活性，适用于体内有一定水平的雌激素者。可刺激多个卵泡发育。于月经周期第五天起，每天口服 50mg，根据促卵泡效果逐渐增量，可每天服 100～150mg，最多每天不超过 200mg，连服 5 天。排卵多发生在停药后 7 天左右，用药 3～6 个月周期为一疗程。用药期间可测定基础体温或作 B 超监测卵泡发育、排卵情况。当卵泡直径达 18～20mm 时，肌肉注射 HCG 5 000～10 000 IU，以诱发排卵。服用克罗米芬排卵率可达 60%～80%，受孕率约为 30%～40%，流产率约为 10%～33.3%。

氯米芬的抗雌激素作用使子宫内膜偏薄，宫颈黏液变稠，影响精子上行并影响子宫内膜发育，不利于胚胎着床，因此可加用少量天然雌激素对抗之。如果黄体功能不全，可在排卵后加用绒促性素（绒毛膜促性腺激素，HCG），隔天或每天肌肉注射一次，每次 1 000～2 000IU，共 3～5 次。

2. 尿促性腺激素（HMG）：又称绝经促性腺激素。

从绝经妇女尿中提取制成。每支含 FSH 与 LH 各 75 IU。于月经周期第 3～5 天起给药，一般每天肌肉注射 1 支，共用 7 天。于月经周期第 8 天开始通过 B 超监测排卵，当优势卵泡直径≥18mm 时，给予 HCG 5 000～10 000 IU 肌肉注射，促卵泡成熟并诱发排卵。应用 HMG 容易引起多个卵泡发育导致多胎或发生卵巢过度刺激综合征（OHSS），因此用药后应 B 超监测卵泡发育情况，当有过多的卵泡被刺激时应停止用药。

3. 绒毛膜促性腺激素（HCG）

是从孕妇尿中提取制成，具有类似 LH 活性。在应用氯米芬（CC）或尿促

性腺激素（HMG）促排卵时，若优势卵泡直径达到 18～20mm，肌肉注射 HCG 5 000～10 000IU，促卵泡成熟并排卵。在排卵后的黄体期隔日肌肉注射 HCG 2 000～3 000 IU，共 3～4 次，支持黄体功能，提高妊娠率，降低流产率。

4. 黄体生成激素释放激素（LHRH）：脉冲洗疗法，适于下丘脑性无排卵。应用微泵脉冲式静脉注射，脉冲频率为 90 分钟一次，剂量为 1～5μg/脉冲，连续用药 17～20 天。

5. 促性腺激素释放激素

对促排卵药反应不良患者，可试用促性腺激素释放激素激动剂（GnRH-a）或用促性腺激素释放激素拮抗剂促排卵，并作 B 超监测排卵。

6. 溴隐亭：又名溴麦亭、溴麦角隐亭，适用于无排卵伴高催乳素血症患者，一天服半片，1.25mg，如无明显的不良反应，一周后改为每天服一片，2.5mg，用药 4～8 周。直到血催乳素降为正常。完全正常后可考虑怀孕。

7. 黄体功能支持治疗：适用于黄体功能不全者，测基础体温上升 3 天后，每天肌注黄体酮 10～20mg，或肌肉注射 HCG 2 000 IU。

8. 改变宫颈黏液：于月经周期第 5 天起，服用戊酸雌二醇 0.5～1mg，连续服用 10 天，使宫颈黏液变得稀薄，有利于精子穿过进入宫腔。

（四）免疫性不孕的治疗

抗精子抗体阳性致不孕的妇女，应该使用避孕套 3～6 个月，降低抗体效价后可能怀孕。宫颈黏液中有抗精子抗体者，可以洗涤精液，并将精子分离后，行宫腔内人工授精助孕。

二、辅助生育技术（ART）

辅助生育技术是帮助不孕夫妇达到生育目的的技术。包括人工授精、试管婴儿、卵母细胞内单精子注射、配子移植技术等。

（一）人工授精

通过非性交方式将精液放入女性生殖道内。常用方法为宫腔内授精（IUI）。精子来源有使用丈夫的精液和使用供精者精液作人工授精。适用于男性的无精症、严重尿道下裂、逆行射精、阳痿、早泄、精液检查异常等。女性不孕主要适用于因宫颈因素、免疫因素导致精子在女性生殖道内运行障碍者。

（二）体外受精与胚胎移植（IVF-ET，俗称试管婴儿）

——问题 *126*：试管婴儿是在试管内长大吗？

试管婴儿，即从不孕妇女体内取出卵子，在体外与精子受精后进行培养，约在取卵后 2～3 天，将分裂为 4～8 个细胞的早期胚胎，或在取卵后 5 天形成的囊胚移植回子宫，使其继续发育、着床，生长成为胎儿。所以，婴儿还是在子宫内长大的。做试管婴儿主要适用于输卵管堵塞不通、子宫内膜异位症、排卵异常、原因不明的不孕患者等。

——问题 *127*：世界和中国大陆首例试管婴儿分别是在哪一年诞生的?

1978 年 7 月 25 日，世界首例试管婴儿在英国诞生。1988 年 3 月 10 日大陆首例试管婴儿诞生于北京大学第三医院。

（三）在试管婴儿(IVF-ET,第一代试管婴儿技术)基础上进行的辅助生育技术

1. 卵母细胞浆内单精子注射（ICSI，第二代试管婴儿技术）：适用于男性不孕症、少精、弱精者或梗阻性无精症患者。从睾丸、附睾取得精子而获得生育可能的技术。

2. 植入前胚胎遗传学诊断（PGD，第三代试管婴儿技术）：在种植前对分裂为 8 个细胞左右的胚胎进行活检，以便检测出遗传病，并选用正常的胚胎植入，解决带有遗传病夫妇的优生问题。

3. 赠卵、代孕：是帮助卵巢功能衰竭或无子宫、子宫不能承受妊娠的患者生育。2001 年，卫生部明确规定禁止实施任何形式的代孕技术。

（四）冻融胚胎移植技术

体外受精后可能获得多个的早期胚胎，而进行 1 次胚胎移植不能超过 3 个，因此，可以将多余的早期胚胎冷冻、储存、备用，当胚胎移植未获得妊娠时，可进行再次移植，以便增加妊娠的机会。

（五）配子移植技术

人类配子是指男性的精子和女性的卵子，当这两种配子相结合受精后即成为受精卵，可进一步发育成一个新个体。若将两种配子（精子、卵子）移植入女性体内称为配子移植技术，包括有配子输卵管内移植、配子宫腔内移植等。

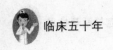

第十四章 女性生殖器官发育异常

第一节 女性生殖器官的发生与先天性发育异常

一、女性生殖器官的发生

女性生殖器官发育、形成，包括原始生殖细胞的出现，两性生殖细胞的分化，生殖腺的发生，以及内生殖器和外生殖器的发生、发育等。

二、女性生殖器官先天性发育异常

女性生殖器官在胚胎期发育形成过程中，受到内、外因素干扰，可出现发育停滞或发育异常。常常合并泌尿系统发育异常、畸形。个别人在出生时发现，大多数人在青春期因痛经，或婚后性生活困难、不孕才到医院看病确诊。

（一）外阴发育异常

如处女膜闭锁又称无孔处女膜，青春期经血无法排出表现为隐经，经血潴留于阴道、子宫、输卵管，形成盆腔包块，周期性腹痛，确诊后行处女膜闭锁切开术，切口呈"十"字形或"×"形。

（二）阴道发育异常

1. 先天性无阴道：常合并无子宫或始基子宫、泌尿道畸形，双侧卵巢多为正常。希望结婚者，可在婚前半年进行人工阴道成形术，少数患者短浅阴道可试用机械扩张法。

2. 阴道闭锁：常见于阴道下段闭锁，长约2～3cm，其上方为正常阴道。青春期出现周期性下腹痛、肛门坠胀、尿频、排尿困难等，肛查触及阴道积血包块。B超检查可见阴道、子宫积血。一旦确诊，应尽早手术。

3. 阴道横隔：横隔位于阴道内任何部位，但以上中段交界处为多见，完全横隔少见，多数在横隔处有一小孔，不影响经血排出。无症状患者，常因婚后性生活不满意或在分娩中发现，一旦确诊可行手术切开，手术后短期放置模型，防止粘连挛缩。

4. 阴道纵隔：有完全纵隔和不全纵隔两种，若完全纵隔位于阴道正中，形成双阴道，常伴双宫颈、双子宫。纵隔位于一侧则形成大小不等的两个阴道，小的阴道常被漏诊。若纵隔末端偏离中线，向一侧倾斜与阴道侧壁融合，形成阴道斜隔，多数患者无症状，一般不须处理。若斜隔妨碍经血排出，纵隔影响性交，导致不孕、胎儿先露下降则行纵隔切开术。

（三）先天性宫颈闭锁

临床罕见。

（四）子宫发育异常

1. 先天性无子宫：常伴无阴道，但卵巢正常，不影响第二性征的发育。

2. 始基子宫：又称痕迹子宫，常伴无阴道、子宫极小，长 1～3cm，无宫腔。

3. 子宫发育不良：又称幼稚子宫，宫体与宫颈之比为 1∶1 或 2∶3，患者一般月经量过少、痛经，常引起不孕。可给予小剂量的雌激素和孕激素序贯法用药，即做人工周期，于月经周期第 5 天起服用妊马雌酮，0.3mg，连服 20 天；第 16 天起，服用甲羟孕酮（安宫长体酮），4mg，每天 2 次，连服 5 天，共做 3～6 个周期。

4. 双子宫：可见有双子宫双阴道和双子宫单阴道。作人工流产时可能漏刮胚胎（在没有妊娠一侧的子宫刮宫），放置节育器后又妊娠（在没有节育器一侧的子宫妊娠），妊娠期胎位异常、难产机会增加。

5. 双角子宫或鞍状子宫：常伴有宫颈闭锁不全，妊娠期常规行宫颈内口结扎术。易发生流产、胎位异常。

6. 纵隔子宫：分有完全中隔和不全中隔，易发生习惯性流产、胎位异常，对反复流产者可在宫腔镜下行纵隔切除手术。

7. 单角子宫与残角子宫：残角子宫患者如受孕后受精卵向外游走，可形成残角子宫妊娠，行人工流产手术时无法刮到胚胎，妊娠到中期 16～20 周时，发生破裂引起大量内出血、危及生命。因此 B 超确诊后即应手术切除。（详见图 14-1）

（五）输卵管发育异常

很少见。包括有输卵管单侧或双侧缺少，输卵管发育不全或有副输卵管。

（六）卵巢发育异常

很少见。包括卵巢单侧或双侧缺乏，或多余卵巢等。

第二节　两性畸形

——问题 *128*：性别有几种分法？

人类性别有 6 种，即染色体性别、性腺性别、生殖器性别、性激素性别、社会性别和心理性别。根据发病原因不同，分为真两性畸形和假两性畸形。假两性

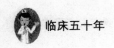
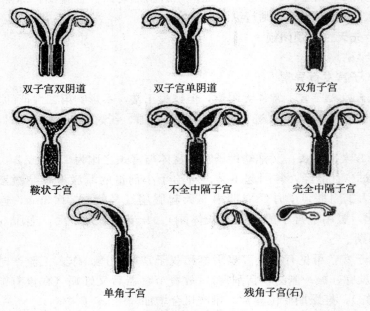

双子宫双阴道　　　　　双子宫单阴道　　　　　双角子宫

鞍状子宫　　　　　　不全中隔子宫　　　　　完全中隔子宫

单角子宫　　　　　　　残角子宫(右)

图 14-1　子宫发育异常

畸形又分为女性假两性畸形和男性假两性畸形。

一、女性假两性畸形

患者染色体核型为 46，XX，生殖腺为卵巢，生殖器有子宫、宫颈、阴道，但外生殖器出现部分男性化，表现为阴蒂肥大，大阴唇增厚有皱褶像阴囊。随着婴儿长大，第二性征发育早，出现阴毛、腋毛、胡须、喉结、痤疮、乳房不发育、无月经。

发生女性假两性畸形的原因主要有两种：一是患有先天性肾上腺皮质增生，产生过量的雄激素；二是孕妇在妊娠早期应用大量有雄激素作用的药物，或大量人工合成孕激素的药物，导致雄激素过高。

二、男性假两性畸形

患者染色体核型为 46，XY，生殖腺为睾丸，外生殖器为女性化或两性化，表现为阴茎过小、产生精子功能异常，一般无生育能力。

发生男性假两性畸形的主要原因，是男性胚胎或胎儿在子宫腔内接触的雄激素的量过少。

三、性腺发育异常

（一）真两性畸形

一个人同时具有睾丸和卵巢或卵睾两种性腺，染色体核型为 46，XX，其次为 46，XX/46，XY 嵌合型和 46，XY，外生殖器发育以男性为主，或以女性为主，但多数呈混合型表现。

（二）生殖腺发育不全

1. 单纯型生殖腺发育不全，染色体核型为 46，XY，睾丸不发育呈索条状，不分泌雄激素，外表表型为女性。但身体较高大，无月经。

2. 混合型生殖腺发育不全，染色体核型为 45，X/46，XY。患者一侧有发育异常的睾丸性腺，另一侧性腺（卵巢）未分化呈索状痕迹。外阴部分男性化。

两性畸形患者应尽早或适当时期进行诊治。

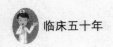临床五十年

第十五章　女性生殖器官损伤性疾病

第一节　外生殖器损伤

外生殖器损伤主要包括外阴和阴道损伤。常见有处女膜裂伤、外阴裂伤和外阴血肿。

第二节　女性生殖器脱垂

子宫位于盆腔中部，其前方有膀胱，后方有直肠，下方与阴道相接连，宫颈外口位于坐骨棘水平以上，维持子宫正常的位置主要依靠盆腔底部的肌肉、筋膜以及子宫韧带。当盆底肌肉、筋膜或韧带因损伤发生撕裂或组织萎缩，张力减低使支持能力下降，且腹内压力增加时，可发生子宫脱垂，阴道前壁、后壁膨出。

一、阴道前壁脱垂

阴道前壁脱垂，又称阴道前壁膨出或膀胱膨出。

（一）病因

膀胱、尿道紧贴于阴道前壁。支持阴道前壁的组织，主要有耻骨膀胱宫颈筋膜、阴道周围筋膜和宫颈两侧的膀胱宫颈韧带。在分娩时，如果筋膜、韧带过度伸展或撕裂，产后过早参加体力劳动，使支持组织不能恢复正常或在围绝经期、绝经期后，由于雌激素水平下降，局部组织松弛，腹压增加如慢性咳嗽、哮喘、便秘、腹泻、肥胖等，促使形成阴道前壁膨出并逐渐加重。

（二）临床分度

Ⅰ度膨出：阴道前壁突出已达处女膜缘，未膨出于阴道外。

Ⅱ度膨出：阴道前壁部分膨出于阴道口外。

Ⅲ度膨出：阴道前壁全部膨出于阴道口外。

（三）临床表现

轻者无症状，重者自觉下坠、腰酸，阴道有包块状物脱出，站立、加腹压后块状物加大、尿失禁、排尿困难、尿潴留。

阴道松弛，阴道前壁呈球状膨出。让患者用力屏气或咳嗽时，可见阴道前壁

· 184 ·

膨出伴尿液溢出。导尿时在膨出块状物内可摸及导尿管。

（四）诊断

根据病史及妇科检查，一般诊断不困难。

（五）治疗

轻症患者不需要治疗。症状明显的重度患者可行阴道前壁修补术治疗。不宜手术者可放置子宫托缓解症状。

（六）预防

正确处理产程，宫口未开全前不应过早向下用力屏气，防第二产程延长。会阴裂伤应及时修复，产后注意休息，避免过早参加体力劳动，作产后保健操有助于盆底肌肉、筋膜的恢复。

二、阴道后壁脱垂

阴道后壁脱垂，又称阴道后壁膨出或直肠膨出。

（一）病因

阴道分娩时损伤是主要原因，产后未休息好、盆底支持组织未能修复，便秘、排便时用力屏气，老年妇女盆底组织松弛等可导致、加重直肠膨出。

（二）临床表现

轻者无症状。重者自觉下坠、腰酸痛、外阴异物感、便秘、排便困难。

阴道松弛，阴道后壁呈球状物膨出，肛门检查时手指向前触及向阴道壁突出的直肠，常伴有会阴裂伤。

（三）临床分度：同阴道前壁膨出。

（四）诊断：根据妇科检查，一般可作出诊断。

（五）治疗：轻者不需治疗，重者可做阴道壁及会阴修补术。

（六）预防：同阴道前壁膨出。

三、子宫脱垂

子宫从正常位置沿阴道下降，宫颈外口达坐骨棘水平以下，甚至子宫脱出阴

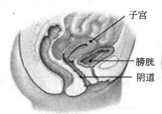
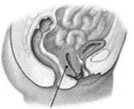
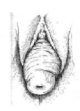

子宫正常位置　　　　　子宫进入阴道到膀胱下方　　　　子宫脱垂外部观

图 15-1　子宫脱垂

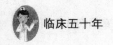

道口外，称为子宫脱垂。（见图 15-1）

（一）病因

1. 阴道分娩时产道损伤，产后未休息好，产褥早期开始体力劳动。

2. 长期腹压增加，如慢性咳嗽、便秘、排便困难、盆腔内有大的肿瘤等。

3. 盆底组织先天发育不良或退行性改变，如绝经后妇女雌激素减少，盆底组织退化而薄弱，容易发生子宫脱垂。

（二）临床分度

根据患者平卧、用力向下屏气时子宫下降程度，分为 3 度。（见图 15-2）

Ⅰ度：轻型为宫颈外口距处女膜缘小于 4.0cm；重型为宫颈外口已达处女膜，但未超出处女膜缘，检查时阴道口可见到宫颈。

Ⅱ度：轻型为宫颈脱出阴道口，宫体在阴道内；重型指宫颈及部分宫体已脱出阴道口。

Ⅲ度：宫颈及宫体全部脱出阴道口外。

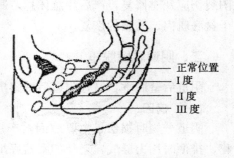

图 15-2　子宫脱垂分度示意图

（三）临床表现

1. 症状

Ⅰ度子宫脱垂多数没有自觉症状。Ⅱ、Ⅲ度患者常有腰骶部痛、下坠感。当行走、下蹲、劳动、排便、咳嗽等，导致腹压增加时，有肿块自阴道口脱出，卧床休息后可回缩，肿块变小或消失。重者于卧床休息后肿块仍不能回缩，需用手推送才能使肿块还纳于阴道内，长期暴露于阴道外的宫颈或阴道壁，影响患者的行走，由于局部的摩擦，使黏膜角化、增厚、溃烂出血、继发感染、分泌物增多。常伴尿频、尿急、尿失禁、尿潴留，易导致泌尿系感染。有的出现性欲、生育能力减退。

2. 体征

宫颈、阴道黏膜增厚，宫颈肥大、延长。子宫颈与子宫不同程度地脱出于阴道或阴道口外，常可见有阴道前壁（膀胱）、阴道后壁（直肠）膨出。

（四）诊断与鉴别诊断

1. 诊断

根据病史及妇科检查所见不难诊断。检查时，嘱患者向下屏气或咳嗽增加腹压，判断子宫脱垂程度，并给予分度。

2. 鉴别诊断

需要鉴别诊断的包括阴道壁囊肿、单纯宫颈延长、子宫黏膜下肌瘤、子宫内翻等。

（五）治疗

——问题 *129*：怎么治疗和预防子宫脱垂？

1. 非手术、保守治疗

（1）支持疗法：加强营养、避免重体力劳动、免提重物、治疗慢性咳嗽和便秘、保持大便通畅、温热水坐浴、减轻对盆底的压力。

（2）盆底肌肉收缩运动，用力收缩、放松肛门，锻练提肛肌，每次锻练 10 分钟，一天可数次，增强盆底力量。

（3）子宫托

子宫托是支托子宫、宫颈、阴道、盆底组织的用具，使松弛的组织不下垂、脱出，随着使用时间的增加，局部血液循环的改善，支持子宫的组织的张力逐渐恢复，取出子宫托后，子宫可能不再脱出。但是，如果子宫托放置时间过长，可能因为机械性刺激、压迫，影响局部血液循环，导致营养障碍而发生炎症、溃疡、组织坏死，甚至形成尿瘘或粪瘘。

①适应证：体质虚弱、高龄妇女或合并有心、肝、肾、糖尿病等严重疾病，不适宜作手术者。

②禁忌证：会阴裂伤严重、阴道短浅不能固定子宫托的位置，阴道有炎症、溃疡，宫颈过度肥大，宫颈延长，重度子宫脱垂不能用手还纳，月经期，妊娠期，盆底组织尚未完全恢复，阴道黏膜充血等。

③子宫托用法

子宫托种类很多，有用塑料、硅橡胶制作的，常用的有喇叭型、环型、球形，分为大小不同的 5 种类型。医生需要帮助患者选用大小适合的子宫托。现在介绍喇叭型子宫托的使用方法。

放托：早晨起床后，手洗干净，患者蹲下，两腿分开，一只手握住托柄，使托盘呈倾斜位进入阴道口，然后将托柄边向内推，边向前旋转，直至托盘达到宫颈。放妥后，托柄弯度朝前，对正耻骨弓后面。

取托：每晚睡前，以干净的手指捏住托柄，上、下、左、右轻轻摇动，待负压消除后，向后外方向牵拉，即可以从阴道内滑出。及时洗净放置于清洁杯内备用。（见图 15-3）

注意事项：子宫托大小应适宜，放后不会脱出也无不适感觉；每天早晨起床后放入，每天晚上睡前取出，洗净备用；不能久置不取，以免发生子宫托嵌顿，导致阴道壁组织坏死，发生尿瘘或粪瘘；放托后 3～6 个月复查一次。

（4）中药：补中益气汤（丸），服用。外用雌激素软膏或溃疡散预防外露组织发生溃烂。

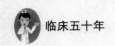

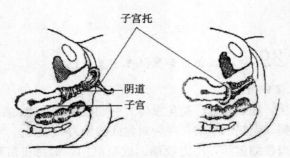

图 15-3　放子宫托的示意图

（5）针灸：适于轻度子宫脱垂患者，上子宫托或盆底肌肉收缩运动的患者可以配合用针灸治疗。

2. 手术治疗

适于子宫脱垂Ⅱ度以上，合并阴道前壁、阴道后壁脱垂，有症状保守治疗无效者。

根据患者年龄、生育要求、身体健康状况选择不同的手术方法。

手术方法主要有阴道前后壁修补术，阴道前后壁修补及主韧带缩短和宫颈部分切除术，经阴道子宫全切及阴道前后壁修补术，阴道纵隔形成术（术后失去性交功能，适于年老体弱、不能耐受较大手术者）和子宫悬吊术等。

3. 预防

推行计划生育，避免生育过多、过密，正确处理各个产程，提高助产技术，加强产后体操锻炼，避免产后过早参加重体力劳动，积极治疗慢性咳嗽、习惯性便秘等。

第三节　女性压力性尿失禁

盆腔底部功能障碍引起的疾病，主要有尿失禁、大便失禁和盆腔脏器脱垂。

尿失禁是妇女，尤其是老年妇女的一个常见症状。尿失禁有多种的类型，如真性、溢出性、功能性、压力性、紧迫性尿失禁等，其中以压力性尿失禁最常见，约占50%～70%。压力性尿失禁发病率，国外为14%～40%，国内报导为14%～30%，北京市尿失禁发病率为46.5%，60岁以上女性尿失禁发病率为52%。

一、定义

压力性尿失禁是指在没有逼尿肌收缩的情况下，由于腹压的增加（如咳嗽、打喷嚏、大笑、提重物、跑步等）导致尿液不自主地溢出。

急迫性尿失禁是指突然产生强烈的排尿感，并出现不自主的漏尿，难以阻止。

混合性尿失禁指同时存在有压力性和急迫性尿失禁。

二、病因

发病危险因素有家族史、种族的差异、性别（女性是男性的 2～3 倍）、妊娠、分娩、肥胖、便秘、药物、老年痴呆、体质虚弱等（详见第二节"膀胱膨出"）。

三、临床分级

轻度：仅发生在咳嗽、打喷嚏时。

中度：发生在日常活动时，如走路、从椅子上站立。

重度：站立时即发生尿失禁。

四、临床表现

症状：增加腹压时出现尿失禁，重者休息时也溢尿。

妇科检查：嘱患者咳嗽时，若有尿液溢出，用手的中指伸入阴道内，轻压阴道前壁尿道两侧；再嘱患者咳嗽时，若无尿液溢出，提示为压力性尿失禁。

五、诊断

根据病史、症状、妇科检查可作出初步诊断。但必须结合尿道动力学检查才能确诊。

六、治疗

（一）非手术治疗

1. 盆底肌肉锻练：如缩肛运动，每次收缩 5 秒后放松，反复进行 15 分钟，一天 3 次。

2. 电刺激治疗：适用于盆底肌锻练有困难者。

3. 药物治疗：如肾上腺素 α 受体药物，局部用雌激素等。

（二）手术治疗

七、预防

同阴道前壁膨出。

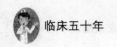

第四节 生殖道瘘

——*问题 130：什么叫做生殖道瘘？*

生殖道瘘是指生殖道与其邻近器官之间有异常的通道。临床上多见有尿瘘和粪瘘。

一、尿瘘

尿瘘指生殖道与泌尿道之间形成的异常通道，根据瘘道发生部位，可分为膀胱阴道瘘、膀胱宫颈瘘、尿道阴道瘘、膀胱尿道阴道瘘、膀胱宫颈阴道瘘、输尿管阴道瘘等。以膀胱阴道瘘最多见。

（一）病因

病因很多，但以产伤和妇科手术损伤为主。

1. 产伤：以往在我国农村多见，产伤引起的尿瘘约占 90% 以上，多数因难产处理不当所致。分为坏死型和创伤型两类。坏死型尿瘘是由于生殖道、泌尿道长时间被胎儿先露部压迫，局部缺血、坏死脱落而形成。创伤型尿瘘是由于产科助产手术或剖宫产手术时直接损伤所致。

2. 妇科手术损伤：经腹手术或经阴道手术，均有可能损伤，导致尿瘘。

3. 其他原因：晚期生殖道、膀胱癌瘤，生殖器放射治疗后，膀胱结核，长期放置子宫托不取出等。

（二）临床表现

1. 漏尿：出现漏尿的时间与病因有关，可发生在产后、手术后或产后、手术后 3～7 天。漏尿形式与瘘孔部位有关，如表现为不能控制排尿、尿液由阴道流出；或当膀胱充盈时、改变体位后出现漏尿。

2. 外阴皮炎：由于尿液长期浸渍刺激，引起外阴皮肤炎症，外阴痒、烧灼痛、行动不便。

3. 尿路感染：伴有膀胱结石者容易发生尿路感染，出现尿频、尿急、尿痛等。

4. 月经稀发、闭经：可见于少数患者，可能与精神创伤有关。

（三）诊断

通过询问病史，不难找出发生尿瘘的原因，进行仔细的妇科检查，明确瘘孔的位置、大小及其周围瘢痕组织等情况。对诊断困难者，可进行下列辅助检查。

1. 亚甲蓝试验：将 200ml 稀释的亚甲蓝溶液经尿道注入膀胱，若见到蓝色液体经阴道壁小孔溢出为膀胱阴道瘘，蓝色液体若从宫颈外口流出为膀胱宫颈瘘，阴道内流出清亮尿液，则为输尿管阴道瘘。

2. 靛胭脂试验：对亚甲蓝试验从瘘孔流出清亮尿液者，静脉推注靛胭脂5ml，10 分钟内见到瘘孔流出蓝色尿液为输尿管阴道瘘。

3. 膀胱镜、输尿管镜检查：了解膀胱容积、黏膜等情况，明确膀胱或输尿管的瘘孔位置、大小、数目等。

4. 静脉肾盂造影：又称排泄性尿路造影，用于诊断输尿管阴道瘘、结核性尿瘘、先天性输尿管异常。

5. 肾图：了解肾功能和输尿管情况。

（四）治疗

均需要手术治疗。但是对结核、癌瘤所致瘘者，应先针对病因进行治疗。产后和妇科手术后 7 天内发生的尿瘘，经过放置导尿管或输尿管导管后，偶尔有自行愈合的可能。年老体弱不能耐受手术者，考虑多用尿收集器，保守治疗。

（五）预防

绝大多数尿瘘可以预防，尤其是产后所致的尿瘘。妊娠期认真进行产前检查，正确处理异常分娩，经阴道手术助产时，术前先导尿，小心进行手术操作，术后常规检查生殖泌尿道有无创伤，产程长、胎头压迫膀胱过久疑有损伤者，产后留置导尿管持续开放 10 ～ 14 天，保持膀胱空虚，利于血液循环，预防形成尿瘘。妇科手术所致尿瘘多数见于全子宫切除手术，术中应仔细分离粘连组织，充分暴露输尿管，明确解剖关系后再行手术，术中发现输尿管或膀胱损伤时，必须及时修补。

二、粪瘘

粪瘘是指肠道与生殖道之间有异常通道，使大便从阴道后壁排出。最常见为直肠阴道瘘。

（一）病因

1. 产伤：同尿瘘。

2. 盆腔手术损伤：如行广泛子宫切除或结肠、直肠手术。

3. 其他原因：长期放置子宫托不取者，晚期生殖道癌瘤或放射治疗。

4. 新生儿先天性直肠阴道瘘。

（二）临床表现

粪便从阴道排出，若瘘孔小，大便干燥时，大便可自肛门排出，大便稀时则从阴道排出；若瘘孔大，不论大便干、稀可自阴道排出，不能控制排气。粪便刺激外阴、阴道，导致发生外阴炎、阴道炎，并影响性生活。

（三）诊断

除先天性粪瘘，一般通过询问病史均有明显病因。

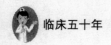

阴道窥器检查可见阴道后壁瘘孔呈鲜红色、小肉芽样组织，从此处用探针探测，另一手示指可在直肠内触及探针。

（四）治疗

均需手术治疗。

（五）预防

原则上同于尿瘘的预防。正确处理异常分娩，分娩时注意保扩会阴，会阴缝合术后常规进行肛门指诊，若有缝线穿过直肠黏膜应立即拆线重缝。避免长期放置子宫托不取出等。

第十六章　女性性功能障碍

女性性活动根据其生理变化，对性反应周期可分为性欲期、性兴奋期、性持续期、性高潮期和性消退期。女性性功能障碍是指性反应周期中的一个或几个阶段发生障碍或出现与性交有关的疼痛，而不能参与或不能达到其预期的性关系，造成心理的痛苦。包括性欲障碍、性唤起障碍、性交疼痛障碍和性高潮障碍。

对其诊断尚无确切的金标准，主要依靠患者主观感受和病史作出临床判断。

第一节　性欲障碍

性欲是指机体向往满足自身性的需求，完成与性伴侣身心结合的一种本能冲动，是性的激发和准备状态，可以自发产生，也可以是受到外界刺激后反应性产生。

——问题 *131*：性欲障碍的表现有几种？

女性性欲障碍包括性欲低下、性厌恶和性欲亢进。

性厌恶属于恐惧症或焦虑症；性欲亢进可见于肾上腺肿瘤、甲状腺功能亢进等器质性病变；性欲低下最为常见，是指对性的欲望、兴趣的缺乏或下降，缺乏对性的期望，对性的幻想以及缺乏反应性性欲，给患者本人造成精神上的痛苦。

一、病因

女性性欲低下多数是由社会心理因素引起，如精神抑郁、忧虑、与配偶感情不和、儿童或青春期接受抑制性性教育或有创伤性经历，老年妇女常伴随着绝经而发生。器质性疾病见于性腺功能不足、甲状腺功能低下、高泌乳素血症。长期服用某些药物、酗酒等，均可发生性欲下降。

二、诊断

主要依据患者的主观感受，应行内分泌检查，了解激素水平，除外内分泌异常。

三、治疗

根据病史及检查所发现的异常进行针对性治疗，与长期用药或酗酒有关者，

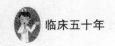

应停用或改变用药，戒酒；绝经期妇女，可给激素治疗，首选替勃龙（利维爱）；如除外器质性疾病，考虑为精神因素，则转心理门诊治疗。

第二节　性唤起障碍

性唤起是指女性在性兴奋中的生殖器官生理变化和性兴奋的主观体验。

性唤起障碍是指持续、反复地不能达到或维持充分的性兴奋，导致个人痛苦。

一、病因

性唤起障碍，多数是由精神紧张、焦虑等心理社会因素所引起；激素因素常见于随着年龄增大、绝经或手术导致雌激素水平的下降；神经源性如脊髓损伤、周围神经病变等；其他内分泌疾病如糖尿病，甲状腺、肾上腺疾病；药物副作用如抗抑郁、抗精神病、抗胆碱药、抗组胺药和抗高血压药物等。

二、临床表现

主观缺乏性兴奋、性快感，或性兴奋和性快感明显障碍。有的表现能发生主观性兴奋，但生殖器官唤起（外阴肿胀、润滑）缺乏或降低。

三、治疗

外阴局部应用润滑剂，阴道局部用雌激素或辅以心理治疗。

第三节　性交疼痛障碍

性交疼痛障碍是指在试图或完全进入阴道，或在阴道性交时出现持续性或反复性疼痛，分为阴道痉挛、性交疼痛和非性交性疼痛。

一、阴道痉挛

又称为性交恐惧综合征，是阴道下 1/3 肌肉不自主的反复出现持续的痉挛收缩导致阴茎、手指或任何物体进入阴道困难。

——*问题 132：性交困难的原因是什么？如何治疗？*

（一）病因

阴道痉挛主要是心理因素，可见于创伤性的经历、初次性交疼痛的恐惧、男性动作粗暴等。

（二）临床表现

患者性交困难或失败。

（三）治疗

阴道痉挛主要是心理因素或性交操作不当，因此鼓励夫妇双方共同学习性知识，进行阴道扩张的脱敏治疗，增强患者的信心。

二、性交痛

性交痛是指性交时或性交后，妇女出现外阴、阴道或下腹部疼痛。临床上较常见。

——问题 *133* ：性交疼痛的原因是什么？ 如何治疗？

（一）病因

器质性疾病如生殖器感染炎症、处女膜坚韧、阴道瘢痕狭窄、子宫内膜异位症等，中老年妇女生殖器官生理性萎缩等。

（二）治疗

针对病因治疗，如治疗炎症、内异症、处女膜坚韧者需行手术治疗，阴道萎缩者可给雌激素、润滑剂治疗等。

第四节　性高潮障碍

性高潮障碍是指女性性欲正常，在充分的性刺激和唤起后，不能达到性高潮。

一、病因

（一）器质性原因

泌尿生殖系统的疾病，如炎症、肿瘤、外伤等，脊髓疾病，精神疾病，全身性疾病，如慢性肝肾病、内分泌失调，长期饮酒或服用抗抑郁药物等。

（二）心理因素

社会文化影响所致性的压抑、婚姻冲突、环境因素等。

二、治疗

女性性高潮障碍如果是由器质性疾病引起，应针对疾病进行治疗；如为药物所致，应调整药物；心理因素所致者，进行心理治疗，并指导患者自行手淫刺激，以便达到性高潮，增强信心，并向患者说明，性生活目的并非一定要达到高潮，妇女不出现性高潮也属于正常情况，能获得性高潮仅占 25%～50%。

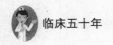

第十七章　女性心理异常

由于妇女具有特殊的生理特征和在社会中所处的地位、责任和义务，妇女发生心理异常的特点与男性有较大的差异，如情绪障碍、神经症等疾病的发生率明显高于男性。解决妇女常见的心理问题，目的在于提高妇女的健康水平和生活质量。

第一节　心理异常有关的基础知识

一、心理健康的标准

心理学家对心理健康标准的看法有多种多样，现归纳概括如下：

（一）能保持人格的完整与和谐。

（二）能获得人生所需的能力、知识和技能。

（三）对精神刺激和压力有良好的承受能力。

（四）适度的情绪表达和控制。

（五）具有一定的社会交往能力，保持良好的人际关系。

（六）具有自知自明，能清楚地认识和接纳自己，不高傲也不自卑。

二、心理异常的表现及分类

心理异常是指心理和行为异于常态。妇女常见的心理异常有抑郁症、焦虑症、恐惧症、强迫症、创伤后应激症和人格障碍等。

三、女性心理特点

女性心理的形成和发展，是受生物学因素和社会文化因素的共同影响。

（一）生物学因素

神经系统尤其是脑组织是心理活动的器官和基础，随着年龄增长，神经系统的发育，心理活动随之发生变化。妇女卵巢内分泌和某些生理过程，如月经、妊娠、分娩、泌乳等均会影响心理活动。

（二）社会文化因素

妇女受文化教育的程度及其在家庭、社会中地位的高低等均会影响到心理活动。因此妇女在青春期、围绝经期、老年期可能出现不同的心理问题和表现。

第二节　围绝经期、老年期常见的心理问题

——问题 *134*：中老年妇女心理异常的主要表现是什么？

一、心理异常主要表现

（一）抑郁状态：情绪低落、精力减退、反应迟钝、受挫感、失落感、过分自责、自罪感、空虚感、无助感，甚至出现自伤、自杀的观念和行为等。

（二）焦虑状态：过分担心、焦虑不安、烦躁、烦恼、注意力不集中、感到大脑一片空白、容易发怒、肌肉紧张、疲乏、睡眠障碍、头痛等。

（三）偏执状态：固执、敏感多疑，出现妄想，如被害妄想、嫉妒妄想等。

（四）躯体症状：潮红、潮热、出汗、心跳气短、胸闷、乏力、腰酸、背痛、关节痛。

（五）老年期妇女心理改变：常见为感觉减退尤其是听力减退，导致反应迟钝、记忆力下降、思维过程缓慢、创造性思维能力下降、情绪控制能力减弱。若智力明显衰退，应考虑中枢神经系统疾病，如老年痴呆。老年期总的来看是处于"丧失期"，丧失工作（退休），丧失健康（疾病增多），经济收入下降等。因此，容易消沉、伤感、心理承受力下降。

——问题 *135*：为什么有时要看心理科？

患者 40 多岁，下腹痛 5 个月，经妇科、内科、外科等检查，都没有发现异常。最终医生建议看心理科，以便确定有没有心理问题和心理障碍。

临床遇到不少这样的"疑病症"患者，她们更需要心理方面的辅导和帮助。

——问题 *136*：子宫痛要求切除子宫，可以吗？

患者 50 岁，子宫痛 1 年多，要求手术切除子宫，妇科检查未发现异常。患者又看了心理科，医生考虑能否通过手术解除患者的痛苦。作为妇科医生应严格掌握手术的适应证和禁忌证，耐心地向患者解释不应该做这手术。

二、治疗

（一）心理治疗：采用支持性疗法，认知行为疗法等。

（二）药物治疗：根据病情可采用抗焦虑剂和抗抑郁剂，如安定、艾司唑仑、百忧解等。

（三）激素补充治疗：可明显缓解潮热、出汗等。

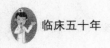

第十八章　妇女保健

第一节　妇女各期的保健

有关妇女保健的内容比较多，此处主要介绍妇女各期的保健。

一、妇女各期保健

（一）儿童期保健：指青春期前；

（二）青春期保健：指 10～19 岁，女性一般早于男性 1～2 岁；

（三）围婚期保健：即围绕婚姻前后的时期；

（四）孕产期保健：（围产保健）即围绕妊娠、分娩和产后阶段；

（五）围绝经期（更年期）保健：即指妇女从生殖功能旺盛逐渐发展为生殖功能衰退，到老年的一个过渡时期，一般指 45～55 岁。

（六）老年期保健：国际老年学会规定 60～65 岁为老年前期。65 岁以后为老年期。

二、围绝经期和老年期保健简介

（一）围绝经期保健的重点

1. 对围绝经期妇女进行健康教育，使其了解这是一个生理过程，减少困惑和忧虑，合理安排生活，注意合理营养、劳逸结合、锻炼身体、自我调整心态。保持心情舒畅，情绪乐观。围绝经期综合征症状严重者可遵医嘱应用中药或激素替代治疗。

2. 防治围绝经期月经不调，重视绝经后出血。

3. 保持外阴清洁，防治生殖泌尿道炎症。

4. 定期查体，防治妇科肿瘤和其他常见病。

5. 老年人盆底组织松弛容易发生尿失禁、子宫脱垂，应进行提肛肌锻炼、避免增加腹部压力，如咳嗽、便秘、提重的东西等。详见第十五章第二节"子宫脱垂的治疗"。

——问题 *137*：中年妇女到什么时候才可不避孕？

6. 围绝经期妇女生育能力下降，但是仍然有怀孕的可能，因此，应该坚持避孕至月经停止 12 个月以上，即到绝经后才可以不避孕。

（二）老年期保健

随着人口老龄化，65 岁以后时期延长，妇女人均寿命高于男性，但是生活质量却比男性差，因此应重视老年妇女的保健。老年期保健的重点：

1. 心情舒畅。

2. 合理营养、生活规律：饮食搭配合理，少吃脂肪类食物、少吃盐、多吃新鲜蔬菜水果，多吃富含维生素、铁、钙类食物，充分休息、睡眠，保持卫生习惯。

3. 体育锻炼和脑力锻炼：多进行户外活动，运动量适当，经常用脑，勤思考，延缓智力衰退。

4. 定期体检或就诊，警惕绝经后出血等，做到早期发现疾病，早期控制、治疗疾病。

第二节　癌症的筛查

——问题 138：哪几种癌症要作筛查？（国外资料，供参考）

恶性肿瘤共有 60 多种，癌症是引起围绝经期妇女死亡的首位原因。

一、乳腺癌的筛查

乳腺癌是女性最常见的癌症，是 20～59 岁妇女死于癌症的首位原因，筛查方法包括：

1. 临床乳腺检查：妇女自 20 岁开始作临床乳腺检查，每 3 年作一次，到了 40 岁每年作一次。

2. 乳腺自查：自 20 岁开始进行自查。

3. 乳腺 X 线摄像：有学者建议，自 40 岁起，每年作一次检查。

4. 数字化乳腺 X 线摄像（钼靶）。

5. 计算机辅助检测：用计算机数字化评估乳腺 X 线摄像，有利于避免乳腺 X 线摄像的假阴性结果。

6. 乳腺超声：是筛查乳腺 X 线摄像的辅助手段，补充检测法。

7. 乳腺磁共振成像：在乳腺癌高危人群中，乳腺 MRI 敏感高达 100％，特殊度为 90％，因此，它可能成为乳腺癌高危的绝经前妇女理想的筛查、检测方法。

二、宫颈癌的筛查

1. 宫颈细胞学筛查，初次性生活后约 3 年，或 21 岁时，行宫颈刮片巴氏染

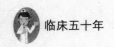

色，以后每年常规作巴氏涂片。30 岁时，若有连续 3 次结果为阴性，以后改为 2～3 年作一次单纯巴氏涂片，对中度病变的敏感度仅为 58％。

2. Thin Prep 液基收集、Sure Path 超薄细胞检测（TCT）。

3. HPV 人乳头瘤病毒检测：对检出宫颈重度不良病变有高度的敏感性（96.3％）。

三、结直肠癌的筛查

结直肠癌占妇女癌症死因的第三位。腺瘤性息肉可能是结肠癌的前期阶段。检测方法：

1. 便潜血检查：从 50 岁起，每年进行便潜血检查，若呈阳性应行结肠镜检查。

2. 可弯曲的乙状结肠镜检查：50 岁以后，每 5 年进行一次。

3. 双重钡剂灌肠：50 岁以后，每 5 年进行一次，直径大于 1cm 的腺瘤，能被检查发现的约占 48％。

4. 结肠镜检查：50 岁以后，每 10 年进行一次。

5. 计算机断层结肠镜检查：对于直径 1cm 的息肉敏感度高达 94％。

6. 粪便 DNA 检测：结直肠癌高危个体的敏感度达 71％。

四、子宫癌

子宫癌是美国妇女最常见的妇科癌症，是继乳腺癌、肺癌和结肠癌之后，排名第 4 位的癌症。遗憾的是，目前仍然缺乏一种常规的群体筛查工具。幸运的是，92％的子宫癌与子宫内膜有关，即表现为异常阴道出血。子宫内膜癌患者中有 75％发生于绝经后的妇女，年龄是该病的一种重要危险因素。其他危险因素有肥胖、糖尿病、高血压、服用非对抗雌激素（即没有加用孕激素）或无排卵、服用他莫昔芬，还有家族性和遗传性因素。因此要积极鼓励妇女，尤其是绝经后妇女一旦出现不明原因的阴道出血即积极就诊、看病。

五、卵巢癌的筛查

在美国妇女癌症死亡中，卵巢癌占第五位。有报导死于卵巢癌的人数，比死于宫颈癌与子宫癌两者之和还要多。确诊年龄的中位数为 59 岁，5 年生存率为 52％。不幸的是，有 75％的患者一发现即为晚期癌症。

由于不能确定卵巢癌的临床前期症兆，而且筛查检测方法缺乏特异性，因此建立一种有效筛查模式比较困难。目前，有学者建议，对卵巢癌危险升高的患者，即携有 BRCA-1 和 BRCA-2 基因突变或有卵巢癌家族史的妇女，应考虑每年或每半年进行彩色血流多普勒阴道超声检查和检测血清 CA125。

——问题 *139*：乳腺疾病应该看哪一个科？ 对乳腺疾病如何进行自我
　　　　检查？

乳腺疾病属于外科病，因为男性乳腺组织虽然少些，但一样也会得乳腺癌，其发病率约占 5%，男女发病危险相差约 100 倍，与女性相比，男性患者通常没法在早期得到确诊。有资料报道，在德国，每年约有 600 名男性被确诊为乳腺癌。因此，凡是男女双方都具有的组织器官，发生的疾病就不会在妇科看。妇科只看妇女特有的疾病。

乳腺疾病自我检查法：检查时间最好选择在两次月经之间进行。

视诊（观察）：面向镜子，观察双侧乳房大小有无差别，有无隆起、凹陷、红肿、水肿呈橘皮样、静脉扩张、糜烂、乳头异位等。

触诊（触摸）：按顺序检查，轻重相结合，以防漏检。一侧手放在头上或固定同侧乳房，对侧手的中间 3 个手指并拢，掌指关节稍微弯曲，末节指腹平放在乳房上做小范围的按揉动作，不能对掌捏握乳房，避免误将乳腺当成肿瘤。

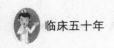

第十九章　妇科常用的特殊检查及内窥镜检查

第一节　妊娠试验

妊娠试验是通过测定尿液或血液中的人绒毛膜促性腺激素（HCG）水平，来诊断妊娠及妊娠相关疾病一种方法。HCG由胎盘合体滋养细胞分泌，有α和β两个亚单位，β亚单位不容易受到促黄体生成素（LH）的干扰，因此，测定β-HCG更准确。

一、临床应用

（一）早孕诊断：早孕妇女于排卵后8天可能从血液或尿中检测到，以后血HCG明显上升，于妊娠8～10周达高峰，以后迅速下降，产后2周内恢复正常。

（二）异位妊娠诊断。

（三）滋养细胞疾病（葡萄胎、侵蚀性葡萄胎、绒毛膜癌）的诊断和追踪。

（四）闭经、不规则阴道出血、卵巢癌等。

二、检查方法

（一）尿HCG试纸法：将试纸标有"MAX"的一端浸入受检尿液中，10～20秒后取出试纸条，水平方置，3分钟后（不能在10分钟后）检测，观察试纸另一端的变化。

结果判断：阳性，对照线和测试线（诊断、反应线）均呈红色；弱阳性者，对照线呈红色，测试线为淡红色；阴性，只有对照线呈红色，诊断线不显色；若对照线不显色，则无法判断，可能试纸有质量问题，需重复或用新的试纸重做。（见图19-1）

（二）酶免法、放免法及化学发光免疫法：测定血或尿中的HCG。详见第五节"生殖激素测定"。

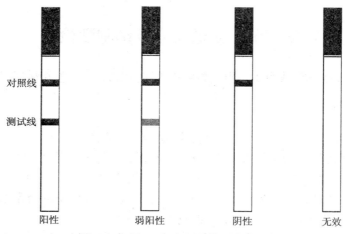

对照线
测试线

阳性　　　　弱阳性　　　　阴性　　　　无效

图 19-1　尿 HCG 试纸法监测示意图

第二节　宫颈黏液检查

宫颈黏液主要由子宫颈内膜腺体分泌，其受卵巢分泌的雌、孕激素的影响，通过宫颈黏液检查可直接反映卵巢的功能状态。

一、检查方法

干燥的镊子深入宫颈管 1cm 取黏液，观察、检查。受雌激素影响的黏液含水量增加，排卵期黏液透明、稀薄，可拉丝长度达 8～10cm，受孕激素影响黏液变粘稠、浑浊，拉丝度仅 1～2cm。黏液置于玻片上，干燥后在低倍镜下观察结晶。在正常月经周期第 7 天出现羊齿植物叶状结晶，由不典型结晶逐渐变为典型结晶，排卵后结晶逐渐减少，月经周期第 22 天消失，变为椭圆体。（见图 19-2）

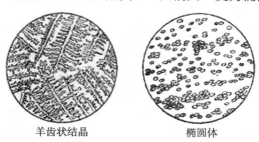

羊齿状结晶　　　　　　椭圆体
图 19-2　宫颈黏液结晶

二、临床应用

初步评估卵巢功能。

第三节　阴道及宫颈细胞学检查

将阴道脱落细胞或脱落到阴道的生殖道细胞作涂片、染色并观察细胞形态特征。

一、操作方法

采集标本前 1～3 天，禁止性交、阴道检查、阴道上药等。

（一）阴道脱落细胞检查：用刮板、棉签或细胞刷在阴道上 1/3 侧壁轻轻刮取黏液或分泌物，均匀涂抹于玻片上，置于固定液中固定、染色。

（二）宫颈脱落细胞检查：以宫颈外口为圆心，用小脚刮板刮取一周，均匀涂于玻片上并置入固定液中固定、染色。

（三）吸片：用吸管吸取后穹窿液或用纤维宫腔吸管，伸入子宫腔，吸其宫腔液体，涂抹于玻片上并固定、染色。

（四）Sure Path 薄层细胞检测（TCT）：取材后将试样浸没在一瓶保存液内，经离心后制成一薄层细胞涂片、染色。

二、正常阴道及宫颈脱落细胞的分类

（一）鳞状上皮细胞：来自阴道壁及子宫颈、阴道部的上皮细胞，分为三层，底层细胞、中层细胞和表层细胞。

（二）柱状上皮细胞：来自子宫颈管、子宫内膜及输卵管黏膜。

（三）其他非上皮成分：涂片上可见吞噬细胞、红细胞、白细胞、细菌、滴虫、霉菌等。

三、细胞学检查的意义（临床应用）

（一）妇科内分泌方面的应用

了解雌激素水平、初步评估卵巢功能。

1. 雌激素低落：以底层细胞计数划分，轻度低落，即底层细胞占 20% 以下；中度低落，底层细胞占 20%～40%；高度低落，底层细胞占 40% 以上。可见于青春期前、产后、围绝经期、绝经后、年轻妇女闭经等。

2. 雌激素影响：以表层细胞计数划分，轻度影响，即表层细胞占 20% 以下；中度影响，表层细胞占 20%～60%；高度影响，表层细胞占 60% 以上。育龄妇女、月经期前后多为轻度影响，排卵期多属中、度影响。

（二）妇科肿瘤方面的应用：筛查宫颈癌及宫颈癌前病变（CIN）是普查的主要方法。

1. 巴氏 5 级分类法：巴氏Ⅰ级，涂片中无异形或不正常细胞，为正常的涂片；巴氏Ⅱ级，有异形细胞，但无恶性特征细胞，按异形程度分为ⅡA和ⅡB；巴氏Ⅲ级，可疑恶性细胞；巴氏Ⅳ级，高度可疑癌细胞；巴氏Ⅴ级，为癌细胞。

2. TBS分类法（The Bethesda System 命名系统）

诊断内容包括两个方面：

（1）对所取标本质量的评价，即满意和不满意。

（2）对细胞形态特征的描述性诊断。

TBS标准诊断系统，包括有细胞、微生物（滴虫、霉菌、细菌）、病毒（人乳头瘤病毒、疱疹病毒）、炎症细胞等。

——问题 *140*：TCT检查，炎症细胞提示什么问题？如何处理？

炎症细胞＜50％，提示正常；

炎症细胞50％～75％，一般提示为中度炎症，进一步查白带或阴道用药。

炎症细胞＞75％，一般提示为重度炎症。处理方法同上。

——问题 *141*：TCT检查，细胞分析结果有几种可能？

细胞分析结果，可能有以下几种：

未见上皮内病变细胞或恶变细胞（NILM），正常范围；

良性反应性改变，如细胞对炎症、损伤、宫内节育器、激素治疗等的反应性改变。

Ⅰ．鳞状上皮细胞分析

鳞状上皮细胞不正常，包括非典型鳞状细胞（ASC）、非典型鳞状细胞不能明确意义（ASC-US）、低度鳞状上皮内病变（LSIL，相当于CINⅠ）、高度鳞状上皮内病变（HSIL，相当于CINⅡ和Ⅲ）、鳞状细胞癌（SCC）。

Ⅱ．腺上皮细胞分析

正常范围，如颈管细胞、内膜细胞等。腺上皮细胞异常，包括非典型腺细胞（AGC），即指颈管细胞、宫内膜、来源不明的腺细胞，非典型腺细胞不能明确意义（AGC-US），倾向良性反应性改变（AGC-N）、原位腺癌（AIS）、腺癌（AC）（包括宫颈管、宫内膜等）。

（三）生殖道炎症

可查见滴虫、霉菌、细菌等，根据细菌及细胞表现，可能提示有细菌性阴道病、衣原体感染及单纯性疱疹病毒（HSV）、人乳头瘤病毒（HPV）感染等。

第四节 基础体温（BBT）

BBT是指机体在静息状态下的温度，又称静息体温。正常月经周期中排卵

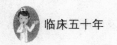

前基础体温较低，排卵后由于孕酮的作用，体温较前升高 0.3℃～0.5℃，呈双相型，因此，基础体温可以反映成年妇女卵巢功能状况。（见图 19-3-1）

——问题 *142*：如何测定基础体温 （BBT）？ 临床意义是什么？

一、测定方法

于晚上睡前将温度计甩到 36℃ 以下，放在伸手就可以拿到的地方。患者充分睡眠 6 小时以上，早晨醒后不起床，不讲话，即将温度计放在舌下 5～10 分钟，测定口腔温度，记录在基础体温表上，并注明当天情况，如性生活、月经期、疾病、服药等。

二、临床应用

（一）判断排卵时间、指导避孕或受孕

正常育龄妇女约在下次月经前 14 天排卵，基础体温上升前后的 2～3 天，称为易受孕期，基础体温上升 4 天至月经前称为安全期，不易受孕。

（二）诊断早孕或查不孕原因

妊娠后卵巢持续分泌孕酮，因此基础体温持续升高，直到妊娠 4～5 个月后才开始下降。若 BBT 持续升高超过 16 天，提示早孕可能；持续升高 20 天可诊断为早孕；若早孕期 BBT 曲线逐渐下降，提示可能发生流产；若 BBT 呈双相型，但没有怀孕，提示可能为黄素化卵泡不破裂综合征 （LUFS）。

三、了解卵巢功能，协助诊断月经异常、生殖内分泌疾病

异常阴道出血：BBT 无上升呈单相型，提示为无排卵型功血 （见图 19-3-4）；BBT 为双相型，月经中期少量出血，提示排卵期出血；BBT 双相型，但体温上升幅度小于 0.3℃，或体温升高正常，但持续时间短于 12 天，可能为卵巢黄体功能不全 （见图 19-3-2）；BBT 体温上升正常，但下降缓慢，可能为卵巢黄体萎缩不全 （见图 19-3-3）。闭经患者：若 BBT 为双相，提示病变部位在子宫；BBT 为单相，提示病变部位可能在卵巢、垂体或下丘脑 （见图 19-3-4）。

第五节　生殖激素测定

女性生殖内分泌系统激素包括下丘脑、垂体、卵巢分泌的激素。激素的测定对于某些疾病的诊断、治疗、疗效观察、预后的估计，及生殖生理避孕药物机制的研究具有重要的意义。

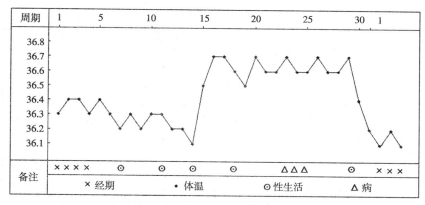

图 19-3-1 双相型

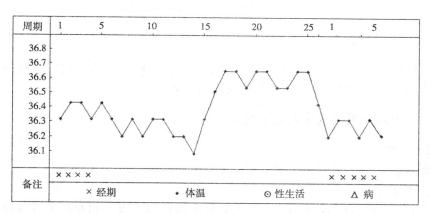

图 19-3-2 双相型——黄体功能不全

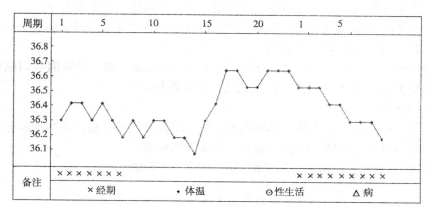

图 19-3-3 双相型——黄体萎缩不全

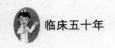

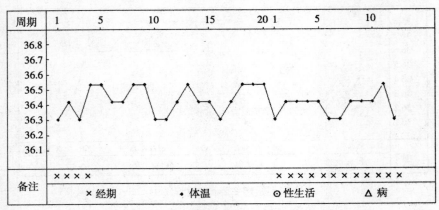

图 19-3-4　单相型基础体温曲线示意图

一、测定方法

一般抽取外周血，查血清各种激素水平。常用检测方法为放射免疫分析法（RIA）、酶联免疫吸附法和化学发光免疫测定法。

二、常用激素的变化及临床意义

（一）雌激素

雌激素包括雌酮（E_1）、雌二醇（E_2）和雌三醇（E_3）三种。

1. 雌激素的变化

（1）雌二醇（E_2）：常用 E_2 代表卵巢功能状态。成年妇女在正常月经周期中，E_2 的分泌有两个高峰，排卵前达到第一个高峰值；排卵后 E_2 迅速下降，排卵一周后黄体期出现第 2 个高峰，约持续一周后下降至早卵泡期水平。

（2）雌酮（E_1）：E_1 变化与 E_2 变化相似，但分泌量仅为 E_2 的 $1/2 \sim 1/3$。绝经后妇女血中雌激素主要是 E_1。

（3）雌三醇（E_3）：在非妊娠期是 E_1 和 E_2 的代谢产物。妊娠期孕妇尿中雌激素主要是 E_3，是判断胎儿—胎盘功能的重要指标。

2. 临床意义

评价卵巢功能有无排卵，性早熟的诊断；闭经原因的分析；某些功能卵巢肿瘤的诊断与监测，如卵巢颗粒细胞瘤、卵泡膜细胞瘤等。

（二）孕激素：孕激素包括孕酮（P）和 17-羟孕酮。

——问题 **143**：月经周期第几天查孕酮（P）提示排卵？

1. 孕酮的变化

成年女性排卵前孕酮水平较低，排卵后升高，排卵一周后达峰值，以后逐渐下降。

2. 临床意义

监测排卵，于正常月经周期第 20～24 天，测定血孕酮（P）＞18nmol/L 时提示有排卵，若有排卵而无其他原因的不孕患者可配合 B 超检查，以除外黄素化未破裂卵泡综合征（LUFS）。此外还有助于功能失调性子宫出血、闭经及习惯性流产原因分析、先兆流产的预后的评估等。

（三）雄激素

1. 雄激素：主要有睾酮（T）、雄烯二酮（A）、脱氢表雄酮等，无明显的节律性变化。

2. 临床意义：多囊卵巢综合征的诊断，疗效的评价；某些功能性肿瘤的诊断与监测，如卵巢、肾上腺皮质肿瘤等；两性畸形的鉴别，女性多毛症、高催乳激素血症，应用睾酮等有雄激素作用的药物，如达那唑等，有时要测定雄激素（T、A）。

（四）垂体促性腺激素

垂体促性腺激素分为促卵泡激素（FSH）和促黄体生长素（LH）。

1. FSH、LH 的变化：FSH 和 LH 在卵泡期血中含量较低，排卵前均迅速升高，呈一过性排卵高峰，FSH 升高为基础值 2 倍左右，LH 可升高达 3～8 倍。绝经后妇女 FSH、LH 维持在较高水平，FSH≥40IU/L 时，提示卵巢功能丧失。

2. 临床意义

监测排卵，LH 分泌量在排卵前出现高峰；闭经原因分析，若 FSH、LH 升高，提示闭经在卵巢，如果 FSH、LH 水平降低，说明闭经原因在垂体或下丘脑；性早熟的诊断，真性性早熟 FSH、LH 水平高，并呈周期性变化；多囊卵巢综合征的诊断，LH/FSH≥2～3。

（五）垂体催乳激素（PRL）

1. PRL 的变化：其分泌与睡眠及妊娠有关，入睡后 4～5 小时达高峰值；妊娠后 PRL 水平逐渐升高，妊娠足月时达到峰值，产后迅速下降，哺乳者约于产后 3～4 个月降至正常。

2. 临床意义

闭经、月经失调、不孕症的原因分析，高泌乳素血症、垂体瘤的诊断及治疗疗效的监测。PRL 水平升高还见于性早熟、卵巢早衰、甲状腺功能低下及某些药物作用，如氯丙嗪、利血平、避孕药等。

（六）下丘脑促性腺激素释放激素（GnRH）

由下丘脑分泌的 GnRH 在外周血中含量很少，半衰期短，因此测定 GnRH

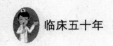

有困难，目前主要采用 GnRH 刺激试验（垂体兴奋试验）和氯米芬（又称克罗米芬或氯底酚胺）试验来了解下丘脑和垂体的功能状态。

1. 垂体兴奋试验：详见第十一章第二节"闭经"。

2. 克罗米芬试验

（1）方法：月经周期第 5 天起，每天口服克罗米芬 50～100mg，共 5 天。在服药前和服药后测定 FSH、LH。在服用克罗米芬第 5 天，FSH、LH 升高，达高峰值，分别增加 50％和 80％，停药后 FSH、LH 水平下降。若以后再出现 LH 上升达排卵期水平，提示诱发排卵为排卵型反应，排卵一般出现在停药后第 5～9 天。若停药后 20 天 LH 不再出现上升为无反应。

（2）临床意义：了解有无排卵型反应；下丘脑病变时对 GnRH 兴奋试验有反应，而对克罗米芬（氯米芬）试验无反应。

（七）人绒毛膜促性腺激素（HCG）

1. HCG 的变化

正常妊娠者，排卵后的第 6 天，受精卵滋养层开始产生 HCG，在排卵后 9～12 天可测到 β-HCG，早孕期 HCG 上升很快，妊娠 6～8 周时，血 β-HCG 每天增加 66％，妊娠 8～10 周达高峰，以后迅速下降，妊娠中、晚期 HCG 仅为高峰的 10％。HCG 可在产后 4 天消失。

2. 临床意义

早期妊娠的诊断及妊娠预后的评价；异位妊娠的诊断，血尿 HCG 维持在低水平、间隔 2～3 天无成倍上升应怀疑宫外孕；滋养细胞肿瘤的诊断与监测；性早熟及肿瘤的诊断。详见第十二节"妇科肿瘤标记物检查"。

第六节　阴道镜检查

阴道镜用于直接观察宫颈、阴道、外阴上皮和血管的情况，一般放大 6～40 倍。

——问题 *144*：什么情况下作阴道镜检查？

一、阴道镜的适应证

（一）宫颈细胞涂片异常

1. 巴氏分级：Ⅱb、Ⅲ、Ⅳ、Ⅴ级。

2. TCT、TBS 分类

意义未确定的非典型鳞状上皮（ASC-US）；低度鳞状上皮内病变（LSIL）；高度鳞状上皮内病变（HSIL），包括 CINⅡ、Ⅲ，及原位癌（CIS）、鳞状上皮癌或可疑腺癌。

（二）可疑症状

白带异常、血性白带、接触性出血、绝经后出血。

（三）可疑体征

宫颈表面粗糙不平、糜烂、有突起、溃疡、息肉、白斑、血管粗大等。

（四）其他病变：外阴、阴道、宫颈 HPV 感染，尖锐湿疣，赘生物，癌前病变，恶性肿瘤和癌症治疗后的追踪。

——问题 *145* ：作阴道镜检查前要做什么准备?

二、阴道镜检查前的准备

（一）宫颈阴道细胞学检查。

（二）宫颈阴道分泌物检查，除外滴虫、霉菌、淋菌等急性感染。

（三）检查前三天禁止阴道冲洗、用药，查前一天禁性交、阴道检查、作刮片等。

三、检查、操作步骤

窥阴器暴露宫颈阴道部、棉球擦净宫颈分泌物；白灯光下用肉眼、阴道镜观察宫颈外形、颜色、血管等；醋酸白试验：宫颈涂 3％～5％醋酸，主要观察上皮、血管、可疑病变部位；碘试验：用复方碘溶液涂抹宫颈，正常上皮染成深褐色，病变细胞不着色，可明确病变部位及范围；取活检：在可疑、异常或碘试验阴性部位取活体，或宫颈 3、6、9、12 点取活体送作病理检查；对阴道镜检查所见作出描述、绘图、记录。

第七节　女性生殖器官活组织检查（活检）

——问题 *146* ：什么叫做活组织检查?

生殖器官活组织检查，是从生殖器官病变处或可疑部位取一小部分组织作病理学检查，简称活检，一般是诊断疾病的最可靠依据。

一、外阴活检

（一）适应证：外阴色素减退疾病的类型及排除恶变者；外阴赘生物、溃疡需明确诊断及排除恶变者；外阴特异性感染，如尖锐湿疣、结核等。

（二）禁忌证：月经期，外阴急性、化脓性感染，疑恶性黑色素瘤。

二、阴道活检

（一）适应证：阴道赘生物、溃疡等。

（二）禁忌证：急性外阴炎、阴道炎、宫颈炎、盆腔炎。

三、宫颈活检

包括宫颈点切法、宫颈管搔刮术及宫颈锥切术。

（一）适应证

1. 宫颈赘生物。

2. 宫颈细胞学检查异常：巴氏≥Ⅲ级、TBS分类鳞状细胞异常、腺细胞异常，可疑宫颈管病变。

3. 阴道镜下见宫颈上皮图像异常。

4. 宫颈特异性炎症，如结核等。

（二）注意事项

1. 术前查明有无阴道炎，炎症治愈后取活检。

2. 手术时间，一般在月经干净后进行。妊娠期原则上不做活检。

3. 宫颈活检，活检前宫颈涂抹复方碘液，选择碘不着色区域取活体，若病变部位不明确时，可多点活检，如在宫颈3、6、9、12点等处取。

4. 子宫颈管搔刮前不用探针探宫腔，刮匙搔刮范围勿超过宫颈内口。

5. 宫颈锥形切除术：锥切术适用于宫颈细胞学异常，且宫颈活检、宫颈管搔刮、诊断性刮宫均无阳性发现；早期宫颈癌需要明确病变深度范围者；重度宫颈癌前病变、宫颈炎的治疗。手术宜在月经干净后3～7天内进行，尽可能用冷刀进行；锥切后如需切除子宫，应在术后24～48小时内进行；术后用抗生素预防感染。锥切术可能发生并发症如宫颈出血、感染，宫颈及宫颈管粘连、宫颈功能不全。

四、子宫内膜活检

详见第八节"诊断性刮宫"。

——问题 **147**：妇科患者什么部位的组织可送作活检？

在外阴、阴道、宫颈、子宫内膜或刮宫、腹腔内手术取下的组织均送作病理学检查。

第八节 诊断性刮宫（诊刮，D&C）

——问题 *148*：什么叫做诊刮？诊刮分为哪两种？

诊断性刮宫简称为诊刮，是诊断宫腔疾病的重要方法之一。诊刮主要目的是将子宫内膜及其他组织刮出送作病理学检查，协助诊断，对子宫出血过多者，诊刮兼有止血、治疗作用。

诊刮分为两种：一般性诊刮和分段诊刮。分段诊刮是先刮宫颈管，后刮宫腔，并将获取的组织分别送作病检。

——问题 *149*：进行刮宫，您选择医生是在看（宫腔镜）或不看的情况下操作？

不看的情况下刮宫，即医生主要凭经验、感觉做刮宫；看是指医生还可以通过宫腔镜，在仔细观察宫腔的情况下进行。因此，在宫腔镜下进行诊刮，观察得更清楚，做得更仔细些，但是，费用也贵些。

一、适应证

月经不调、闭经或不孕症，可了解卵巢功能、子宫内膜情况；流产后出血，除外宫腔内组织残留、不完全流产；子宫异常出血，年龄较大的中老年妇女，或绝经后出血妇女行分段诊刮，以除外子宫内膜癌；子宫内膜病变，子宫内膜结核、内膜增生、息肉、内膜癌等。

二、禁忌证

生殖系统急性炎症，滴虫性、霉菌性阴道炎，急性传染病，严重全身性疾病，出凝血功能异常，体温（T）>37.5℃者。

三、注意事项

手术时间，一般可以随时诊刮；不孕症或功能失调性子宫出血者，于月经前1~2天或来月经12小时内诊刮；可疑黄体萎缩不全者，于月经第5天诊刮。诊刮目的是为了止血，则应全面、彻底，但是，不宜过度、反复刮宫，以防伤及子宫内膜基底层，导致闭经；如果刮出宫腔内容物多、糟脆，可疑内膜癌时，不宜继续刮宫，以防肿瘤扩散、出血、子宫穿孔。

术后酌情给抗生素，术后2周内禁性交、盆浴，预防感染。

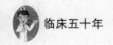

四、并发症

子宫出血、感染、穿孔，宫腔、宫颈管粘连等。

第九节　影像学检查（超声、X线、CT、MKI）

影像学检查包括超声、X线、计算机体层成像（CT）、磁共振成像（MRI）和放射免疫定位检查等，是妇产科领域重要检测方法。

一、超声检查

对人体软组织作出判断的一种非创伤性检查方法，检查可以重复，诊断准确，广泛应用于临床。超声诊断起源于 20 世纪 40 年代，50 年代应用 A 型超声诊断，不久相继应用 B 型、M 型、D 型超声诊断。近年来，随着彩色多普勒超声、阴道超声以及超声声学造影，介入性超声和三维、四维超声成像的应用，拓宽了超声应用的范围，并提高了诊断水平。

（一）B 型超声检查

应用二维超声诊断仪，进行实时动态观察和照相。按检查途径分为以下 5 种：

——*问题 150：经腹部或经阴道作 B 超有什么差别？都能看到子宫和卵巢吗？*

1. 经腹部超声检查（TAS）

常用探头频率为 3.5～5.0 MHz，肥胖者用 2.0～2.5MHz。患者应适度充盈膀胱。观察子宫和卵巢情况。

2. 经阴道超声检查（TVS）

常用探头频率为 5.0～7.5MHz，扫查角度 90°～240°，需排空膀胱。因为探头频率较高，并能直接接触宫颈、阴道，因此对子宫、卵巢病变显示更加清晰。但是探头聚集多在 10cm 以内，对较大的病变或位于盆腔外的病变显示受限。经阴道操作，因此不适于未婚妇女、月经期、阴道畸形、阴道炎症等患者。

3. 经直肠超声检查（TRS）

经直肠超声检查，对后位子宫、宫颈、阴道、尿道病变的检查，优于阴道超声检查。对未婚妇女等不宜作阴道超声检查者是一种替代检查方法。检查前应排便。

4. 经宫腔超声检查

用特别的宫腔探头，频率较高，为 7.5～10MHz，对宫腔进行扫查，可清晰显示子宫内膜和肌层情况。

5. 经会阴超声检查

适于子宫颈机能不全检测、宫口开张情况、宫颈疾病诊断等。

（二）彩色多普勒超声检查（CDFI）

CDFI用实时彩色显示血流方向、速度、分布、充盈情况等，为妇科良性疾病的鉴别诊断（如子宫肌瘤与子宫腺肌瘤）及良、恶性病变（如子宫内膜良性病变与内膜癌），卵巢肿瘤性质的鉴别诊断，提供了血流动力学和形态学方面的信息。

（三）介入性超声

介入性超声是指在超声引导下，对病变进行穿刺活检或抽吸，进行细胞学检查，明确诊断及治疗等。

（四）三维、四维超声

三维（3D）超声是利用计算机技术形成三维影像，呈现更为直观、细腻的立体图像，提高了诊断的准确性。四维超声是三维超声的实时显示。

（五）妇科声学造影

常用宫腔、输卵管声学造影剂，有双氧水、生理盐水等，用于观察子宫内膜、宫腔内病变，诊断输卵管通畅及周围粘连、盆腔肿块等。提高妇科疾病的检出率和准确性。主要方法有输卵管造影、宫腔造影和静脉微泡超声造影。

二、X线检查

X线检查借助造影剂可了解子宫和输卵管腔内形态，有助于诊断子宫畸形和输卵管通畅程度。盆腔X线片若有孤立的钙化点，提示曾有盆腔结核病灶。

三、计算机体层扫描检查（CT）

CT是电子计算机X线断层扫描技术的简称，在妇科主要用于卵巢肿瘤的鉴别诊断。缺点是如果卵巢实性病变小于2cm，或腹膜转移癌灶直径1～2cm容易漏诊。

四、核磁共振成像检查（MRI）

MRI能清晰显示肿瘤与正常组织的差异，因此，能准确地判断肿瘤大小及转移情况，是恶性肿瘤术前分期最佳的影像学诊断手段。浸润性宫颈癌的分期精确率可达95%。

第十节　输卵管通畅试验

——问题 *151*：输卵管通畅试验有几种方法？

输卵管通畅试验主要目的是检查输卵管是否通畅，了解宫腔和输卵管的形态

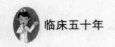

及输卵管阻塞的部位。常用的方法有输卵管通液术、子宫输卵管造影术。输卵管通液术也可以在腹腔镜，宫腔镜或宫、腹腔镜联合应用下进行检查。

一、输卵管通液术

输卵管通液术是通过导管向宫腔内注入液体，根据注入液体阻力大小、有无液体回流、注入液体量和患者感觉等判断输卵管是否通畅。

（一）适应证

1. 不孕症，疑输卵管阻塞者。

2. 输卵管轻度粘连的治疗。

3. 输卵管吻合术、成形术后疏通输卵管，预防粘连。

（二）禁忌证

1. 生殖道炎症。

2. 月经期或阴道出血。

3. 严重的全身性疾病。

4. 体温（T）＞37.5℃。

（三）方法、操作步骤

1. 患者排空膀胱，常规消毒、铺巾、盆腔检查。

2. 暴露宫颈，再次消毒，宫颈钳夹宫颈，探针探宫腔深度。

3. 放置子宫导管（锥形导管、气囊导管或"丫"形管）。

4. 缓慢注入液体：常用液体为生理盐水 20ml，可加入庆大霉素 8 万单位或丁胺卡那 20mg、地塞米松 0.5mg 及糜蛋白酶 4 000U。压力不超过 160mmHg。记录液体注入量、回流量、外溢量，观察患者腹痛情况，听查双侧下腹部有无气过水声。

（四）结果评定

1. 输卵管通畅：顺利注入液体 20ml，无阻力，液体无回流，无外溢，压力在 60～80mmHg 以下；患者无腹痛。

2. 输卵管通而不畅：注入液体有阻力，加压后又可注入，少量液体返流。患者感轻腹痛。

3. 输卵管不通畅：注入液体 4～6ml 后阻力大，液体有返流，外溢；患者腹痛明显。

（五）注意事项

1. 月经干净后 3～7 天手术，术前半小时肌注阿托品 0.5mg，防输卵管痉挛。

2. 通液前回抽宫腔内、通液管内气体，防止发生气栓，注入液体时导管紧贴宫颈外口，以防液体外漏。

3. 术后 2 周禁性生活、盆浴，酌情给抗生素预防感染。

二、子宫输卵管碘油造影（HSG）

子宫输卵管碘油造影是用造影剂将子宫、输卵管充盈，在 X 线下观察子宫、输卵管情况。准确率达 80%，并具有一定的治疗作用。

（一）适应证

1. 不孕症，输卵管疏通治疗后疗效观察。

2. 子宫发育异常或宫腔占位性病变，如子宫纵隔、双子宫，宫颈内口松弛、子宫黏膜下肌瘤、子宫内膜息肉等。

3. 内生殖器结核非活动期。

（二）手术方法

1. 基本上同输卵管通液术。

2. 缓慢注入造影剂，造影剂分为水剂（泛影葡胺）和油剂（40%碘化油）两种。注入时观察注入量、阻力情况，造影剂充盈子宫、输卵管后拍摄第一片，10～20 分钟（水剂）或 24 小时（油剂），拍摄第二片，观察造影剂在盆腔内弥散情况。

（三）结果评定

输卵管通畅：宫腔呈倒置三角形，双侧输卵管充盈、柔软，第二片盆腔内呈云雾状弥散的造影剂。

输卵管异常：输卵管结核，显示输卵管僵直或囊珠状；输卵管积水，输卵管远端扩张；输卵管阻塞，可显示输卵管阻塞部位，第二片未见造影剂等。宫腔异常，宫腔失去倒三角形态，内膜呈锯齿状不平（结核）、宫腔充盈缺损（子宫黏膜下肌瘤）等。

（四）注意事项

术前作碘过敏试验；造影剂充盈宫颈导管时，必须排尽空气；导管不宜插入太深，防子宫穿孔；导管与宫颈外口必须紧贴，注入造影剂时，不宜用力过大、过快；若患者出现咳嗽，应警惕发生油栓塞，立即停止操作。其他注意事项同输卵管通液术。

第十一节　穿刺检查

——问题 152：妇科进行穿刺检查是在什么部位进行？其适应证是什么？

一、经腹壁腹腔穿刺

妇科病变多数位于盆腔及下腹部，因此，可以通过经腹行腹腔穿刺术，将抽

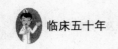

出的液体送作常规化验、细胞学检查、细菌培养、药物敏感试验等，明确盆、腹腔积液的性质或找肿瘤细胞，便于进一步明确诊断和辅助临床治疗。

（一）适应证

1. 协助诊断盆、腹腔积液的性质和原因，如出血、炎症渗出液、肿瘤等。

2. 减轻腹腔内压力，缓解呼吸困难等压迫症状。

3. 腹腔内注入抗生素、化疗等。

（二）禁忌证

1. 腹腔内广泛粘连，严重肠胀气。

2. 可疑巨大卵巢囊肿者。

（三）并发症：损伤血管、肠道、膀胱及血压下降。

二、经阴道后穹窿穿刺

直肠子宫陷凹是妇女腹腔最低的部位，因此，腹腔内积血、积液、积脓容易积存于该部位。阴道后穹窿顶端与直肠子宫陷凹相紧接，周围又无重要的器官，所以选择此处作穿刺。

（一）适应证

1. 可疑腹腔内出血：如宫外孕、卵巢黄体破裂等。

2. 可疑盆腔内有积液、积脓时，可作穿刺抽液检查或脓肿穿刺引流及局部注射药物。

3. 在 B 超引导下，于卵巢子宫内膜异位囊肿部位注入药物治疗。

4. 在 B 超引导下，经阴道后穹窿穿刺取卵，用于助孕技术。

（二）禁忌证

1. 盆腔严重粘连。

2. 高度怀疑恶性肿瘤。

（三）并发症：同经膜壁腹腔穿刺。

第十二节　妇科肿瘤标志物检查

肿瘤标志物是肿瘤细胞异常表达所产生的蛋白抗原和生物活性物质，可以在肿瘤患者的组织、血液、体液和排泄物中检测出，有助于肿瘤的诊断，及病情、疗效的监测等。

肿瘤标志物包括抗原、激素、酶和基因标志物等。肿瘤标志物多数不具备特异性，同样一种标志物可见于妇科、外科、内科、消化科等科别不同的疾病，包括恶性肿瘤、良性肿瘤，良性疾病如炎症等。

——问题 *153* ：肿瘤标志物不正常者，就是患有肿瘤吗？ CA125、
CA199、 CEA、 AFP 等异常时常见于什么病？

肿瘤标志物不具备特异性，它仅具有重要的参考价值，因此，异常者不是都患有恶性肿瘤，而正常者也不能完全除外恶性肿瘤。

现介绍肿瘤标志物可见于哪些疾病和情况。

一、肿瘤相关抗原及胚胎抗原

（一）癌抗原 125（CA125）

1. 妇科恶性肿瘤：卵巢上皮性肿瘤，尤其是浆液性乳头状癌，无性细胞瘤，性索间质肿瘤如支持间质细胞瘤、颗粒细胞瘤，宫颈腺癌，子宫内膜癌，输卵管癌等。

2. 妇科良性肿瘤及疾病：子宫肌瘤、子宫腺肌瘤、子宫内膜异位症、正常或异位妊娠、盆腔感染、月经期等。

3. 非妇科肿瘤及疾病

（1）肿瘤：肝癌、胰腺癌、肺癌、乳腺癌、大肠癌、胃癌、胆道癌。

（2）疾病：肝炎（慢性、活动性）、胰腺炎、腹膜炎、结核、肝硬化、剖腹手术、放射反应、腹腔内放射性胶体应用。

（二）糖链抗原 19-9（CA19-9）

1. 卵巢上皮性癌，尤其是卵巢黏液性腺癌、子宫内膜癌、宫颈管腺癌。

2. 消化道肿瘤：胰腺癌、结肠直肠癌、胃癌、肝癌。

（三）癌抗原 72-4（CA72-4）：所见肿瘤同 CA19-9。

（四）癌胚抗原（CEA）

1. 妇科恶性肿瘤：宫颈癌、子宫内膜癌、卵巢上皮性癌、黏液性囊腺癌、勃勒纳（Brenner）瘤、子宫内膜样癌、透明细胞癌、浆液性肿瘤、阴道癌、外阴癌。

2. 消化系统肿瘤：肠癌、胰腺癌、肝癌、胃癌。CEA 主要是消化系统肿瘤标志物。

3. 其他：肺癌、乳腺癌、慢性胃肠道病及吸烟等。

（五）甲胎蛋白（AFP）

1. 妇科肿瘤：卵巢生殖细胞肿瘤如内胚窦瘤（卵黄囊瘤）、胚胎癌、无性细胞瘤、未成熟型畸胎瘤。

2. 其他：肝癌、睾丸癌、肺癌及肝、胃肠道病（良性）。

（六）人附睾上皮分泌蛋白 4（HE4）

是新型的卵巢癌标志物之一，可显著提高卵巢癌早期诊断的准确性。

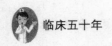

（七）鳞状细胞癌抗原（SCC、SCCA）

宫颈鳞癌、宫颈腺癌、外阴及阴道鳞状上皮细胞癌。

（八）NB70/k

对卵巢上皮性肿瘤敏感度达 70%。

（九）组织多肽特异抗原（TPS）

1. 妇科肿瘤：卵巢癌、宫颈癌。

2. 其他：肺癌、消化道病。

二、激素与激素受体

（一）人绒毛膜促性腺激素（HCG）

1. 妇科肿瘤：妊娠滋养细胞疾病、肿瘤，卵巢癌如胚胎癌、卵巢原发性绒毛膜癌。

2. 其他：肠癌、胃癌、肝脏癌、胰腺癌、肺癌。

（二）雌、雄激素

雌激素分泌增多见于卵巢颗粒细胞瘤，卵泡膜细胞瘤，纤维瘤，卵巢浆液性、黏液性上皮瘤，两性母细胞瘤。

雄激素分泌增多可见于卵巢支持—间质细胞肿瘤（睾丸母细胞瘤）、两性母细胞瘤。

（三）雌激素受体与孕激素受体

雌激素受体（ER）和孕激素受体（PR）主要分布于子宫、宫颈、阴道和乳房等激素靶器官。在卵巢恶性肿瘤中 ER 阳性率明显高于正常卵巢组织及良性肿瘤，而 PR 则相反。子宫内膜癌和宫颈癌 ER、PR 阳性率在高分化肿瘤中明显增高。子宫内膜癌患者 ER 和 PR 阳性率个体差异较大，其影响子宫内膜癌的发展及转归，并指导激素治疗的应用。

（四）抗苗勒管激素（AMH）：见于卵巢颗粒细胞瘤。

（五）17-酮类固醇：见于睾丸母细胞瘤。

三、酶

（一）乳酸脱氢酶（LDH）

1. 妇科疾病：卵巢癌。

2. 其他：急性心肌梗塞、肝炎、淋巴瘤。

（二）胎盘碱性磷酸酶（AKP）及半乳糖转移酶：见于卵巢癌。

（三）酪氨酸激酶（Tyr）：见于黑色素瘤。

四、妇科肿瘤相关的癌基因和肿瘤抑制基因

（一）Myc 基因表达异常或 Ras 基因突变，见于卵巢恶性肿瘤、宫颈癌、子宫

内膜癌等。

（二）C-erb B2 基因表达异常或 P53 肿瘤抑制基因缺陷，见于卵巢恶性肿瘤、宫颈癌、子宫内膜癌等。

（三）nm23 肿瘤抑制基因，也称肿瘤转移抑制基因，与卵巢恶性肿瘤转移密切相关。

第十三节　宫腔镜检查

宫腔镜检查是采用膨宫介质扩张宫腔，使用特别的内镜，经宫颈插入宫腔，直视下观察宫颈管、宫颈内口、子宫内膜及输卵管开口，针对病变部位取下组织送作病理检查，也可在直视下进行宫腔内的手术治疗。

——问题 *154*：什么情况下做宫腔镜手术？

一、适应证

探查异常子宫出血、绝经后出血、子宫腔内异常回声、不孕症、习惯性流产、子宫发育异常等子宫内病因；去除子宫腔内占位性病变及子宫内异物，如子宫内膜息肉、子宫黏膜下肌瘤、宫内节育器残留等；宫腔粘连的诊断及分离粘连；子宫纵隔切除；直视下作输卵管通畅试验、输卵管堵塞绝育术等。

二、禁忌证

（一）生殖道严重炎症。
（二）子宫出血量多、月经期。
（三）近期子宫穿孔、子宫手术史。
（四）宫颈瘢痕、裂伤、松弛或宫颈恶性肿瘤。
（五）严重的心、肝、肾、脑、肺功能不全等不能胜任手术者。

三、并发症

主要包括盆腔感染、子宫出血、损伤如子宫穿孔、宫颈撕裂、心脑综合征（因手术刺激，导致迷走神经兴奋，患者出现心率缓慢、心律紊乱、血压下降、面色苍白、恶心、胸闷等）、气体栓塞、宫腔粘连等。

第十四节　腹腔镜检查

腹腔镜检查是在气腹情况下将腹腔镜自腹壁插入腹腔内，通过照明，观察盆、

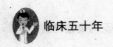

腹腔病变形态、部位，必要时取有关组织，送作病理检查，以便明确诊断或行腹腔镜手术治疗。

——问题 *155*：什么情况下做腹腔镜手术？

一、适应证

（一）诊断性腹腔镜：为了明确诊断，如原因不明的下腹痛、盆腔包块、出血的鉴别诊断，怀疑子宫内膜异位症，不孕、不育的检查。

（二）治疗、手术性腹腔镜：输卵管妊娠、输卵管因素不孕症、输卵管结扎术、输卵管系膜囊肿、卵巢良性肿瘤、多囊卵巢、子宫肌瘤、子宫内膜异位症、盆腔脓肿引流等。

二、禁忌证

严重心血管、肺部疾病、膈疝、严重凝血功能障碍、巨大盆腔包块、结核性腹膜炎、盆腹腔粘连、腹腔内大出血等。

三、并发症

损伤多见于肠道或膀胱、输尿管的损伤，腹膜后大血管、腹壁血管损伤，术中出血，与气腹相关的并发症，如皮下气肿、气胸、气栓，感染，切口疝等。

附录: 妇科常用英文缩写

A 雄烯二酮

Ab 抗体

ABO-RhD 血型鉴定

AC 腹围

ACTH 促肾上腺皮质激素

AFP 甲胎蛋白

Ag 抗原

AGC-US 意义未确定的不典型腺上皮细胞

AI 人工授精

AIDS 获得性免疫缺陷综合征(艾滋病)

ALT(SGPT、GPT) 丙氨酸转氨酶

AMH 抗苗勒管激素

APID 急性盆腔炎

ART 辅助生殖技术

AsAb 抗精子抗体

AST(GOT) 天门冬氨酸转氨酶

ASC-US 意义未确定的非典型鳞状上皮

AUB 子宫异常出血

BBT 基础体温

BG 血型

bid 一天二次

BMC 骨矿含量

BMD 骨密度

BMI 体重指数

BMR 基础代谢率

BP 血压

BV 细菌性阴道病

CA 尖锐湿疣

CA125 癌抗原125

CA19-9 糖链抗原19-9

CA72-4 癌抗原72-4

CC 克罗米酚(又称舒经芬、氯米芬、氯蔗酚胺)

CC 绒毛膜癌

CDFI 彩色多普勒超声

CEA 癌胚抗原

CIN 宫颈上皮内瘤样病变

CIS 原位癌

cm 厘米

CMV 巨细胞病毒

CPID 慢性盆腔炎

Cr 肌酐

CT 计算机体层扫描

CT 沙眼衣原体

CVS 绒毛活检术

D&C 诊断性刮宫

dl 分升

DIC 弥散性血管内凝血

DUB 功能失调性子宫出血(功血)

E1 雌酮

E2 雌二醇

E3 雌三醇

EC 紧急避孕

ECC 宫颈管搔刮术

EDC 预产期

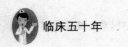

EE 炔雌醇

EKG（ECG） 心电图

ER 雌激素受体

ESR 红细胞沉降率

ET 雌激素治疗

FBG 空腹血糖

FIGO 国际妇产科学会

FSH 卵泡刺激素

FSH-RH 卵泡刺激素释放激素

g 克

GIFT 配子输卵管内移植

GIUT 配子宫腔内移植

GLU 葡萄糖

Gn 促性腺激素

Gn-RH 促性腺激素释放激素

GnRH-a 促性腺激素释放激素激动剂（类似物）

GTD 妊娠滋养细胞疾病

GTT 妊娠滋养细胞肿瘤

HAV 甲型肝炎病毒

HBV 乙型肝炎病毒

Hb 血红蛋白

HbAIC 糖化血红蛋白

HBAg 乙型肝炎抗原

HBcAb 乙型肝炎核心抗体

HBeAb 乙型肝炎 e 抗体

HBeAg 乙型肝炎 e 抗原

HBsAb 乙型肝炎表面抗体

HBsAg 乙型肝炎表面抗原

HCY 同型半胱氨酸

HCV 丙型肝炎病毒

HCG （人）绒毛膜促性腺激素

HCMV 人巨细胞病毒

HE4 人附睾上皮分泌蛋白 4

HIV 人免疫缺陷病毒（艾滋病病毒）

HM 葡萄胎

HMG （人）绝经期促性腺激素

HPOA 下丘脑—垂体—卵巢轴

HPRL 高泌乳素血症

HPV 人乳头瘤病毒

Hr（hour） 小时

HRT 激素替代治疗

HSG 子宫输卵管造影

HSIL 重度（高度、高级别）鳞状上皮内病变

HSV 单纯疱疹病毒

HT 激素治疗

ICSI 单精子卵浆内注射受精

Ig 免疫球蛋白

IHM 侵蚀性葡萄胎

IM 肌注、肌肉注射

IR 胰岛素抵抗

IU 国际单位

IUD 宫内节育器

IUI 子宫内受精

IVFET 体外受精，胚胎移植（试管婴儿）

iv gtt 静脉滴注

kg 公斤

L 升

LDH 乳酸脱氢酶

LG-ESS 低度恶性子宫内膜间质肉瘤

LH 黄体生成激素

LH-RH 黄体生成激素释放激素

LHRH-a 黄体激素释放激素类似物

LMP 末次（最后）月经日期的第一天

LMS 子宫平滑肌肉瘤

LPD 黄体功能不足

LSIL 轻度（低度、低级别）鳞状上

皮内病变

LUFS　黄素化未破裂卵泡综合征

m　米、公尺

mg　毫克

MH　人型支原体

min　分钟

mL　毫升

mm　毫米

mol　摩尔（物质的量单位）

mmol　毫摩尔

MPA　甲羟孕酮、安宫黄体酮、醋酸甲孕酮

MRI　磁共振成像

MTX　氨甲蝶呤

mμg　毫微克

NET　炔诺酮

ng　纳克

nm　毫微米，纳米

nmol　纳克分子

NSCJ　新的鳞柱交界

OC　口服避孕药

OGTT　糖耐量试验

OHSS　卵泡过渡刺激综合征

OSCJ　原始的鳞柱交界

P　孕酮

PCO　多囊卵巢

PCOS　多囊卵巢综合征

PCR　聚合酶链反应

pg　微微克

PG　前列腺素

PGD　植入胚胎前遗传学诊断

pH　氢离子指数（酸碱度）

PID　盆腔炎

pmol　微微克分子

PMP　上次（前一次）月经日期的第

一天

PMS　经前期综合征（经前期紧张征）

PMPO　绝经后触及卵巢征

PO　口服

PPD　结核菌素试验

PR　孕激素受体

PRL　催乳激素

qd　一天一次

qid　一天四次

qod　隔日一次

RPR　快速梅毒血浆反应素试验

RT　常规

RVVC　复发性外阴阴道假丝酵母菌病

SCC（SCCA）　鳞状细胞癌抗原

SCJ　鳞柱交界

SERMs　选择性雌激素受体调节剂

STD　性传播疾病

STI　性传播感染

SUI　压力性尿失禁

T　睾酮

T3　三碘甲状腺原氨酸

T4　甲状腺素

TAS　经腹超声检查

tid　一天三次

TORCH　检测弓形虫（TO）、风疹病毒（RV）、巨细胞病毒（CMV）、单纯疱疹病毒（HSV）

TPHA　梅毒螺旋体血凝试验

TPPA　梅毒螺旋体颗粒凝集试验

TPS　组织多肽特异抗原

TSH　促甲状腺激素

TVS　经阴道超声

T.b　结核病、结核杆菌

TC　总胆固醇

TCT Sure path　超薄细胞检查

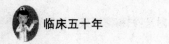 临床五十年

TG 甘油三酯
U 单位
UA 尿酸
UAE 子宫动脉栓塞
μg 微克
UU 解尿支原体
UT 支原体
urea 尿素

VD 性病
VIN 外阴上皮内瘤变
VIT 维生素
VVC 外阴阴道假丝酵母菌病（外阴
　　阴道念珠菌病）
WHO 世界卫生组织
WR 卵巢楔形切除术

参考文献

1. 曹泽毅．中华妇产科学．第2版．北京：人民卫生出版社，2005.

2. 张丽珠．临床生殖内分泌与不育症．第2版．北京：科学出版社，2006.

3. 吴阶平．中国性科学百科全书．北京：中国大百科全书出版社，1998.

4. 董悦，魏丽惠．妇产科学．北京：北京大学医学出版社，2003.

5. 廖秦平，郑建华．妇产科学．第2版．北京：北京大学医学出版社，2010.

6. 乐杰．妇产科学．第6版．北京：人民卫生出版，2004.

7. 林守清．围绝经期的处理．北京：人民卫生出版社，2008.

8. 陈秉枫．中老年妇女疾病与性激素替代治疗．北京：北京医科大学出版社，2002.

9. 廖秦平．妇产科综合征．北京：北京大学医学出版社，2004.

10. 冯树昪，程松高，吴光照．医学微生物学．北京：北京医科大学中国协和医科大学联合出版社，1992.

11. 王光超．皮肤性病学．第3版．北京：人民卫生出版社，1996.

12. 郭应禄，祝学光．外科学．北京：北京大学医学出版社，2003.

13. 中华妇产科杂志．

14. 国外医学妇产科学分册．